デンタルスタッフの

衛生学・公衆衛生学

第2版

編著　日高勝美

著　秋房住郎　廣瀬晃子
佐藤　勉　福田英輝
新庄文明　葭原明弘
日野出大輔

医歯薬出版株式会社

執筆者一覧

-編 著-

日髙　勝美　九州歯科大学名誉教授

-著-（五十音順）

秋房　住郎　九州歯科大学口腔保健学科多職種連携推進ユニット教授

佐藤　　勉　公益財団法人ルイ・パストゥール医学研究センター研究員／東海大学医学部客員教授

新庄　文明　特定非営利活動法人保健福祉文化南光基金代表理事

日野出大輔　徳島大学大学院医歯薬学研究部口腔保健衛生学分野教授

廣瀬　晃子　朝日大学保健医療学部総合医科学講座教授

福田　英輝　国立保健医療科学院統括研究官

葭原　明弘　新潟大学大学院医歯学総合研究科口腔保健学分野教授

This book is originally published in Japanese
under the title of :

DENTARU SUTTAFU NO EISEIGAKU · KOSHUEISEIGAKU
(Textbook for Dental Staff—Hygiene and Public Health)

Editor :
Hidaka, Katsumi
Emeritus Professor, Kyushu Dental University

ISHIYAKU PUBLISHERS, INC.
7-10, Honkomagome 1 chome, Bunkyo-ku,
Tokyo 113-8612, Japan

第 2 版の序

本書で取扱う内容は，歯科衛生士教育の専門基礎分野に属する『歯・口腔の健康と予防に関わる人間と社会の仕組み』の科目で学習することになっています．歯科衛生士養成所指導ガイドライン（平成 27 年 3 月厚生労働省医政局長通知）において，当該科目の教育目標は『人々の歯・口腔の健康に関するセルフケア能力を高めるために必要な教育的役割や，地域における関係諸機関等との調整能力を培う内容』と示されており，また，学問領域としては『口腔衛生学，公衆衛生学，衛生行政・社会福祉及び関係法規等を含む』とされています．すなわち，この科目では地域歯科保健医療活動に携わる歯科衛生士にとって不可欠な知識を学ぶことになります．加えて，本書で取扱う『衛生学・公衆衛生学』は，他の保健医療専門職の教育内容と共通する事項が多いのが特徴となっています．

高齢社会を迎え，歯科医師や歯科衛生士は多職種連携や地域包括ケアシステムへの対応が求められています．また，新型コロナウイルス感染症の世界的な大流行に象徴されるように，国際保健や健康危機管理への対応を含む知識の習得も必要となっています．このような状況の下，学習内容としての衛生学・公衆衛生学の社会的位置付けは，近年，一層の重要性を増しています．

他方，歯科衛生士学校養成所を卒業し国家資格を取得するためには，歯科衛生士国家試験を受験し合格する必要があります．その点も考慮し，第 2 版の発行に際しては，2022（令和 4）年 3 月に改定された『令和 4 年版歯科衛生士国家試験出題基準』の内容を踏まえるとともに，保健医療をめぐる近年の動向も勘案のうえ見直しを行いました．歯科衛生士学校養成所の学生である皆様が，地域歯科保健医療活動に必要となる基本的知識を習得するための一助として，本書を活用されることを期待しています．

2023（令和 5）年 1 月

編集委員　日髙勝美

第 1 版の序

このたび，8 名の分担執筆によってあらたに『デンタルスタッフの衛生学・公衆衛生学』を刊行した．健康な生活が求められる今日，日々健康にすごすためにはどうしたらよいか．多くの人々の願いに応えるには，科学的なまたそれぞれの生活にあった答えが必要となる．衛生学・公衆衛生学はそれらに答えるうえで中心となる学問である．

このたび本書は，『デンタルスタッフの・・・』と冠した．従来は，歯科衛生士向け，歯科医師向けのごとく対象を絞って編集した書が多かったと思われる．このたびの書は，その内容から多くの領域の方に共通のものと考え，広い領域の方々にそれぞれの立場からお読みいただきたく本書を命名した．ご理解のうえ，それぞれの立場で活用していただきたい．

いま，私たちの生活の場をみると，少子高齢社会といわれ多くの地域では人口も徐々に減少している，四季がある美しい日本は温暖化の影響で平均気温が上昇している，食習慣の変化により O157 やノロウイルスによる食中毒も多くみられる．一方では，医療技術や医薬品の開発によりがん（悪性新生物）の 5 年生存率は増加しており，平均寿命も延びている．

私たちの健康（裏返せば疾病）は，生活を取り巻く自然・社会環境や食生活をはじめとする生活習慣に影響するところが多く，これらのさまざまな要因と健康の関係を学ぶのが衛生学であり，これらから得たものを地域社会やさまざまな集団で活用することによって健康に生かすのが公衆衛生学である．また，その科学的な橋渡しを疫学が行っている．

かつて，歯科医学は医学と分離され，前者は歯・口腔という身体の一部を受け持つ分野とされていた．しかし，今日は歯・口腔の機能をどのように発揮するかによって，生涯の健康を大きく左右することが証明されている．デンタルスタッフは，多くの保健医療福祉関係者以上にこのことを理解したうえで，関係者あるいは地域住民に伝えそれらの健康の保持増進に寄与する立場にある．

このためには，歯・口腔の領域をはじめて学ぶ者だけでなく，すでに保健医療福祉の領域で仕事をするデンタルスタッフにも，変化が著しい今日の衛生学・公衆衛生学の領域について理解を深めてほしい．本書は，このような気持ちを持って作成した．初版であり，いたらぬ点もあることと思う．読者の忌憚のないご意見をもとに，今後とも本書を改善していきたい．

2016 年 2 月

著 者 一 同

デンタルスタッフの

衛生学・公衆衛生学 第2版

CONTENTS

11章 成人・高齢者保健……秋房住郎 164

12章 産業保健……日高勝美 184

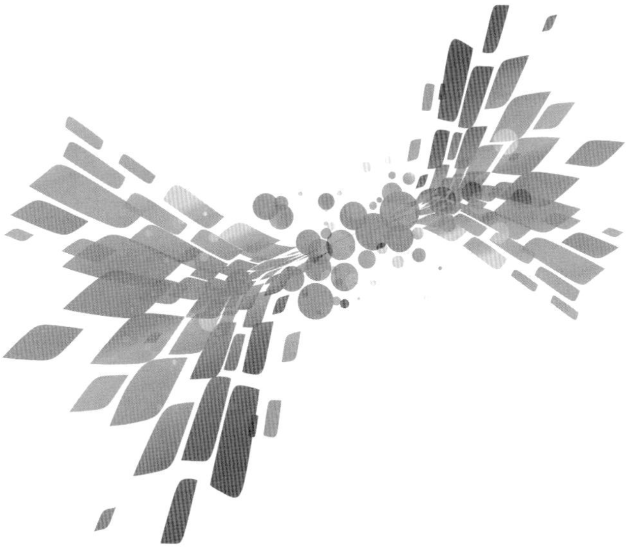

1章

HYGIENE & PUBLIC HEALTH

総　論

INTRODUCTION

衛生学・公衆衛生学では，地域住民や労働者などさまざまな集団を対象に，多様な健康問題を取り扱っている．母子保健や成人・高齢者保健に代表されるような対人保健の内容だけではなく，食品安全問題や環境保全問題などの対物保健にも取り組んでいる．

わが国の場合は，日本国憲法で「国は，すべての生活部面について，社会福祉，社会保障及び公衆衛生の向上及び増進に努めなければならない」と定めている．このように政府は，公衆衛生の向上や増進について責務を有しており，たとえば，新型コロナウイルス感染症の国際的流行への対応や地域包括ケアシステム構築に関わる施策の展開などは，その一環として行われている．衛生学・公衆衛生学は，多くの行政施策と関わっているが，具体的な課題や施策は２章以降で詳述することとし，本章では，健康の概念，健康増進対策および予防医学の概念など，人々の健康づくりに関し概括的な考え方を示したい．

I 衛生学・公衆衛生学とは

衛生学および公衆衛生学は，集団の健康に関わる学問であることは共通しており，人々の日々の暮らしや働く人の健康を守るために重要な役割を果たしている．その中で，衛生学は基礎科学，公衆衛生学は応用科学の性格を有している．衛生学は，健康の維持や増進，疾病の予防に関して，特に生物学的，物理学的および化学的な外的要因の影響を研究する学問であり，近年では社会的環境の影響についても対象としている．一方，公衆衛生学は，集団の疾病を予防し，心身の健康維持を図ることを目的とする学問であり，疫学的観点から社会集団特有の疾病の原因や感染経路の解明などについて調査研究を行っている．また，保健医療行政や病院管理などの保健・医療システムも学問の対象としており，国や地方自治体のさまざまな行政施策を踏まえ，調査研究を行っている．

II 健康の概念

1948（昭和 23）年に効力が発生した**世界保健機関（WHO）憲章**で「健康とは，肉体的，精神的および社会的に完全に良好な状態であり，単に疾病又は病弱の存在しないことではない」と定義している．つまり，表面上，病気がない場合であっても，他の状態が良好でなければ健康とはいえないことになる．多くの人は「肉体的，精神的および社会的に完全に良好な状態」とは限らないので，この定義は「健康の理想像」を述べたものと解するのが妥当と思われる．

また，同憲章では「到達しうる最高基準の健康を享有することは 一中略一 万人の有する基本的権利の一つ」としている．これに関連し，**日本国憲法第 25 条**においても「すべて国民は，健康で文化的な最低限度の生活を営む権利を有する」とある．このように健康であることは，国内外において人々の権利として位置づけられており，わが国では，政府や自治体が国民の健康の保持・増進の観点から，さまざまな保健医療施策を展開している．

健康は，基本的に内因（免疫，栄養状態，遺伝子など本人の状態），外因（病原菌，水，空気，温度など外部の状態）および行動（運動，養生，保健知識など生活の状態）の 3 要因で成立している．これら 3 要因のいずれかが不適切な状態になると健康を損ねることになるが，各要因の状態を改善・向上させることで，回復を図ることもできる．

III 生涯を通じた保健・福祉

1 プライマリヘルスケア

WHO は「2000 年までにすべての人々に健康を（Health for all by the year

2000)」というスローガンを掲げ，1978（昭和53）年の国際連合児童基金（UNICEF）との合同国際会議で，**プライマリヘルスケア（PHC）**を柱とする「**アルマ・アタ宣言**」を採択した．PHCは地域住民が主体となって運営する保健医療活動であり，「地域社会が負担できる費用の範囲で行う，科学的根拠に基づき行う，宗教的・文化的に受け入れられる，住民の主体的参加と自己決定権を保障する，アクセスの公平性が保たれている」ことが基本となる．また，PHC活動の5原則として，①ニーズ指向性のある活動，②住民の主体的参加，③地域資源の有効活用，④関連領域の協力・連携，⑤適正技術の使用が示されている．

なお，PHCの具体的な活動内容としては，「健康教育の実施，食糧供給と適正な栄養摂取の推進，安全な水の供給と環境衛生，家族計画を含む母子保健，主要感染症の予防接種，風土病の予防・対策，一般的疾病・外傷の適切な処置，必須医薬品の供給」などがある．

2 生活習慣と健康・長寿

わが国の平均寿命は世界最高水準となったが，高齢人口の増加に伴い，生活習慣病を有する人も多くなっている．また，ライフスタイルが複雑・多様化していることから，比較的若い年代であっても生活習慣の乱れなどによって健康を損なう可能性もある．このような実態を踏まえると，健康寿命の延伸を図るためには，若い時期から適切な生活習慣を身につけることが必要であり，高齢になっても望ましい生活習慣の継続が求められる．そのため，厚生労働省は国民の生活習慣の改善を図る観点から施策を展開し，健康・長寿社会の構築を目指している．たとえば，2013（平成25）年度に開始された「健康日本21（第二次）」では，栄養・食生活や身体活動・運動などの生活習慣の改善について目標が掲げられている．また，個人の生活習慣と健康の関連性については，ブレスロー（米国）によって7つの健康習慣が示されている（これらの内容については7章に詳述している）．

3 ヘルスプロモーション

WHOは1986（昭和61）年に**ヘルスプロモーション**に関する「**オタワ憲章**」を提唱した．ヘルスプロモーションとは，人々が自らの健康をコントロールし，改善することができるようにするプロセスであり，プライマリヘルスケアを一歩進めて，積極的によりいっそうの健康の向上を目指す，先進的な公衆衛生活動の指針ともいえる．ヘルスプロモーションは，保健医療の範囲に留まることなく，健康的なライフスタイルを超えて，**QOLの向上**を目指すことになる．つまり，WHO憲章で示されているウェルビーイング（身体的，精神的，社会的に完全に良好な状態）にも関わるが，その達成に近づくためには，個人や住民組織が望むことを確認・実現し，ニーズを満たし，環境を改善していくことが必要となる．QOLの向上を目指すヘルスプロモーションの概念を**図1-1**に示す．

なお，ヘルスプロモーションの5つの活動分野としては，①健康な公共政策づく

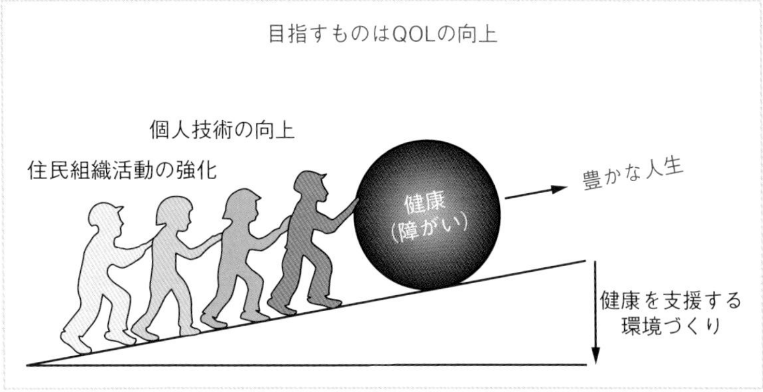

図 1-1　ヘルスプロモーションの概念　（島内，1987，吉田・藤内，1995[2]より改変）

り，②健康を支援する環境づくり，③地域活動の強化，④個人技術の開発，⑤ヘルスサービスの方向転換が示されている．

4 QOL

QOL は「**Quality of Life**」の略称で「生活の質」などと訳される．QOL の考え方は，WHO 憲章における健康の定義に端を発し，公衆衛生医のハルバート・ダン（米国）によって提唱された健康よりもさらに視野を拡げた「ウェルネス（心身ともに健康で輝くような状態）」に基づく．QOL には生きがいや満足度という意味合いが込められており，満足した人生を送れているかどうかで QOL は大きく変わるといわれている．健康面の乱れは QOL の低下をきたすが，食事，運動，睡眠などの生活習慣を整えることで心理面の安定につながり，QOLの向上にも資することになる．

QOL の評価は人が「自分らしい生活が送れているか」など生活の質を評価する概念となる．QOL の評価にはさまざまな方法が考案されているが，たとえば SF-36 とよばれる評価法は，国際的に広く使用されている．具体的には 36 の問いによって 8 つの健康概念「①身体機能，②日常役割機能（身体），③体の痛み，④全体的健康感，⑤活力，⑥社会生活機能，⑦日常役割機能（精神），⑧心の健康」のスコアを算出し，QOL を評価する．ほかにも，WHO が開発した QOL-26 などが知られている．

5 ノーマライゼーション

ノーマライゼーションとは社会福祉の基本理念であり，地域社会の中で何らかの障害をもつ人ができる限り健常者と同じような社会生活を送れるようにすることである．高齢者や障害者を含むあらゆる人々がともに住み，健康に生活できるような地域社会の実現には，保健・医療・福祉が連携した活動が求められる場合が多く，ノーマライゼーションの視点が重要になる．ノーマライゼーションを踏まえた地域保健対策を具体的に展開するためには，単に疾病や障害を知るだけでなく，「生活機能」に着目する必要がある．わが国では，障害の有無に関わらず，多くの人が地域社会において活躍できる社会の構築を政府の施策として掲げており，ノーマライゼーションの理念に沿って障害者等の自立と社会参加の促進に取り組んでいる．

ノーマライゼーションの概念を具現化するものとして，「**バリアフリー**」や「**ユニバーサルデザイン**」などがある．たとえば，駅などの公共施設で車椅子が走行しやすいように障害物を撤去することは，ノーマライゼーションの考えに基づいたバリアフリーの取り組みといえる．一方，ユニバーサルデザインは当初から誰にでも優しい製品や環境であるためのデザインのことをいう．

6 国際生活機能分類〈ICF〉

WHO が 2001（平成 13）年 5 月に採択した ICF は「International Classification of Functioning, Disability and Health」の略称であり，「**国際生活機能分類**」と訳される．保健・医療・福祉サービスを提供するための分類であるが，現在では，世界共通の基準として，労働，教育，経済，環境整備のような領域にも活用されている．ICF は「健康状態」，3 つの「生活機能」及び 2 つの「背景因子」で構成されるが，各要素がそれぞれ影響し合って成り立っている（**図 1-2**）．

健康状態は，病気やケガ，体調の変化などを指すが，肥満や妊娠，ストレス，加齢なども健康状態の指標として扱う．生活機能は ICF の中心的な概念であり，「心身機能・構造」，「活動」及び「参加」の 3 つから構成されている．心身機能・構造は心と体の動きや体の部分など，活動は生活動作，家事，仕事などの行為，参加は家庭や地域での役割，社会活動への参加などである．また，背景因子には「環境因子」と「個人因子」の 2 つがあり，生活機能に大きな影響を与え，生活機能の低下の原因にもなりうる．環境因子には，建物や道路，交通機関，自然環境などの「物的環境」，家族，友人，同僚などの「人的環境」，医療や福祉をはじめとする制度・サービスなどの「制度的環境」がある．また，個人因子には，年齢，性別，民族，価値観，ライフスタイルなどがある．

なお，生活機能の「活動」と「参加」は密接な関係にあるが，ノーマライゼーションにおいては活動面の向上で生活レベル（生活動作など）を変化させ，参加面の向上で人生レベル（社会活動など）の改善を図ることができるので，「物的環境」や

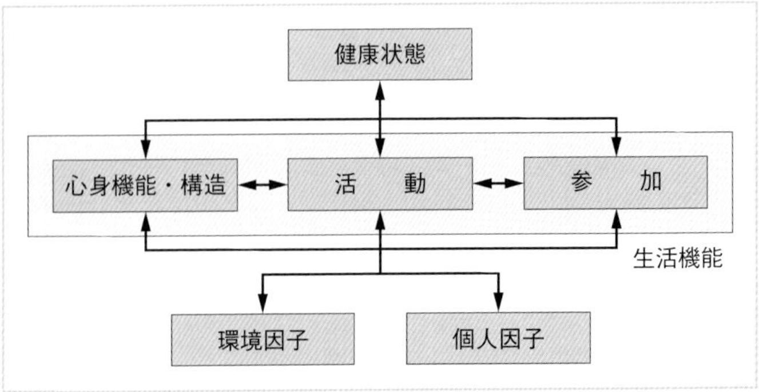

図 1-2　ICF（国際生活機能分類，WHO）

「制度的環境」などの環境因子の役割が重要となる.

7 ソーシャル・キャピタル

ソーシャル・キャピタルは，政治学者のロバート・パットナム（米国）が提示した概念に基づいており,「社会関係資本」などと訳される. 人々がもつ信頼関係や人間関係（社会的ネットワーク）のことといえるが，物的資本や人的資本と並ぶ新しい概念とされている. 住民同士の関係が良好で，積極的にコミュニケーションがとれていれば，地域社会は自然と活性化していくことから，ソーシャル・キャピタルが豊かな地域においては，暮らしやすい環境の実現，出生率の向上，犯罪発生率の低下，災害からの早期復旧などのメリットを実感しやすいといわれている.

厚生労働省の地域保健の推進に関する基本的な指針（最終改正：2022（令和 4）年 2 月 1 日）では「社会関係資本等（ソーシャル・キャピタル）を活用した住民との協働により 一中略一 地域住民が安心して暮らせる地域社会の実現を目指した地域保健対策を総合的に推進する」としており，ソーシャル・キャピタルの活用が示されている.

IV 健康増進対策

1 健康づくり対策の変遷

わが国が健康増進対策に本格的に着手したのは1970年代以降である. 1978(昭和 53）年度に開始された**第 1 次国民健康づくり対策**では，健康な人はより良い健康を確保すること，高血圧や肥満等の人は疾病を防止することで国民すべてが健康な生活を送れることを目標とし，①生涯を通じる健康づくりの推進，②健康づくりの基盤整備，③健康づくりの普及啓発の 3 つを基本施策として 10 か年計画が策定された. 従来，治療のみに力点が置かれていた保健医療分野に健康増進や疾病予防に向けての施策が組入れられることとなった. 保健医療対策の充実等によって日本人の平均寿命は延び続け，1984（昭和 59）年には女性が 80 年を上回った.

人生 80 年時代を迎え, 80 歳になっても身の回りのことができ, 社会参加もできるようにする趣旨で, 1988（昭和 63）年度に「**第 2 次国民健康づくり対策（アクティブ 80 ヘルスプラン）**」が開始された. 同対策では, 第 1 次国民健康づくり対策からの施策の一層の充実を図るとともに，運動面からの健康づくりに力を入れ運動指導者の養成などが行われた.「第 1 次国民健康づくり対策」および「第 2 次国民健康づくり対策」は，疾病の早期発見・早期治療のための健診体制の充実や市町村保健センター等の施設の整備，保健師等の人材（マンパワー）の育成・確保など，国民の疾病予防や健康づくりの推進に一定の成果をあげた.

一方で，急速な高齢化や生活習慣の変化によって，がん，脳血管疾患，糖尿病等の生活習慣病の割合が増加してきた. このような変化に対応し，すべての国民が健康で活力ある社会とするため，2000（平成 12）年度に**第 3 次国民健康づくり対策**として「**21 世紀における国民健康づくり運動（健康日本 21）**」が開始された．健康日本 21 は，壮年期死亡の減少，健康寿命の延伸及び生活の質の向上を実現することを目的とし，9 分野（①栄養・食生活，②身体活動と運動，③休養・こころの健康づくり，④たばこ，⑤アルコール，⑥歯の健康，⑦糖尿病，⑧循環器病，⑨がん）について具体的な目標を設定し，個人の健康づくりを支援する社会環境づくりが行われた．2011（平成 23）年に「健康日本 21 最終評価」が取りまとめられたが，目標に達したのは，59 項目中 10 項目（16.9%）にとどまった．

健康日本 21 最終評価で提起された課題等を踏まえ，翌年に**第 4 次国民健康づくり対策**として「**21 世紀における第 2 次国民健康づくり運動（健康日本 21（第二次））**」が策定され，「健康寿命の延伸と健康格差の縮小」をはじめ，5 つの基本的方向に対応する 53 項目の目標が設定された．2013（平成 25）年度に開始された健康日本 21（第二次）の最終評価は 2022（令和 4）年 10 月に公表されたが，新型コロナウイルス感染症の影響でデータソースとなる調査が中止となった項目も多い．活動期間が 1 年間延長されたことから，第 5 次国民健康づくり対策に相当する次期プランは 2024（令和 6）年度開始予定とされている．なお，健康日本 21（第二次）の目標等は 7 章，8 章および 11 章に詳述している．

2 健康増進法

2000（平成 12）年度に開始された健康日本 21 の推進に加え，健康づくりや疾病予防に重点を置いた施策を講じていくためには，法的基盤の整備が必要であるとの認識が高まった．そこで，国民の健康増進を図り，国民保健の向上を目的とした**健康増進法**が 2002（平成 14）年に制定され，翌年に施行された．同法は 2003（平成 15）年に廃止された栄養改善法の内容を引き継いでいるが，生活習慣病を防ぐための栄養改善という視点だけでなく，運動や飲酒，喫煙などの**生活習慣の改善**を通じた健康増進の概念を取り入れている．

健康増進法には，①健康づくりや疾病予防は，国民，国および地方公共団体，健康増進事業実施者の責務とすること，②国民の健康の増進の総合的な推進を図るための基本的な方針を厚生労働大臣が策定すること，③基本方針には，食生活，運動，休養，飲酒，喫煙，歯の健康の保持増進，その他の生活習慣に関する正しい知識の普及に関する事項を含むこと，④国の基本方針を勘案して都道府県は健康増進計画を定めること，⑤国の基本方針を勘案して市町村は健康増進計画を定めるよう努力すること，⑥国民健康・栄養調査の実施に関すること，⑦受動喫煙の防止を公共施設管理者の責務とすることなどが規定されている．

V 予防医学の概念

疾病の進行段階は，感受性期（疾病前段階），発症前期，臨床的疾病期に区分で

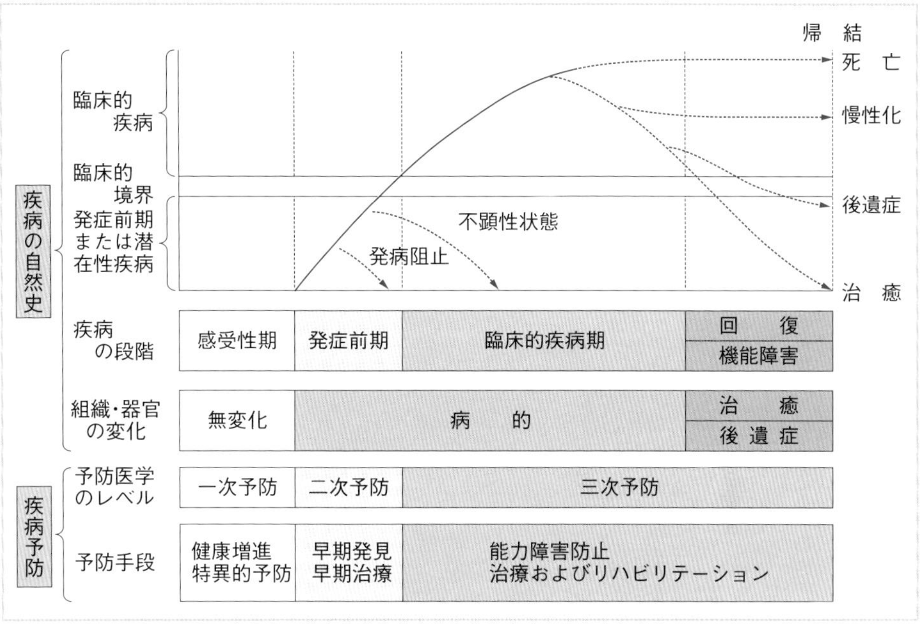

図 1-3　疾病の自然史と予防手段の適用段階

（鈴木庄亮ほか編：シンプル衛生公衆衛生学 改訂第 9 版．2000[3]より）

きる．感受性期は異常がなく健康な時期，発症前期は感染や器質の異常があっても症状がない時期（感染症では潜伏期に相当），臨床的疾病期は臨床症状が現れ自覚症状がある時期といえる．各段階に応じた対策が，**第一次予防**，**第二次予防**および**第三次予防**に位置づけられるが，これは米国の Leavell と Clark によって提唱された「疾病の自然史のすべての段階で予防は存在する」という予防医学の考え方に基づいている（**図 1-3**）．

第一次予防は疾病の発生を未然に防ぐことであり，**健康増進**と**特異的予防**に分けられる．健康増進は健康に関連する生活習慣（栄養，運動，睡眠，ストレス，喫煙，飲酒等）に配慮した対応をすることで，病気にかかりにくくするものであり，特異的予防は各種の予防接種，作業環境の改善，発がん物質の回避等で，特定の疾病発生を防ぐものである．

第二次予防は発生した疾病に対し，自覚症状が出る前にその疾病を発見し，早期治療に導くものである．**早期発見**の観点から各種の健診が行われている．

第三次予防は治療を行うことで病気の進行阻止や合併症の発生を防ぐものである．疾病に起因する各種機能障害の発生を防ぐ観点から，リハビリテーションも第三次予防に含まれている．

Ⅵ 国際化の進展と保健医療協力

産業の発展や交通網の整備などで国際的な交流が進展し，地球規模で社会的・経済的なつながりは深まったが，他方，新型コロナウイルス感染症の大規模流行に代表されるように，健康上の問題も広まりやすくなった．また，わが国の場合，長期在住する外国人や海外で生活する邦人が増加しており，これらの人々が抱える健康問題に対しても新たな対応が求められている．健康上の問題は国内だけで完結した時代は終わり，国際的視野で考えていくことが必要とされている．

健康上の諸問題に適切に対応するためには国際的な協力が欠かせないが，各国政府との連携のもと中核的役割を担っているのが WHO である．国際連合の下部組織であり，保健医療分野における基幹的な国際機関として 1948（昭和 23）年に正式に発足した．WHO は加盟国の分担金と任意拠出金で運営されており，その活動は幅広く，国際間の感染症対策，各国の保健統計の収集，死因・疾病統計の分類，専門家派遣による技術協力，災害時の緊急対策などを行っている．わが国も WHO と連携し，専門家の派遣，研修生の受け入れなどを行っている．なお，国際保健に関する具体的活動等は 14 章に詳述している．

参考文献

1）清水忠彦ほか編：わかりやすい公衆衛生学　第 3 版．ヌーヴェルヒロカワ，東京，2009．
2）藤内修二：ヘルスプロモーションと個別健康教育．保健師雑誌 57（3），170–176，2001．
3）鈴木庄亮ほか編：シンプル衛生公衆衛生学　改訂第 9 版．南江堂，東京，2000．

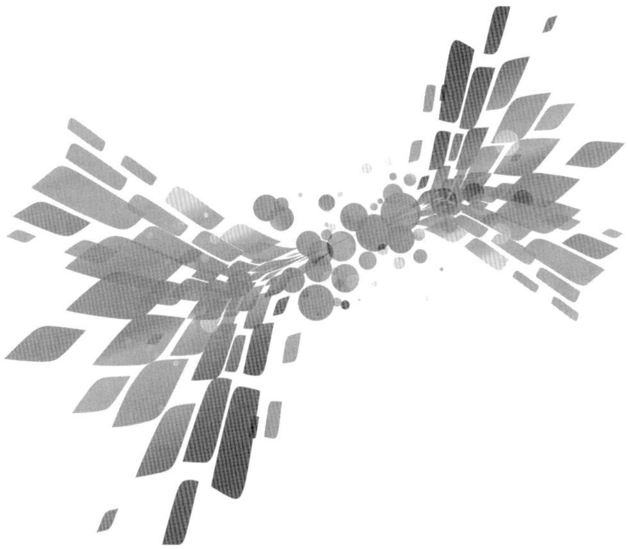

2章

HYGIENE & PUBLIC HEALTH

人　口

《 INTRODUCTION 》

国や地域においてヘルスサービスを提供するためには，対象となる集団の特性を踏まえて健康度，保健衛生，社会状況を定量的に把握することが不可欠である．その基礎データを得ることを目的として，人口数，出生・死亡数などの人口統計がある．

わが国の人口は緩やかな上昇が続いていたが，2005年に戦後初めて減少に転じ，今後長期の人口減少過程に入ると予想される．日本は戦後，先進国の1つとなり，保健・医療・福祉に対してもさまざまな対応をとってきた．その結果，医療水準が向上し寿命も延びたが，一方で若者を中心とした未婚化・晩婚化による少子化という問題がもちあがってきている．理由の1つには若者の不安定な経済面，非正規雇用，自立やキャリア形成への支援がないことがあげられる．また人口の急激な高齢化も問題視されており，2065年には総人口の40%近くが65歳以上の高齢者になると予測されている．少子高齢化が進むと高齢者の生活に必要な年金問題ももちあがる．女性にとっては結婚，出産，子育てをしながら安心して働き続けられる環境が非常に重要である．他方で男性も育児休業の取得が進まず子育てや家事への参加ができにくい現状もある．

近い将来，親となるべき者として，現在のわが国の人口問題について考察し，少子高齢化についてどのように対処したらよいのか考えてみよう．

人口の大きさの変化，年齢構成の変化，人口の偏在（過密化や過疎化）は，健康水準のみならず国家の社会的・経済的状態の影響を大きく受けるため，人口問題とよばれる．人口に関する統計は，ある時点での人口を捉えた**人口静態統計**と，一定の期間における人口の変化を捉えた**人口動態統計**の 2 つに大別される．

I 人口静態統計

刻々と変化している人口現象について，一時点における人口規模，人口構造などを断面的に明らかにするものであり，わが国では国勢調査や住民基本台帳に基づく全国人口・世帯数表がこれに当たる．**国勢調査**は，1920（大正 9）年から開始されており，5 年ごとの 10 月 1 日午前 0 時における調査である．対象は調査時点で日本国内に 3 か月以上居住している，または住むことになっている外国人を含むすべての人である．調査項目としては，氏名・国籍・性・出生の年月・配偶関係・居住期間・住居の種類・世帯員の数・職業や就業状態・従業地や通学地などがある．一方，住民基本台帳は，1 月 1 日現在，住民票に記載されている者（外国人を含む）及び世帯数をとりまとめたものである．なお 2015（平成 27）年の国勢調査より昨今の調査環境の変化などを背景に，従来の個別訪問による回答用紙配付に加えインターネットによるオンラインの回答方式が導入された．

1 人口構造

1─人口と人口ピラミッド

2022（令和 4）年 3 月 1 日におけるわが国の総人口は 1 億 2,510 万人（男性 6,081 万人，女性 6,429 万人）であるが，このうち日本人の人口は 1 億 2,244 万人である．日本人の人口は 2005（平成 17）年に戦後初めて減少し，近年減少が続いている．性別でみると 50 代前半までは男性が多く，高齢になるほど女性の数が増加する．

その地域の人口構成を表す図として**人口ピラミッド**がある．これは横軸に人数または総人口に対する割合を，縦軸に年齢階級別に棒グラフを積み重ねたグラフで，男性を左側，女性を右側に表す．人口ピラミッドの型は 5 つに分類される(**図 2–1**)．

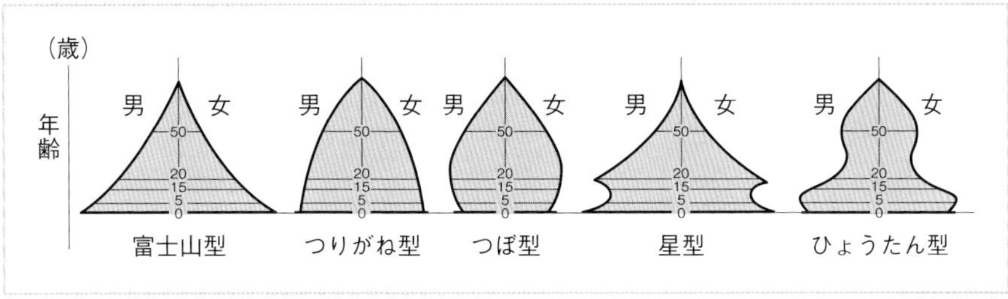

図 2-1　人口ピラミッドの類型

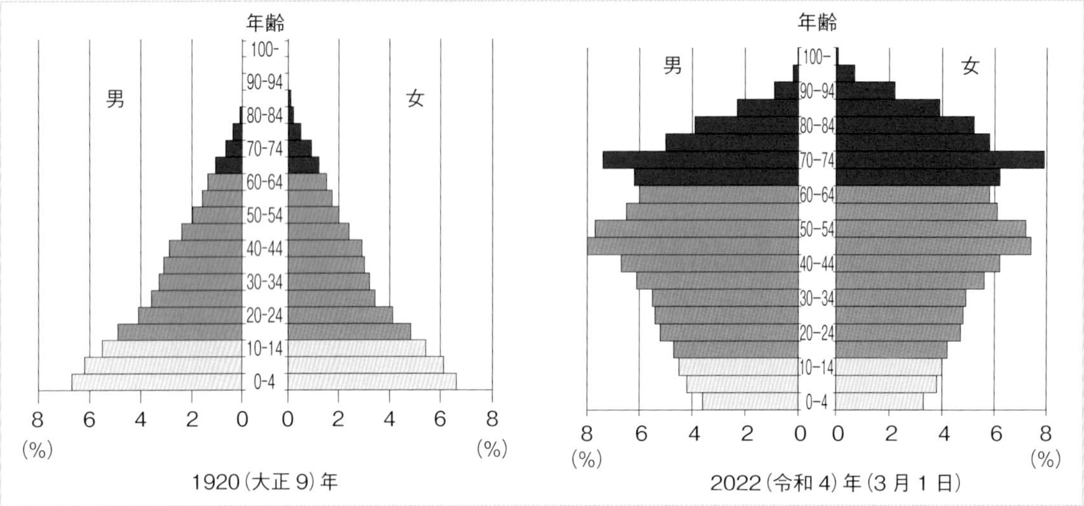

図 2-2　わが国の人口ピラミッド　（総務省統計局：「人口推計」より作成）

① 富士山型（ピラミッド型）：開発途上国に多いタイプで，高出生・高死亡の地域にみられる．わが国で国勢調査が開始された 1920（大正 9）年の状態である（**図 2-2**）．

② つりがね型（ベル型）：人口静止型ともよばれる．ピラミッド型から次第に出生率が低下し，死亡率が改善している．

③ つぼ型：人口減少型ともよばれる．先進国に多くみられるタイプである．

④ 星形：都市型ともよばれ，若年労働層の都市への流入により，その年齢層の人口増加が特徴である．

⑤ ひょうたん型：農村型ともよばれ，若年労働層の都市への流出により，その年齢層の人口減少が特徴である．

現在のわが国の人口ピラミッドをみると，1947～1949 年（昭和 22～24 年）と 1971～1974 年（昭和 46～49 年）の 2 度のベビーブームから，男女ともに 70 歳代前半と 40 歳代後半から 50 歳代前半にかけて大きな 2 つのふくらみをもったつぼ型を示す．人口ピラミッドの形により，各時代の社会情勢の影響を受けた出生・死亡の状況が表される．

2―年齢 3 区分別人口

人口の年齢構造を表すために**年齢 3 区分別人口**が使われる．年齢により人口を 0～14 歳，15～64 歳，65 歳以上の 3 段階に分け，それぞれ**年少人口**，**生産年齢人口**，**老年人口**とよぶ（**表 2-1**）．さらに年少人口と老年人口の和を従属人口という．それぞれの年齢区分別人口の生産年齢人口に対する割合は，**年少人口指数**，**老年人口指数**，**従属人口指数**とよばれる．また老年人口と年少人口の比を**老年化指数**という（**表 2-2**）．

わが国における年齢 3 区分別人口構成の年次推移をみると，1950（昭和 25）年

表 2-1　年齢 3 区分別人口の分類

年少人口	0〜14 歳
生産年齢人口	15〜64 歳
老年人口	65 歳以上

表 2-2　年齢 3 区分別人口の指標

年少人口指数 $= \dfrac{\text{年少人口}}{\text{生産年齢人口}} \times 100$
老年人口指数 $= \dfrac{\text{老年人口}}{\text{生産年齢人口}} \times 100$
従属人口指数 $= \dfrac{\text{年少人口}+\text{老年人口}}{\text{生産年齢人口}} \times 100$
老年化指数 $= \dfrac{\text{老年人口}}{\text{年少人口}} \times 100$

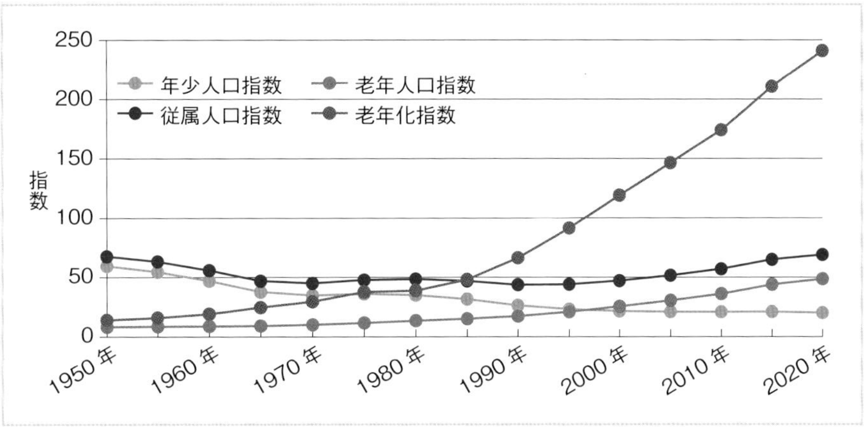

図 2-3　年齢 3 区分別人口指数の年次推移

（総務省統計局：「国勢調査報告」，「人口推計」より作成）

以降年少人口指数は徐々に低下し，反対に老年人口指数は増加してきている．このため老年化指数は急激に増加し，1995（平成 7）年頃には 100 を超え，さらに 2015（平成 27）年には 200 以上と老年人口が年少人口の 2 倍以上存在するようになり，わが国の少子高齢化が示されている（**図 2-3**）．

2 人口の高齢化

総人口の中で 65 歳以上の老年人口が増加していくことを**人口の高齢化**という．

国際連合では，老年人口の割合が 7%以上の社会を高齢化（老年化）社会，14%以上を高齢（老年）社会，21%以上の社会を超高齢社会としている．わが国は現在，超高齢社会に属している．2022（令和 4）年 3 月現在，わが国の年少人口の割合は 11.7%，老年人口割合は 29.0%であり，人口の 3.5 人に 1 人が老年人口に属している（**図 2-4**）．また 75 歳以上の後期高齢者が 15.1%を占めており，2025（令和 7）年には第 1 次ベビーブームのいわゆる団塊の世代がすべて後期高齢者に仲間入りするため，さらに老年人口が増加する．わが国の人口問題の 1 つとして，高齢化社会から高齢社会へ，さらに超高齢社会への変遷の時間が短いことがあげられる．EU 諸国が 50 年から 100 年の長い年月をかけて人口の高齢化の道を

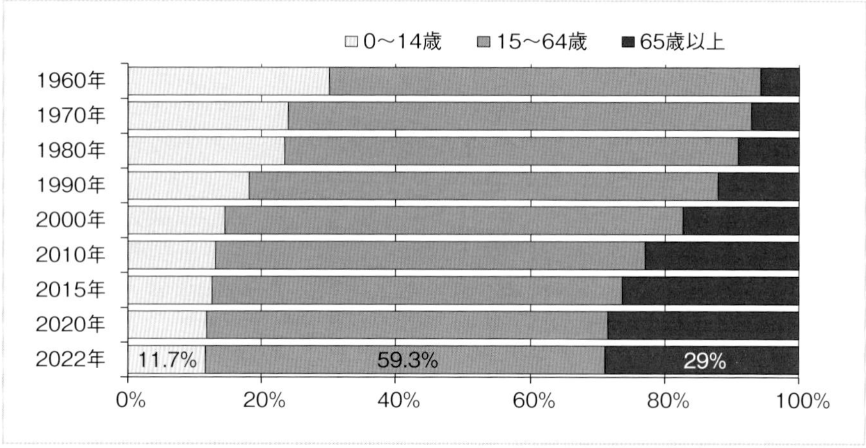

図 2-4　年齢 3 区分別人口割合の年次推移

（総務省統計局：「人口推計」より作成）

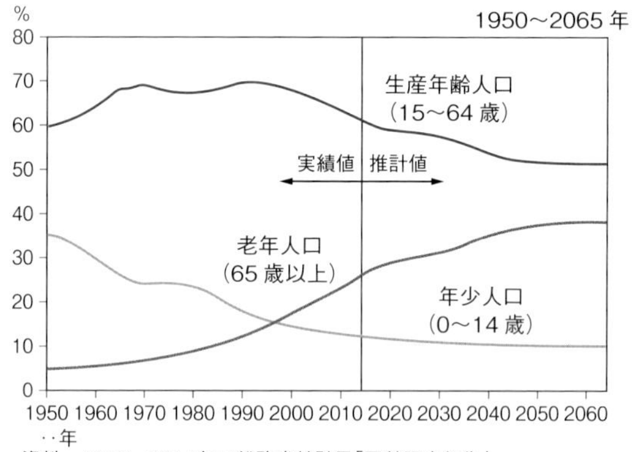

資料　1950～2015年は総務省統計局「国勢調査報告」
2016年以降は国立社会保障・人口問題研究所「日本の将来推計人口」（平成29年推計）の推計値（出生中位・死亡中位仮定）

図 2-5　年齢 3 区分別人口構成割合の推移

（厚生労働統計協会：国民衛生の動向 2022/2023 より）

歩んできたのに対し，日本は 20～30 年という非常に短い期間で高齢化が進んでいる．西欧諸国が徐々に進行する高齢化に対して着実に高齢者福祉対策を進めてきたのに対し，わが国は急激な高齢化に対して十分な対策が間に合っていないことが懸念されている．

国立社会保障・人口問題研究所が 2017（平成 29）年に推計した将来人口によると，2010（平成 22）年から人口はすでに減少期に入っているが，2055 年には 1 億人を割り込み，2065 年には 8,800 万人と現在の 7 割程度になるものと推計されている．さらに老年人口が総人口に占める割合は，2015（平成 27）年の 26.6%から 2065 年には 38.4%に達し，年少人口は 2015 年の 12.5%から 2065 年には 10.2%とさらに少子高齢化が進むと予想されている．一方，生産年齢人口の割合は 2015 年には 60.8%であったが，2065 年には 51.4%となり，生産年齢人口も低下が進むとされている（**図 2-5**）．

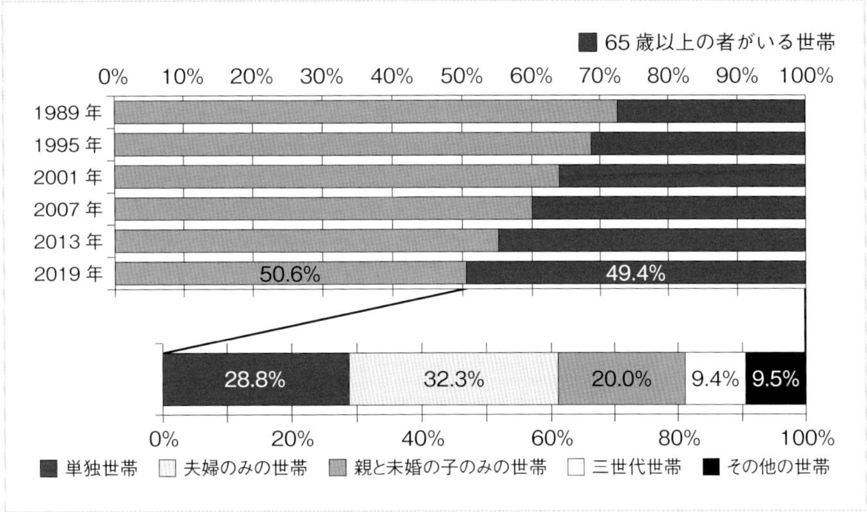

図 2-6　世帯構造別にみた 65 歳以上の者のいる世帯数の推移

（厚生労働省：2019 年国民生活基礎調査より作成）

3 世帯構造

2019（令和元）年における世帯総数は 5,179 万世帯で，1 世帯当たり平均世帯人員は 2.39 人である．65 歳以上の者がいる世帯をみると，2,558 万世帯で全世帯の 49.4%を占める．これを世帯構造別にみると，最も多いのは夫婦のみの世帯，次いで単独世帯となっており，両者合わせて 60%を超えている（**図 2-6**）．

4 世界の人口と人口密度

国連の推計によると，紀元元年（西暦 1 年）頃の世界人口は 2 億 5,000 万人程度であったとみられ，1650 年頃にようやく 5 億 5,000 万人に達し，その後産業革命以降に世界の人口は急速に増加し始めた．しかし第二次世界大戦までは年間増加率は 1%程度であった．戦後になると著しく人口の増加が進み，いわゆる人口爆発が起こった．1950（昭和 25）年の人口は約 25 億人であったが，1990（平成 2）年には 50 億人を超え，2022（令和 4）年中には 80 億人に達する．この傾向は，おもに発展途上地域での著しい人口増加によりもたらされている（**図 2-7**）．2022 年の国別人口予測をみると，1 億人以上の国は 14 カ国あり，1 位と 2 位の中国，インドで世界人口の 1/3 以上を占めている．上位 10 カ国の人口を合わせると約 45 億人となり，世界人口の約 57%を占める（**表 2-3**）．限られた国で人口が増加していることは人口密度からも明らかであり，バングラデシュでは 1316.1 人/km^2，インドでは 477.0 人/km^2，さらにわが国でも 329.6 人/km^{2}と世界平均の 61.1 人/km^{2}と比較すると狭い地域に多数の人が住んでいることになる．

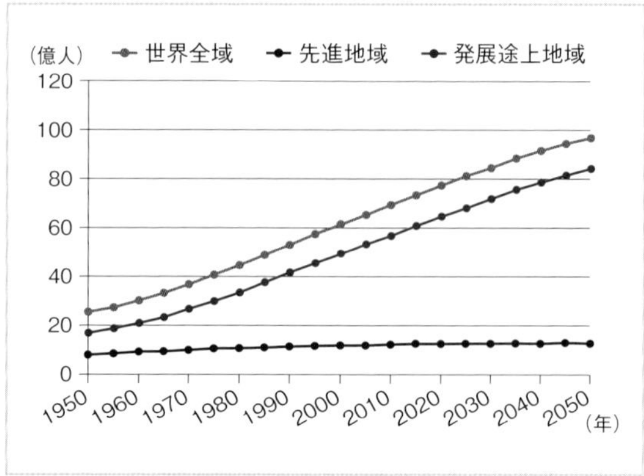

図 2-7　世界人口の推移と人口予測
（厚生労働統計協会：国民衛生の動向 2022/2023 より作成）

表 2-3　人口 1 億人以上の国と人口密度

	国　名	人口（百万人）(2022)	年平均増加率（%）	世界人口に占める割合（%）	人口密度（人/km^2）
	世界全体	7,972	0.75	100.0	61.1
1	中　国	1,430	0.61	17.9	149.0
2	インド	1,418	0.83	17.8	477.0
3	アメリカ合衆国	339	0.74	4.3	37.0
4	インドネシア	275	0.64	3.4	144.2
5	パキスタン	235	1.05	2.9	304.5
6	ナイジェリア	217	0.71	2.7	237.9
7	ブラジル	216	0.81	2.7	25.8
8	バングラデシュ	171	1.19	2.1	1,316.1
9	ロシア連邦	145	0.34	1.8	8.9
10	メキシコ	128	0.98	1.6	65.2
11	日　本	124	△ 0.15	1.6	329.6
12	エチオピア	123	1.13	1.5	122.5
13	フィリピン	115	1.10	1.4	384.3
14	エジプト	111	0.96	1.4	111.2

（国際連合：世界都市人口予測 2022 年より作成）

II　人口動態統計

一定期間における人口の動きを人口動態統計といい，一般には 1 年間の動きを示す．人口の大きさは出生によって増え，死亡によって減少する．その差を自然増減という．地域の人口の増減は自然増減だけでなく，他領域への人口流出と他領域からの流入によっても変動するが，これを社会的増減という．人口動態統計ではこのうち自然増減について扱う．人口動態統計の指標には出生，死亡，死産，婚姻，離婚の 5 種類があり，出生・死亡・婚姻・離婚に関しては戸籍法で，死産に関しては

表 2-4　届出義務者と届出期限

	手続対象者	提出先	提出期限
出生届	父，母，同居者，立ち会った医師・助産師	子の出生地・本籍地又は届出人の所在地の市町村役場	出生の日から 14 日以内
死亡届	親族，同居者，家主，家屋管理人，土地管理人，後見人，保佐人，補助人，任意後見人	死亡者の死亡地・本籍地又は届出人の所在地の市町村役場	死亡の事実を知った日から 7 日以内
死産届	父，母，同居者，立ち会った医師・助産師，立会者	届出人の所在地又は死産があった場所の市町村長	死産後 7 日以内
婚姻届	婚姻しようとする者	届出人の本籍地又は所在地の市町村役場	随時
離婚届	協議離婚は離婚夫婦，裁判離婚は離婚をした当事者	届出人の本籍地又は所在地の市町村役場	協議離婚は随時，裁判離婚は裁判確定後 10 日以内

表 2-5　わが国の人口動態の概況（2021（令和 3）年）[*1]

	年間発生数	発生率[*2]	平均発生間隔（分　秒）
出　生	811,604	6.6	39″
死　亡	1,439,809	11.7	22″
自然増減	△ 628,205	△ 5.1	…
乳児死亡	1,398	1.7	375′ 58″
死　産	16,277	19.7	32′ 17″
周産期死亡	2,741	3.4	191′ 45″
婚　姻	501,116	4.1	1′ 03″
離　婚	184,386	1.50	2′ 51″

＊1　概数である．
＊2　出生・死亡・自然増減・婚姻・離婚率は人口千対，乳児死亡は出生千対，死産率は出産（出生＋死産）千対，周産期死亡率は出産（出生＋妊娠満 22 以後の死産）千対である．

（厚生労働省：人口動態統計より）

死産の届出に関する規定で，定められた期間内に各市町村に届出を行わなければならない（**表 2-4**）．

表 2-5 に 2021（令和 3）年の人口動態統計の概況を示す．出生数から死亡数を差し引いた自然増加数は，2005（平成 17）年に初めてマイナスとなり，2021 年は 60 万人以上減少し，さらに減少が進んでいる．

1 出生

近年のわが国の出生数は減少が続いており，2016（平成 28）年に初めて 100 万人を切った．このことは，今後の社会を支える年齢層の不足につながることから，大きな問題として指摘されている（**図 2-8**）．

出生の動向を示す指標には次のようなものがある．

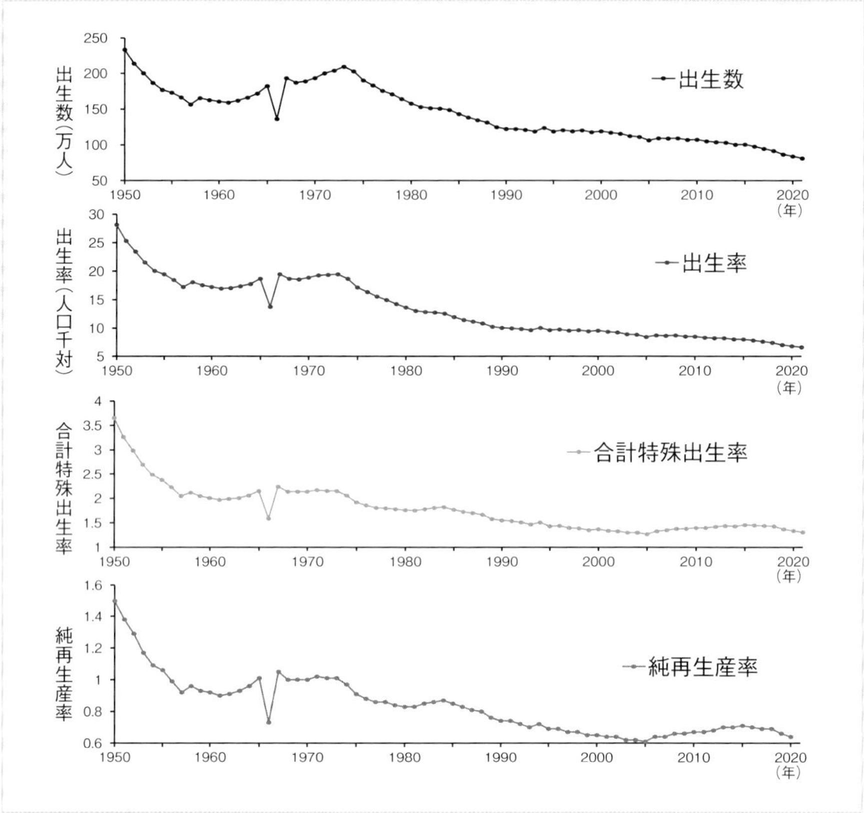

図 2-8　出生の年次推移　（厚生労働省：人口動態統計より作成）

1）出生率：人口 1,000 人当たりの年間出生数をいう．

$$出生率=\frac{1\,年間の出生数}{人口}\times 1{,}000$$

2）母の年齢別出生率：WHO では出産可能な年齢を再生産年齢とよび，15〜49 歳に限定している．その各年齢における出生率のことをいう．

3）合計特殊出生率：15〜49 歳の女性の年齢別出生率を合計したものである．すなわち一人の女子が一生の間に仮にその年次の年齢別出生率で生むとした場合の子供（男児と女児の合計）の数を示す．この値が 2.08 を超えた場合に人口は増加する．

$$合計特殊出生率=\left\{\frac{母の年齢別出生数}{年齢別女性人口}\right\}の（15〜49\,歳までの合計）$$

4）総再生産率：合計特殊出生率のうち生まれた子供を女児に限った場合の値を示す．

5）純再生産率：総再生産率のうち，生まれた女児が妊娠可能な年齢を過ぎるまでの死亡を見込んだ値を示す．純再生産率が 1 の場合は将来の人口は静止し，1 より上であれば人口増加，1 より下であれば人口が減少することが推定される．

1975（昭和 50）年以降合計特殊出生率は 2.0 を切り，2005（平成 17）年には 1.26 まで低下した．以後合計特殊出生率は微増していたが，近年また低下傾向にあり，2021（令和 3）年には 1.30 を示している．

2 死亡

2021 年の死亡数は約 144 万人であり，老年人口の増加により近年増加している．

死亡についての指標には次のようなものがある．

1）**死亡率**：人口 1,000 人当たりの年間死亡数をいう．

$$\text{死亡率}=\frac{\text{1 年間の死亡数}}{\text{人口}}\times 1{,}000$$

2）**年齢調整死亡率**：死亡の状況は年齢によって異なるため，死亡率は人口の年齢構成に大きく影響される．年齢調整死亡率は年齢構成が著しく異なる地域の集団や，特定の死亡原因の状況を時系列に比較する場合に用いる死亡率で，基準人口を用いて年齢構成の歪みを補正している．基準人口には国内での比較には近年の高齢化を反映し 2020（令和 2）年より平成 27 年モデル人口を，国際比較の場合は世界人口を用いる．

3）**死因別死亡率**：死因に注目した死亡率で，その死因による死亡数が人口 10 万人当たりどれくらいかを示す．疾病構造の把握に有用である．

$$\text{死因別死亡率}=\frac{\text{1 年間の死因別死亡数}}{\text{人口}}\times 100{,}000$$

4）**乳児死亡率**：1 歳未満児を対象とした指標である．乳児の生存は母体の健康状態，養育条件などの影響を強く受けるため，その地域の衛生状態の良否，教育を含めた社会状態を反映する指標となる．乳児死亡には 3 種類の区分がある．

早期新生児死亡……生後 1 週（7 日）未満の死亡
新生児死亡　　……生後 4 週（28 日）未満の死亡
乳児死亡　　　……生後 1 年未満の死亡

わが国の乳児死亡率は過去には欧米先進国と大きな隔たりがあり，出生 1,000 人当たり 1930（昭和 5）年までは 120 を超えていた．しかし 1950（昭和 25）年には 60.1，1975（昭和 50）年に 10.0 を切り，さらに 2015（平成 27）年以降は 2.0 以下と着実に改善され，欧米諸国と比較しても低率となっている．

1―主要死因

死因別の年次推移では，第二次世界大戦前まで上位を占めていた結核による死亡は大きく減少し，感染症から生活習慣病へと死因は大きく変化してきた（**図 2-9**）．近年，死因第 1 位の悪性新生物は一貫して増加傾向にある．脳血管疾患は戦後しばらくの間結核に代わって死因の第 1 位を占めていたが，1970 年代をピークとしてその後減少し，1981（昭和 56）年には悪性新生物に，1985（昭和 60）年には心疾患に，さらに 2011（平成 23）年には肺炎に抜かれ第 4 位になった．1995

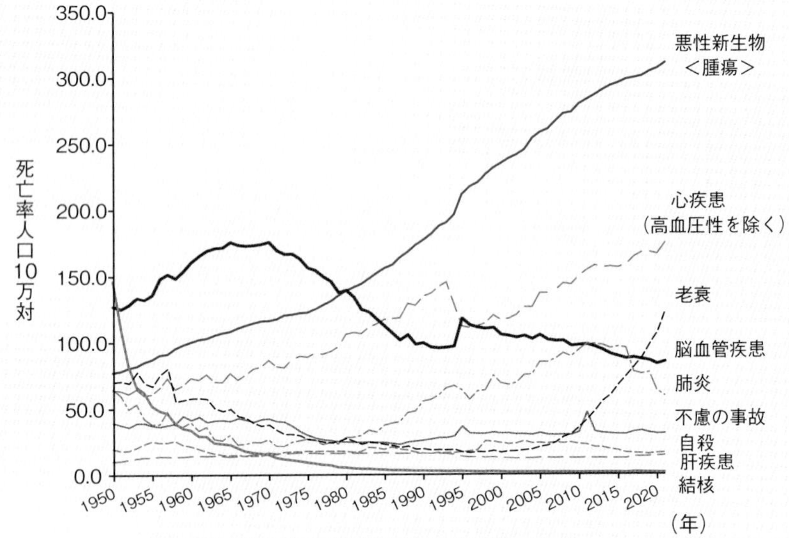

資料　厚生労働省「人口動態統計」(2021 年は概数である)
注　　死因分類は ICD-10（2013 年版）準拠（平成 29 年適用）による．
　　　なお，平成 6 年までは ICD-9 による．

図 2-9　主要死因別にみた死亡率（人口 10 万対）の推移
（厚生労働統計協会：国民衛生の動向 2022/2023，厚生労働省：人口動態統計より作成）

（平成 7）年に脳血管疾患が増加し心疾患が大幅に減少し順位が入れ替わっているが，これは死亡診断書の記載方法の改正と，死因統計の分類の変更によるためである．死因は WHO の「疾病及び関連保健問題の国際統計分類（ICD）」に準拠して作成された『疾病・傷害及び死因の統計分類』によるもので，その基準は一定の期間で変更がなされる．2017（平成 29）年 1 月からは ICD-10（2013 年版）準拠が適用され，分類体系や原死因選択ルールに大きな変更があった．

2021（平成 3）年における死因は第 1 位が悪性新生物，以下心疾患，老衰，脳血管疾患の順となっている（**表 2-6**）．

年齢階級別に死因をみると，乳児（0 歳）では先天的な理由が多く，幼児・学童期（～14 歳）になると不慮の事故や悪性新生物による死亡が増加する．青年期（15～29 歳）は自殺や不慮の事故といった疾病によらない理由による死因が上位を占めてくる．30～40 代では自殺と悪性新生物が，50 代以降では悪性新生物と心疾患による死亡が多く，90 代以上になると老衰が多くなってきている．

2―死亡の国際比較

表 2-7 に 65 歳以上の死亡の全死亡者数に対する割合を示す．その国の衛生水準が上昇するにつれ子供や若者の死亡率が減少し，死亡率が急上昇し始める年齢が高くなる．わが国では 65 歳以上の死亡割合が 90%以上であり，保健水準が世界的にも高いことがわかる．

表 2-6　2021 年の死因順位別死亡数・死亡率（人口 10 万対）*

順位	死因	死亡数	死亡率	死亡総数に占める割合（%）
	全死因	1,439,809	1172.7	100.0
1	悪性新生物〈腫瘍〉	381,497	310.7	26.5
2	心疾患（高血圧性を除く）	214,623	174.8	14.9
3	老衰	152,024	123.8	10.6
4	脳血管疾患	104,588	85.2	7.3
5	肺炎	73,190	59.6	5.1
6	誤嚥性肺炎	49,489	40.3	3.4
7	不慮の事故	38,296	31.2	2.7
8	腎不全	28,686	23.4	2.0
9	アルツハイマー病	22,960	18.7	1.6
10	血管性及び詳細不明の認知症	22,343	18.2	1.6

*概数である　（厚生労働統計協会：国民衛生の動向 2022/2023，厚生労働省：人口動態統計より）

表 2-7　65 歳以上死亡数の死亡総数に対する割合の国際比較

	65 歳以上死亡数の死亡総数に対する割合（%）
日本	90.8
カナダ	80.8
アメリカ合衆国	74.2
フランス	84.2
ドイツ	85.6
イタリア	89.3
オランダ	85.6
スウェーデン	88.6
イギリス	84.3
オーストラリア	81.7
ニュージーランド	80.5

日本，ニュージーランドは 2020 年，他の国は 2019 年
資料　厚生労働省「人口動態統計」
UN「Demographic Yearbook」
（厚生労働統計協会：国民衛生の動向 2022/2023 より）

3 死産

人口動態統計でいう**死産**は，死産の届出に関する規程に定められる妊娠満 12 週以後の死児の出産で，これは自然死産と人工死産に分類される．人工死産とは胎児の母体内生存が確実な時に人工的処置を加えたことにより死産に至った場合をいい，それ以外はすべて自然死産となる．なお人工的処置を加えた場合でも，胎児を出生させることを目的とした場合と，母体内の胎児が生死不明かまたは死亡している場合は自然死産とされる．

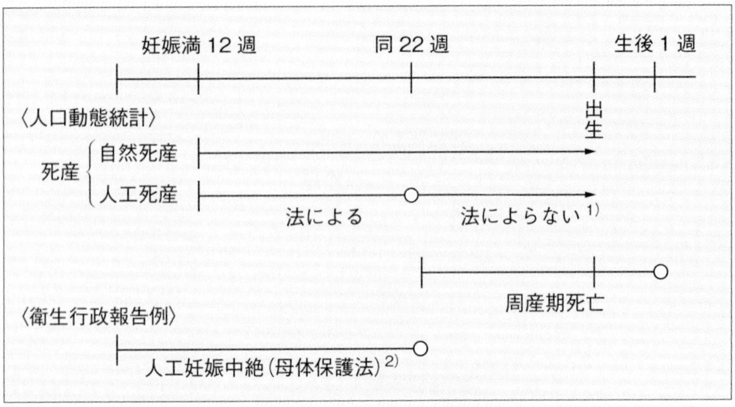

注　1）母体の生命を救うための緊急避難の場合などに限られる（死亡診断書・出生証明書・死産証書記入マニュアル（平成 7 年版）から）.

2）平成3年（1991）以降, 従来の「妊娠満 23 週以前」が「妊娠満 22 週未満」となった.

3）○は未満を示す.

図 2-10　人口動態統計の死産・周産期死亡と人工妊娠中絶

（厚生労働統計協会：国民衛生の動向 2022/2023 より）

死産率は通常，出産（出生＋死産）1,000 対の率で表される.

$$死産率=\frac{死産数}{出産数（出生数+死産数）}\times 1,000$$

$$死産比=\frac{死産数}{出生数}\times 1,000$$

死産統計では母体保護法による人工妊娠中絶のうち，妊娠満 12 週から妊娠満 22 週未満までのものを含んでいる（**図 2-10**）.

周産期死亡：妊娠満 22 週以後の死産と生後 1 週未満の早期新生児死亡を合わせたものをいう．1950（昭和 25）年以降 WHO によって提唱されてきたもので，妊娠満 22 週以後の死産と早期新生児死亡はともに，母体の健康状態に強く影響される共通性がある.

$$周産期死亡率=\frac{妊娠満 22 週以後の死産数+早期新生児死亡数}{出生数+妊娠満 22 週以後の死産数}\times 1,000$$

4 婚姻と離婚

婚姻率と**離婚率**（人口 1,000 対）は次の式で求められる.

$$婚姻率=\frac{年間婚姻届出件数}{人口}\times 1,000$$

$$離婚率\quad\frac{年間離婚届出件数}{人口}\times 1,000$$

婚姻や離婚の動向は社会のさまざまな要因の変化に応じて推移するため，第二次世界大戦直後は復員や海外からの引き上げなどによる人口の移動や世相の混乱を

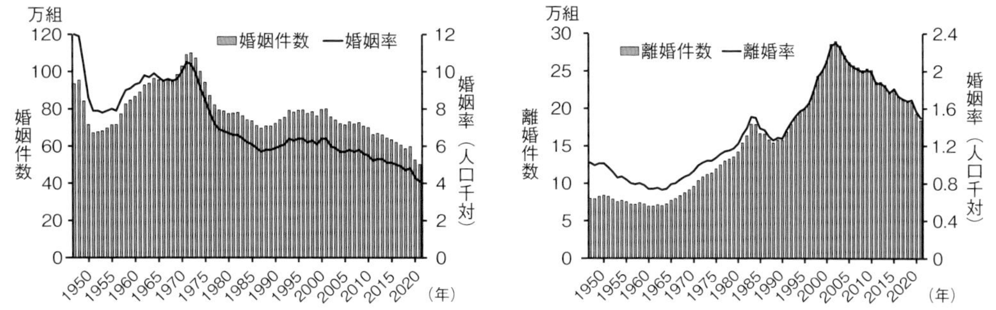

図 2-11　婚姻件数・率と離婚件数・率の年次推移　（厚生労働省：人口動態統計より作成）

反映して，婚姻・離婚ともに大幅な増加がみられた（**図 2-11**）．以後減少したが，婚姻率は 1950（昭和 25）年頃より増加し，1970（昭和 45）年には再度ピークを迎えた．これは第一次ベビーブーム期に出生した人による婚姻が原因とみられる．その後減少に転じ，近年は減少傾向で推移している．平均初婚年齢は上昇しており，男性は 1980 年代までは 20 歳代後半で推移していたが，2014（平成 26）年には 31 歳まで上昇した．女性の場合は 1970 年代半ばまでは 24 歳代で推移していたが，その後は一貫して上昇基調をたどり，2014 年には 29 歳を超えている．一方，生涯未婚率（50 歳時未婚割合）は男性が 1990（平成 2）年以降，女性が 2000（平成 12）年以降に上昇傾向をたどっている．特に男性の未婚率の上昇は急激で，1990 年では 5%であったのが，2010（平成 22）年には 20%を超え 2020（令和 2）年は 25.7%になっている．女性は生涯未婚率の上昇は緩やかであるが，2000 年以前の 5%前後から 2010 年には 10%を超え 2020 年は 16.4%となっている．これらの未婚化・晩婚化がわが国の少子化の大きな要因の 1 つとなっている．

離婚は戦後から 1950 年代は減少傾向を示していたが，その後顕著な増加傾向に転じ，1990 年頃にはいったん減少したが，再度増加し，また近年減少傾向にある．

Ⅲ 生命表

生命表とは，ある時点における観察集団の年齢別死亡率が一定のまま永遠に続くもの（一定不変）と仮定した場合，同一年に出生した集団が死亡減少していく過程で，各年齢の者が 1 年以内に死亡する確率や，平均してあと何年生きられるかという期待値などをいくつかの**生命関数**で表したものである．生命関数には生存数，死亡数，定常人口，平均余命がある．

表 2-8　平均寿命の推移

年次	男	女
1950 年	58.00	61.50
1960 年	65.32	70.19
1970 年	69.31	74.66
1980 年	73.35	78.76
1990 年	75.92	81.90
2000 年	77.72	84.60
2010 年	79.55	86.30
2020 年	81.56	87.71
2021 年	81.47	87.57

（厚生労働省：令和 3 年簡易生命表より作成）

1 完全生命表と簡易生命表

生命表の種類には**完全生命表**と**簡易生命表**がある．完全生命表は 5 年ごとの国勢調査とその年次の人口動態統計調査の確定数に基づいて作成され，現在第 23 回生命表（2020 年）に至っている．完全生命表の作成は 5 年に 1 度であり，その公表時期も遅れることになるが，生命表の確定版という性質をもつ．

一方，簡易生命表は毎年の人口動態統計（概数）と推計人口を用いて作成され，計算方法も簡略化されており，完全生命表の間を埋めるものとして毎年作成・報告されている．

2 平均余命と平均寿命

生命表の中で，ある年齢の人（x 歳）のその後の生存年数の期待値を**平均余命**という．このうち 0 歳児の平均余命を**平均寿命**とよぶ．平均寿命は死亡状況を集約したもので，保健福祉水準の総合的指標として広く活用される．

わが国の平均寿命の年次推移をみると，大正から昭和の初期にかけては男女ともに 40 年台と低く，1947（昭和 22）年でようやく 50 年を超えたレベルとなった．その後大幅な伸びをみせ，男性では 1951（昭和 26）年に 60 年，1971（昭和 46）年に 70 年，2013（平成 25）年には 80 年を超えた．また女性では 1950（昭和 25）年に 60 年，1960（昭和 35）年に 70 年，1984（昭和 59）年には 80 年を超えた．2021（令和 3）年の男性の平均寿命は 81.47 年，女性の平均寿命は 87.57 年となっている（**表 2–8**）．

国際比較すると，国により作成期間や作成方法が異なっているため厳密な比較は困難であるが，わが国は男女ともに世界トップクラスの長寿国となっている（**図 2–12**）．

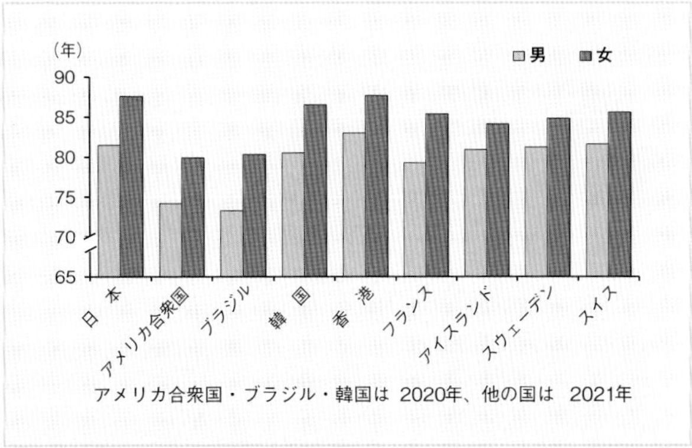

図 2-12　平均寿命の国際比較

（厚生労働省：令和３年簡易生命表より作成）

3 健康寿命

健康寿命とは日常的に介護を必要としないで自立した生活ができる生存期間のことを表し，わが国では厚生労働省より３年ごとに数値が公表される．これは2000（平成 12）年に WHO が打ち出した概念で，寿命の中でどれだけ「健康な期間」があるのかという尺度を示す．わが国の 2019（令和元）年の健康寿命は男性 72.68 年，女性 75.38 年となっており，平均寿命通りに人生を過ごすとすれば，男性で約９年，女性では約 12 年は健康ではない寿命を生きていくことになる．国はこの健康寿命を延ばす戦略をあげ，健康日本 21（第二次）において「平均寿命の増加分を上回る健康寿命の増加」を目標にあげている．

3章

HYGIENE & PUBLIC HEALTH

環境と健康

INTRODUCTION

人は常に環境（外部環境）の中で生活をしており，健康と環境との関わりはとても大きい．人は生命や健康の維持のために生体内の環境（内部環境）を調節しながら生活している．しかし，その調節機能には限界があり，ときとして，外部環境に起因する健康障害が発生することがある．

近年では，夏期に発生する熱中症があり，これは高温多湿といった外部環境に起因する健康障害である．特に高齢者に多発する重篤な熱中症は社会問題にもなっている．

本章では，身近な日常生活や労働の場に存在する外部環境を中心に，その健康影響について解説する．さらに地球規模での環境問題と健康影響についても解説する．

Ⅰ 環境と健康の概念

人はさまざまな環境の中で日常生活を送っており，環境と健康の関わりは大きい．環境は空気，水や生物などの自然環境と経済，医療や文化などの社会環境に大別される．このような人を取り巻く環境は外部環境とよばれ，それに対して体内の環境は内部環境とよばれる．

人は外部環境と相互作用しながら生活をしており，内部環境と外部環境のバランスが成立することで健康が維持されている．このバランスには外部環境に対する反応・適応・順応（順化）という，人が有する一連の機能が重要な役割を果たしている（**図 3-1**）．

内部環境のバランスがとれた状態をホメオスタシス（恒常性維持）という．ホメオスタシスが破たんした状況において，種々の健康障害が生じることになる．わが国では，人の健康の保護や生活環境保全を目的とした環境基準が設けられている（**表 3-1**）．

Ⅱ 生活環境

1 空気と健康

空気は人にとって酸素の供給源であるとともに体熱を放散する媒体であり，生命活動に欠かせない物質である．われわれが日常生活を送っている場の空気の正常成分は，窒素が 78.10％で最も多く，ついで酸素が 20.93％，アルゴンが 0.93％，二酸化炭素が 0.03％である．空気と健康の関連については，酸素欠乏などの正常

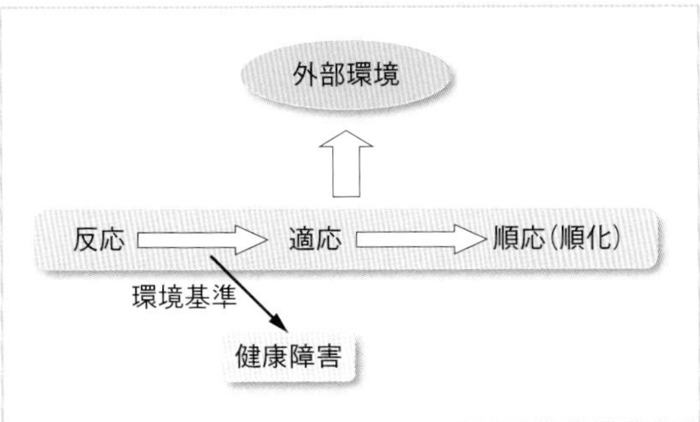

図 3-1　外部環境に対する人の応答と健康障害

表 3-1　わが国の環境基準（環境基本法）

大気汚染に係る環境基準
水質汚濁に係る環境基準
地下水の水質汚濁に係る環境基準
土壌汚染に係る環境基準
騒音に係る環境基準

成分の濃度変化や有害ガスの発生・混入などによる異常成分の存在があげられる.

1—空気の正常成分

(1) 酸素 (O_2)

酸素は呼吸により肺胞を経て血液中に到達する. 血液中では赤血球のヘモグロビンと結合して, 全身に運ばれる. 人は空気中の酸素濃度がおよそ 15～50%の範囲であれば, 適応・順応 (順化) できるとされている. しかし, おおよそ 16～15%になると明らかな酸素欠乏症状が出現してくる (なお, ヘンダーソンの分類では酸素濃度が 16～12%で何らかの症状が出現することがあるとされている). 酸素欠乏症は高山やある種の作業現場などでしばしば発生する. 一方, 高濃度の酸素を長時間吸入すると酸素中毒が起こる. たとえば未熟児網膜症は高酸素分圧による障害である.

(2) 二酸化炭素 (CO_2)

二酸化炭素 (炭酸ガス) は呼吸によって生成され, 呼気中の濃度は約 4%である. したがって, 換気が不良な室内では濃度が上昇することから, 空気汚染の指標として用いられている. 二酸化炭素の毒性は低く, 空気中の濃度が 3%以下では症状はない. しかし, 炭酸ガスボンベの漏れによる事故の際, 室内に充満した二酸化炭素で死亡した事例がある. 衛生学的許容濃度は 0.1%となっている.

(3) 窒素 (N_2)

窒素は空気中に最も多く存在する気体であるが, 衛生学的に特に問題となることは少ない. 産業保健上は潜函《せんかん》病の発生時に問題となる. 窒素酸化物 (NOx) は大気汚染物質として重要である.

2—空気の異常成分

(1) 一酸化炭素 (CO)

一酸化炭素は不完全燃焼時に大量に発生する有毒ガスである. 無色・無臭・可燃性で, 赤血球のヘモグロビンとの親和力が強い. その親和力は酸素に比べ約 250 倍である. したがって, 中毒時には組織の酸素欠乏 (内部窒息) が生じ, 致命的になることも少なくない. 一酸化炭素は脂肪組織や脳組織に蓄積されやすく, 酸素欠乏に弱い中枢神経系に中毒症状が強く現れやすい. 一酸化炭素はたばこの煙や自動車の排気ガス中にも含まれている.

(2) 浮遊粒子状物質 (粉塵)

浮遊粒子状物質は大気中に浮遊する粒径 10 μm 以下のものである. 粒径が大きく, 比重の重い物質は比較的早期に地上に落下するため, 人が吸引する可能性は低い. また比較的粒径の小さい物質も吸引後に体内にとどまる可能性が低い. 粒子径が 0.1～5 μm 前後の物質は吸入後に気管や肺胞に到達しやすいことから重要である. 健康影響として, じん肺症や病原体の伝播などが知られている. 近年, 粒径が 2.5 μm 以下の物質 (PM2.5, 微小粒子物質) による大気汚染が問題となっている.

表 3-2　温熱因子の主な測定器具

気温	アウグスト乾湿計，アスマン通風乾湿計，デジタル温湿度計
気湿	アウグスト乾湿計，アスマン通風乾湿計，デジタル温湿度計，毛髪湿度計
気流	風速計（ダインス風速計，ロビンソン風速計），カタ寒暖計
輻射熱	黒球寒暖計

PM2.5 は肺の奥まで入り込みやすいため，ぜん息や気管支炎を起こしやすいとされている（p.40 参照）.

2 温熱環境と健康

人は恒温動物であり，外部の温度環境の変化に対応しながら，体温を一定に保っている．恒温を保つうえで，代謝によって発生する熱と体外への放熱のバランスが大切となる．放熱は**輻射**，**伝導・対流**および**蒸発**によって行われるが，常温では約73%が皮膚からの輻射や伝導によって行われる．一般に気温が高くなるにつれて，輻射と伝導による放熱量は減少し，蒸発による放熱の割合が大きくなる．

人が適応・順応できる気温は，およそ 10～40℃の範囲と考えられている．人が感じる暑さ・寒さの空気側の要因（温熱因子）は，主に気温・気湿・気流・輻射熱であり，これらが相互に影響して温熱感を与えている．一方，身体側の要因として，活動量，着衣状態，栄養素摂取状況や個人差などがあげられる．**表 3-2** に温熱因子の主な測定器具を示している．

1—温熱因子

（1）気温

気温は温熱因子のうち，体温調節に最も大きく関係している．測定には水銀寒暖計やアルコール寒暖計などを用いるが，近年では気温，気湿，気流を同時に測定できるデジタル式測定器も市販されている．快適な気温は夏で 23～27℃，冬で 18～22℃である．冷暖房については，室温 29℃以上では冷房が必要，室温 19℃以下では暖房が必要とされるが，20～28℃では衣服などで調節するのが望ましい．

（2）気湿

気湿とは空気中に含まれる水蒸気の割合で，相対湿度と絶対湿度がある．一般には相対湿度が用いられるが，これは飽和水蒸気量に対する相対的割合を示す．絶対湿度は体積 1 立方メートルの空気中に含まれる水蒸気の量（グラム）である．相対湿度は乾球温度計と湿球温度計の示度の差から求める．

（3）気流

気流は空気の流れで，屋外では風速とよばれる．気流は体熱放散に関係し，気温が体温より低いほど，また気流（風速）が大きいほど熱放散も大きい．測定には各種風速計が用いられる．屋内の微気流はカタ寒暖計を用いて，カタ冷却力として表される．

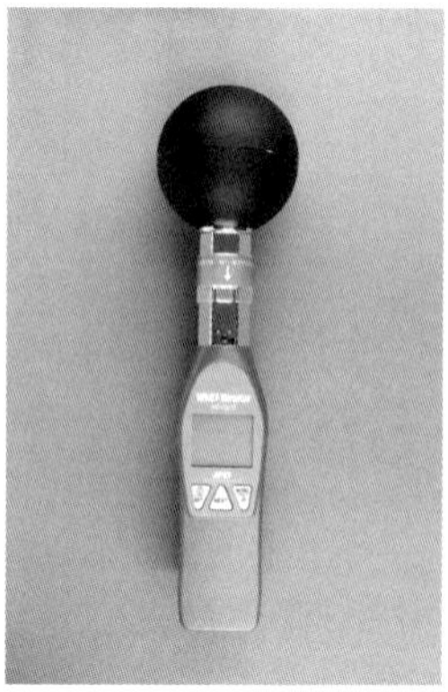

図 3-2　暑さ指数の測定器具

(4) 輻射熱

輻射熱の本体は赤外線が放出する熱エネルギーで，直射日光や高温熱源からの輻射熱は気温や気湿以上に人体に強い影響を与える．簡便な測定器具として黒球寒暖計がある．これは薄い銅製からなる中空の球体の表面をツヤ消しの黒色で塗り，寒暖計をその中心部に挿入した構造となっている．

(5) 温熱の総合指標

各種温熱因子の人体への影響はそれらが総合的に関与している．そこで，人体が感じる温熱感をより的確に表現する指標として，カタ冷却力，感覚温度，不快指数などの総合指標が考案されている．また，熱中症予防を目的とした**暑さ指数**も提案されている．暑さ指数は，気温，気湿および輻射熱から求めるが，簡易な測定器具も市販されている（**図 3-2**）．

2―カタ冷却力

カタ冷却力は測定場所の大気が人体を冷却する能力を示している．「カタ」はギリシャ語の「下がる」を意味する．測定には**カタ寒暖計**が用いられる．これは球部の大きいアルコール寒暖計で，100°F（38℃）から 95°F（35℃）まで下降する時間（秒）を測定し，カタ冷却力を求める．すなわち，人体の体温域における空気の冷却力を求めるもので，特に気流の影響を大きく受ける．

3―感覚温度（effective temperature，ET）

相対湿度 100%，無風の場合を基準とし，これと同じ温度感覚を与える温度を**感覚温度**という．感覚温度（ET）は気温，気湿，気流を加味した総合的な指標である．最大多数の人が爽快感を得る感覚温度の範囲を快感帯という．快感帯は人種，衣食住や季節などによって異なる．日本人では夏で ET 17.2～25.0℃，春秋で ET 16.7～22.2℃，冬で ET 17.8℃とされている．

4—不快指数

暑さによる不快度を表す指標であり，気温と気湿から求める．日本人では**不快指数**が 85 を超えると，ほぼ全員が不快に感じるといわれている．

5—異常温度環境と健康

（1）異常高温

体温調節の限界以上の高温下で生じる生体の急性障害を総称して**熱中症**という．熱中症には次の 3 型があるが，厳密な区別は難しい．熱中症の予防は頻繁な水分の補給と塩分の摂取である．

①熱痙攣《けいれん》

主症状は痛みを伴う骨格筋の強直性痙攣《ごうちょくせいけいれん》で，強度の発汗による脱水状態と塩分喪失が原因である．

②熱疲はい

循環する血液量の減少による循環器系の失調である．前駆症状として，めまい，脱力感，頭痛などがあり，虚脱状態になると意識の喪失が起こることもある．

③熱性発熱

突然の高温曝露《ばくろ》による発熱で，太陽光線の輻射によるものを一般に日射病という．急激な異常高温に中枢が適応できず，失調を起こすためとされており，虚弱者や小児に好発する．

（2）異常低温

寒冷曝露による健康障害には，凍死と凍傷がある．

①凍死

異常低温により熱放散が熱産生を上回ると，体温は下降し始める．直腸内温度が 35℃になると疲労，倦怠，思考力の減退，骨格筋の痙攣が起こる．26℃以下では昏睡状態となり，救出不能となる．

②凍傷

強い寒冷による局所障害で，四肢の先端部分に起きやすい．末梢の血流障害により，組織の壊死が起こる．はじめ寒冷感，疼痛があり，しだいに感覚は麻痺する．壊死が進行するとその部分が脱落することがある．発生には，寒冷の程度，持続時間，風，気温などが関与するが，個人差も大きい．

3 水と健康

1—水と生活

水は人体の体重量のおよそ 60～70%を占めており，生理作用に重要な役割を担っている．したがって，水は生命維持に必要不可欠な物質であり，一時にその 10%を失うと脱水症状を起こし，20%を失うと生命に危険が生じる．人体が 1 日に排泄する水分量は尿として 1～1.5 L，皮膚から 0.6～0.9 L，呼気から 0.3～0.4 L で，合計約 2～3 L となる．生命を維持するためには，体外に排泄された水分量と

表 3-3　水道法に定められた水質基準項目（抜粋）

項　目	基　準
一般細菌	1 mL の検水で形成される集落数が 100 以下
大腸菌	検出されないこと
カドミウム及びその化合物	カドミウムの量に関して，0.003 mg/L 以下
水銀及びその化合物	水銀の量に関して，0.0005 mg/L 以下
ヒ素及びその化合物	ヒ素の量に関して，0.01 mg/L 以下
亜硝酸態窒素	0.04 mg/L 以下
硝酸態窒素及び亜硝酸態窒素	10 mg/L 以下
フッ素及びその化合物	フッ素の量に関して，0.8 mg/L 以下
カルシウム，マグネシウム等（硬度）	300 mg/L 以下
有機物（全有機炭素（TOC）の量）	3 mg/L 以下
pH 値	5.8 以上 8.6 以下
味	異常でないこと
臭気	異常でないこと
色度	5 度以下
濁度	2 度以下

2020（令和 2）年 4 月 1 日現在

同量だけ補給する必要があり，これを**生理的必要水量**という．

また，人は体内に摂取する水以外に，日常生活（炊事，洗濯，入浴など），農業や産業の場でも大量の水を利用している．文化水準が高くなるほど水の需要は増大することから，しばしば水は文化のバロメータともいわれる．2019（令和元）年のわが国の 1 日 1 人平均使用水量は約 300 L であるが，工場や家庭などにおける節水への取り組みが進み，減少傾向にある．

2―水と感染症

病原性微生物に汚染された水を介して生じる感染症を**水系感染症**といい，赤痢，コレラ，腸チフスなどの消化器系感染症が多い．細菌のほかウイルス，寄生虫，原虫などによる流行もみられる．水系感染症の原因の 90%近くが公衆衛生や衛生学的に安全でない水の供給によるものと推定され，特に発展途上国の乳幼児に発生が多い．

水系流行の特徴は，①流行が爆発的である，②汚染水の給水地域と患者発生地域が一致する，③病原体に関する感受性の差を除けば，性，年齢，職業などに関係なく発生する，④致命率は一般に低く，二次感染も少ない，⑤季節に関係なく発生する，などである．

3―上水道

飲料水として用いる水道水は上水といわれ，安全で衛生的であることが要求される．水道水の水質基準は水道法で定められている（**表 3-3**）．わが国における上水の源（原水）は，大部分が河川をはじめとする地表水である．2020（令和 2）年度末の上水道普及率は 98.1%となっている．

（1）上水道の構成

原水は導水路により浄水施設に集められ，浄水操作が施されて上水がつくられる．上水は送水路を通じて配水施設に送られ，そこから配水（公有地内）と給水（私有地内）が行われる．

（2）浄水法

浄水場では沈殿，ろ過，消毒の順に浄水操作が行われる．

①沈殿法

沈殿法には普通沈殿法と薬品沈殿法がある．普通沈殿法では，水の流速を低下させ，浮遊物を自然に沈殿させる．薬品沈殿法では，薬品〔硫酸アルミニウム（硫酸バンド）など〕を使用して水中の微粒子を凝集させ（フロックの形成），沈殿を促進させる．

②ろ過法

沈殿に続くろ過では，砂，砂利，砕石からなるろ過槽が用いられる．上澄みに含まれる細菌の99%はろ過槽を通過することで除去される．普通沈殿法に続いて行われるろ過が緩速ろ過法で，ろ過速度は3〜5 m/日と遅く，効率も悪い．急速ろ過法は薬品沈殿法を併用したろ過法で，ろ過速度は100〜180 m/日と速く，また原水がかなり不純でも処理可能である．急速ろ過法は緩速ろ過法に比べろ過池の面積が少なくてすみ，寒冷地や都会に適していることから，ほとんどの都市で採用されている．しかし，薬品のコストが高いことから，経常費が高くなる欠点がある．

③消毒

浄水操作におけるろ過によってほとんどの細菌は除去されるが，より完全な消毒と配水中の再汚染防止のために，通常塩素（Cl_2）消毒が行われる．塩素注入量は，給水栓末端で遊離残留塩素が0.1 mg/L（ppm）以上（結合型残留塩素の場合は0.4 mg/L以上）を保つように加えられる．近年，水中の有機物（フミン質など）と塩素が反応してトリハロメタンが生成され，その変異原性や発がん性が問題になっている．その他の消毒法として，オゾンや紫外線を用いた殺菌，煮沸や細菌ろ過器を用いた殺菌などがある．

4—下水道

下水とは人の生活（家庭排水）あるいは事業に伴う排水（産業排水）および雨水をいう（下水道法）．下水を集め，浄化処理して河川等に放流する経路と付属施設を下水道という．下水道整備は年々進められており，その普及率は，2020（令和2）年度末で総人口比80.1%である．下水道普及率は地域格差があり，環境保全や感染症対策からもその解消が急務である．また，近年では大雨による浸水災害が増加しており，その対策としての下水道整備も重要となっている．

（1）下水処理法

下水処理法には自然的処理（放流，灌流など）と人工的処理があるが，わが国では大部分が終末処理場（浄化センター，水再生センター）において人工的に処理さ

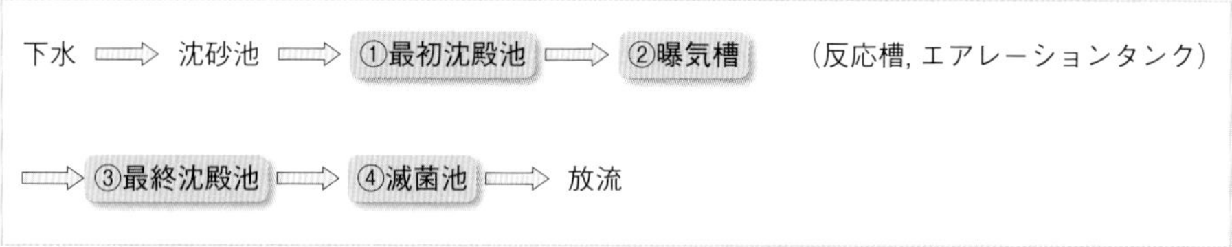

図 3-3　活性汚泥法の概略
①比重差を利用して，下水中の沈殿性有機物を分離・除去する．
②好気性微生物などの働きにより，下水中の有機物などの汚濁物質を処理する．
③曝気槽で処理された活性汚泥の分離を行い，澄んだ処理水にする．
④塩素等で処理水を滅菌する．

れ，衛生上無害なものにしている．人工的処理には非病原性微生物の働きを利用した生物学的浄化法が採用されている．

①嫌気性処理

嫌気性微生物の働きによって下水中の有機物を分解させる処理法である．アンモニア，メタンガス，硫化水素の発生により悪臭を放つ点や長時間を要するなどの欠点がある．

②好気性処理

わが国で最も普及している好気性処理は活性汚泥法（**図 3-3**）である．これは好気性微生物を大量に含んだ泥（活性汚泥）と下水を曝気槽《ばっきそう》で混ぜ，ここに空気に送り込んで攪拌する方法である．このとき，好気性微生物の働きで下水中の有機物は凝塊（フロック）となって容易に沈殿する．上清は清澄となり，塩素消毒後に河川等に放流される．沈殿物の一部は再利用され，残りは焼却後に廃棄物として処理されたり，肥料などに利用されている．しかし，活性汚泥法では窒素やリンなどが完全に除去されないため，放流先の河川の富栄養化が問題となっている．近年，富栄養化防止や下水処理水の再利用（工業用の雑用水など）を図るために，オゾン酸化やイオン交換などを用いた高度処理が行われるようになってきた．

（2）放流下水の水質基準

処理後に放流される下水の水質基準として，透視度，pH 値，**浮遊物質**（SS，suspended solid），**溶存酸素**（DO，dissolved oxygen），**生物学的酸素要求量**（BOD，biochemical oxygen demand），**化学的酸素要求量**（COD，chemical oxygen demand），有害物質，一般細菌群，大腸菌群などがある．

4 気象と健康

気温・気流などの温熱因子，日照，降雨量などの大気中の総合的な指標を気象という．それぞれの地域における長期にわたる気象現象の平均的な状態を気候という．

気象・気候は人間の健康に大きな影響を及ぼす．両者の関連を研究する学問が気象医学あるいは生《せい》気象学である．

1―気候帯と気候型

気候帯は熱帯，亜熱帯，温帯，寒帯に分けられる．熱帯は赤道を中心として南北両回帰線に挟まれた地帯で，年平均気温は 20℃以上である．高温多湿で日射量が多い．雨期と乾季がある．節足動物が媒介する感染性疾患が多発する．

亜熱帯は熱帯についで気温が高い地域を指すが，その定義は必ずしも一定でない．

温帯は年平均気温が 0〜20℃の地域で，四季があり比較的温和な気候である．感染性疾患も多い．

寒帯は年平均気温が 0℃以下あるいは最暖月の平均気温が 10℃以下の地域で，太陽光線に乏しく，樹木の生育も少ない．ほかの気候帯に比べて感染症の発生は明らかに少ないが，凍傷，神経痛，ビタミン欠乏などが多発する．

近年，地球温暖化により気候帯に変化がみられ，疾病分布も変わってきている．わが国のほとんどは温帯に属していて，四季の区別が明確である．また南北に長く，季節風や海流の影響を受ける島国であることから，地域によって複雑な気候を形成している．夏には消化器系疾患，冬にはインフルエンザなどの呼吸器系疾患が流行しやすい．

気候型は主にその地域の地理的条件によって定まる気候のタイプで，寒帯気候，温帯気候，熱帯気候，海洋気候，大陸気候，山岳気候，都市気候などがある．

2―気象病

気象の変化によって多発したり，症状が悪化することがある疾病を気象病という．気管支ぜんそく，脳卒中や狭心症の発作，リウマチ，腰痛，神経痛，うつ病，心筋梗塞などが知られている．そのメカニズムは十分に解明されていない．

5 医療施設の環境

医療施設には家庭や一般的な職場と異なり，健康に影響を及ぼすさまざまな要因が存在する．したがって，そこで労働に従事する者や患者の健康を守るうえで，施設の環境管理は重要となる．医療施設の一般的な環境管理として，水の衛生，清浄な空気の確保（換気の励行），温湿度の管理，薬品・化学物質等の厳重な保管などがあげられる．

また，医療施設はさまざまな病原性微生物が存在する可能性が高いことや易感染性者の存在も考慮する必要がある．**米国疾病管理予防センター（CDC）**は，「医療施設における環境感染管理のための CDC ガイドライン（2003 年）」を発刊しており，その中で①空気，②水，③環境の整備，④環境からの検体の採取，⑤洗濯とベッド，⑥医療施設における動物，⑦規制されている医療廃棄物の 7 つの勧告事項を示している．**表 3-4** にこれらの勧告事項の要点を示した．

表 3-4　CDC による医療施設における環境感染管理への勧告（要点）

項　目	主な勧告内容
空　気	空調システム，新築・改築・修理・取り壊し時の注意事項，手術のための感染管理
水	水系感染のコントロール，給水システム，透析用水・透析液，製氷器・水の管理
環境の整備	患者ケア区域の環境管理，こぼれた血液・人体物質の清掃，カーペット等の清掃，害虫駆除
環境からの検体の採取	空気中の汚染菌，水中の汚染菌，環境表面の汚染菌
洗濯とベッド	洗濯施設・機器，汚染洗濯物の日常的な対処，洗濯手順
医療施設における動物	動物との接触に関する一般的感染管理法，介助動物への対応，研究用動物
規制されている医療廃棄物	廃棄物のカテゴリー，廃棄プラン，取り扱い・輸送・保管，処理・処分

III 公害防止と環境保全

人間活動は自然環境や生態系にさまざまな影響を及ぼしている．その活動は時として環境悪化や生態系の破壊をもたらしてきた．特に 20 世紀に入ってからの急速な産業経済の発展や地域開発，さらには重化学工業化に伴うエネルギー消費の急激な増大は深刻な環境問題を引き起こしている．

その一方で，人間はその知識や技術を活用し，環境保全に努めている．わが国の環境保健行政は，環境省が中心となって推進しているが，近年，地球温暖化対策や環境大気汚染等地球規模の環境保全対策が大きな政策課題となっている．

1 公害と環境対策

公害（Public pollution, Pollution, Public nuisance）の概念は，イギリスが発祥の地で，公害によって個人あるいは不特定多数の人々の生活や健康が被害を受けたときには，法律によって救済しようとするものであった．

わが国では，明治時代の煙害による別子銅山鉱毒事件（愛媛県）や水質汚濁による足尾銅山鉱毒事件（栃木県）などがよく知られているが，公害が大きな社会問題となってきたのは 1960 年代に入ってからである．

2 わが国の主な公害行政

公害や環境汚染に対処するための最初の法律は，1967（昭和 42）年に制定された公害対策基本法である．同法に基づきさまざまな環境基準が設定された．1971（昭和 46）年には環境庁が設置され，1973（昭和 48）年に公害被害，特に健康被害の迅速かつ公正な保護と補償を目的とした公害健康被害補償法が制定された．同法で指定された疾病は，非特異的疾患として慢性気管支炎，気管支喘息，喘息性気管支炎，肺気腫の四種ならびにこれらの続発症，特異的疾病（指定汚染地域）として水俣病，イタイイタイ病，慢性砒素中毒症が指定されている．また，非特異的疾

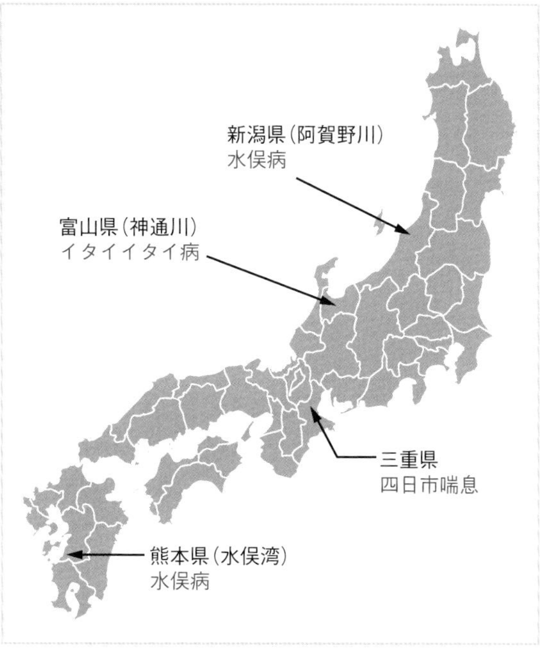

図 3-4　わが国の主な公害の発生場所

患が多発している地域を第一種地域，特異的疾患が多発している地域を第二種地域としてそれぞれ指定している．自然環境の保全を目的とした法律としては，自然環境保全法が 1972（昭和 47）年に制定された．環境庁は中央省庁再編に伴い，2001（平成 13）年に環境省となり，環境問題に加え，「廃棄物の処理及び清掃に関する法律」を所管することになった．同法の目的は第一条において「この法律は，廃棄物の排出を抑制し，及び廃棄物の適正な分別，保管，収集，運搬，再生，処分等の処理をし，並びに生活環境を清潔にすることにより，生活環境の保全及び公衆衛生の向上を図ることを目的とする」と示されている．1993（平成 5）年には，公害対策基本法と自然環境保全法が統合された形で，地球環境を視野に入れた法律として新たに環境基本法が制定された．環境基本法の基本理念は，①環境の恵沢の享受と継承等（第三条），②環境への負荷の少ない持続的発展が可能な社会の構築等（第四条），③国際的協調による地球環境保全の積極的推進（第五条），である．

3 公害の定義

環境基本法では公害の定義として以下のように示している（第二条の 3）．「この法律において「公害」とは，環境の保全上の支障のうち，事業活動その他の人の活動に伴って生ずる相当範囲にわたる大気の汚染，水質の汚濁（水質以外の水の状態又は水底の底質が悪化することを含む），土壌の汚染，騒音，振動，地盤の沈下（鉱物の掘採のための土地の掘削によるものを除く）及び悪臭によって，人の健康又は生活環境（人の生活に密接な関係のある財産並びに人の生活に密接な関係のある動植物及びその生育環境を含む）に係る被害が生ずることをいう」．

COLUMN **四日市喘息（1960 年頃～）**

三重県の四日市石油コンビナートの重油燃焼に伴って排出される硫黄酸化物（主に SO_2）や窒素酸化物などを多量に含んだ有毒ガスによる汚染が原因で，住民に気管支喘息や慢性気管支炎が多発した．被害者は幼児と 40 歳以上の中高年層に多く，現在までの認定患者数は 1000 人を超える．日本初の本格的な大気汚染訴訟となったが，住民側が全面勝訴した．その後，脱硫装置により改善が進んだ．

すなわち，法的には上記に示された 7 項目について，被害の発生が認められた場合に公害として扱われることになる．**図 3-4** (p.39) にわが国の主な公害の発生地域を示した．

4 わが国の典型公害

1—大気汚染と原因物質

大気汚染は，人工的にもたらされた汚染物質が大気に放出されて発生する．その結果，地域住民や生態系に大小さまざまな被害が生じている．大気汚染の主な原因は工業化と都市化である．大気汚染物質のうち，主に汚染源から直接大気に放出されるものを一次汚染物質とよび，硫黄酸化物，窒素酸化物，一酸化炭素，浮遊粒子状物質，降下煤塵《ばいじん》などがある．これに対して光化学オキシダントのように大気中で新たに生成された物質を二次汚染物質とよんでいる（**表 3-5**）.

表 3-5　主な大気汚染物質

物質	特徴・定義	基準値（大気汚染に係る環境基準）	主な発生源	健康影響
硫黄酸化物（SOx）	酸性雨の原因	SO_2：1 時間値の 1 日平均値が 0.04 ppm 以下であり，かつ，1 時間値が 0.1 ppm 以下であること	ボイラー，廃棄物焼却炉等における燃料や鉱石等の燃焼	慢性気管支炎，気管支喘息，閉塞性肺障害，肺気腫等
一酸化炭素（CO）	物質の不完全燃焼時に多く発生，無色・無臭	1 時間値の 1 日平均値が 10 ppm 以下であり，かつ，1 時間値の 8 時間平均値が 20 ppm 以下であること	自動車の排気ガス等	酸素欠乏に伴う影響，頭痛，めまい，不眠，記憶力低下，視覚異常等
窒素酸化物（NOx）	酸性雨の原因	NO_2：1 時間値の 1 日平均値が 0.04 ppm から 0.06 ppm までのゾーン内またはそれ以下であること	ボイラー，廃棄物焼却炉等における燃料や鉱石等の燃焼，合成，分解等	眼，上気道等の粘膜刺激症状，肺機能や運動機能の低下等
光化学オキシダント	紫外線が強く，気流が小さい気象条件で発生	1 時間値が 0.06 ppm 以下であること	SOx や NOx 等と太陽光線（紫外線）が反応して生成	粘膜の刺激，呼吸器への悪影響
浮遊粒子状物質	大気中に浮遊する粒径 10 μm 以下の物質	1 時間値の 1 日平均値が 0.10 mg/m^3 以下であり，かつ，1 時間値が 0.20 mg/m^3 以下であること	工場，事業場の煤煙中の煤塵，ディーゼル自動車の排出ガス等	肺・気管等に沈着して呼吸器に悪影響

2—水質汚濁

水質汚濁の原因は，各水域の浄化能力の限界を越える排水が公共用水域に流入することによる．わが国の主要河川の汚濁は，工場廃液，一般家庭の下水の不完全処理，船舶から排出される油などによってもたらされている．近年，人の健康にとって有害な物質はほぼ環境基準に達しているが，生活環境の保全に関する項目については，望ましい状況に達していない水域も数多く残されている．その原因として，生活排水を処理する下水道整備等が十分でないことがあげられる．水質汚濁の指標としては，BOD，COD，DO，SS，pH，水温，色度，濁度，透視度などが設定されている（p.36 参照）．

COLUMN

水俣病（水俣湾 1956（昭和 31）年，阿賀野川 1965（昭和 40）年）

①水俣湾沿岸（熊本県・鹿児島県）で初めて報告された．アセトアルデヒド工場から水俣湾に排出された微量のメチル水銀がプランクトン・こけ等に付着し，これらを魚介類が摂取することで生物濃縮が起きた．さらにこの魚介類を長期間にわたって人が摂取することにより（食物連鎖），くちびると手指のしびれ，異常歩行，視野狭窄などを特徴とする中枢神経障害（ハンター・ラッセル症候群）を発症した．母体にも影響を及ぼし，知的障害や胎児性水俣病も発生した．公式に国が有機水銀を原因と認めたのは 1968（昭和 43）年である．

②新潟県阿賀野川下流地域でも第二の水俣病が発生した．

現在までの認定患者（①+②）は 2,999 人（2022（令和 4）年 3 月）で，このうち生存しているのは 380 人である．

イタイイタイ病

富山県神通川に鉱山排水中に含まれていたカドミウムが流入し，この川の水を利用してつくられた米中にカドミウムが蓄積した．この米を長期間にわたって摂取した住民にカドミウムの慢性中毒が発生した．腎障害，骨軟化症，骨折などによる激痛が典型症状である．現在までの認定患者は 200 人である（2022 年 3 月）．

慢性砒素中毒

大気汚染と水質汚濁の混合による公害として，以下の 2 つの鉱山で発生した慢性砒素中毒が知られている．ともに，鉱山から排出された亜ヒ酸の大気汚染（ばい煙）と水質汚濁が原因である．皮膚障害（皮膚がん，色素沈着，角化症），視力障害，末梢神経障害が発症した．

①宮崎県土呂久鉱山の慢性砒素中毒（1970 年代）：認定患者：215 人（2020（令和 2）年 3 月）

②島根県笹が谷鉱山の慢性砒素中毒，認定患者：21 人（2022 年 3 月）

最近では，茨城県神栖町（2003（平成 15）年）で井戸水中から環境基準（0.01 mg/L）の 450 倍濃度の有機砒素が検出された．その井戸水利用者の毛髪からも高濃度の砒素が検出されたが，現時点で明らかな健康被害の報告はない．

5 地球環境の変化と健康影響

現在，地球規模で環境汚染や生態系の破壊が進んでおり，地球環境保全のための国際的な枠組みづくりを目的とした取り組みが進んでいる．地球環境の変化をもたらしている主要な原因は，先進国においては経済活動水準の高度化，開発途上国においては貧困，人口の急増・都市集中などがあげられる．

1―国際的な取り組み

1992（平成 4）年に環境と開発に関する国際連合会議（UNCED/いわゆる地球サミット）がブラジルで開催され，これからの地球環境保全のための国際的な枠組みづくりをめざして，人と国家の行動原則である「環境と開発に関するリオ宣言」および，その行動計画である「アジェンダ 21」が採択された．地球サミット参加国は地球環境保全のためにさまざまな取り組みを行うこととなり，地球温暖化対策のための気候変動枠組み条約と生物多様性条約の署名が行われた．

2008（平成 20）年のヨハネスブルグサミット（南アフリカ）において「持続可能な開発に関するヨハネスブルグ宣言」と「実施計画」が採択された．

地球サミットがスタートして 10 年経過した 2012（平成 24）年には，国連持続可能な開発会議（リオ＋20）がブラジルで開催された．同会議で合意された成果文書「我々の求める未来」には，グリーン経済は持続可能な開発を達成するうえで重要なツールであること，都市や防災をはじめとする 26 の分野別取り組みについての合意，持続可能な開発に関するハイレベル・フォーラムの創設等が盛り込まれている．

2―地球温暖化対策

地球温暖化の原因は，人間活動に伴う**温室効果ガス**とよばれる二酸化炭素，メタン，一酸化二窒素，**フロン**などの排出の増大である．気候変動に関する政府間パネル（IPCC：Intergovernmental Panel on Climate Change）が 2013（平成 25）から 2014（平成 25）年に公表した第 5 次評価報告書によると，1986～2005 年平均に対する 2081～2100 年の世界平均地上気温の上昇量は 0.3～4.8℃，世界平均海面水位の上昇は 26～82 cm の範囲に入る可能性が高いとされている．これらの現象は豪雨，渇水などの異常気候現象の増加，生態系へのさまざまな影響を予想させるものである．主なものとして，①植生や水資源，食糧生活への影響，②熱波，マラリアなどの動物媒介性感染症の分布域の拡大，③浸水被害の増加，などがあげられる．そしてこれらの影響は開発途上国において大きくなることが推測される．

地球温暖化対策としては，1997（平成 9）年に開催された気候変動に関する国際連合枠組条約第 3 回締結国会議（地球温暖化防止京都会議：COP3）において採択された京都議定書がある．この議定書では，先進国の温室効果ガスの排出量の削減目標などが定められ，2004（平成 16）年にロシアが批准したことにより 2005

(平成 17) 年 2 月に発効となった．これを受けてわが国では地球温暖化対策推進法が完全施行された．わが国の温室効果ガス削減目標については，エネルギー政策の検討と併せて今後，検討・見直しが行われていくことになる．京都議定書以来 18 年ぶりの温室効果ガス削減等に関する新たな法的文書として，2015（平成 27）年の第 21 回締結会議（COP21，フランス・パリ）においてパリ協定が採択された．この協定では「世界的な平均気温上昇を産業革命以前に比べて 2℃より十分低く保つとともに，1.5℃に抑える努力を追求すること」や「今世紀後半の温室効果ガスの人為的な排出と吸収の均衡」が掲げられている．

3―酸性雨対策

酸性雨は石炭や石油などの化石燃料の燃焼に伴って発生する硫黄酸化物と窒素酸化物が大気中で雨水に溶け込んで生じる pH 5.6 以下の雨である．わが国では全国的なモニタリングが実施されているが，欧米と同様に酸性雨が持続的に観測されている．

酸性雨の影響は原因物質の発生源から数千キロメートルも離れた地域にも及ぶことがある．酸性雨の生態系への影響として，①湖沼，河川の酸性化による生息生物への影響，②森林への影響，③土壌の酸性化による有害金属類の溶出，④建物への影響，などが知られている．酸性雨の影響は現時点では明確になっていないものもあり，将来的には顕在化することが危惧されている．

酸性雨対策としては，大気汚染条約やモニタリングネットワークなどを通した原因ガスの継続的な排出削減や薬剤等による中性化などがあげられる．

4―砂漠化対策

国連環境計画の調査によると，現在，地球上の全陸地の約 1/4（約 36 ヘクタール）で砂漠化が進行している．これは耕作可能な耕地の約 70%に該当し，世界人口の 1/6 がその影響を受けているとされている．砂漠化は気候上の変動，薪炭材の過剰採取，家畜の過放牧，過耕作などによりもたらされ，人為的な要因がほとんどである．砂漠化は土地の質の低下を招き，生態系に直接的な影響を及ぼしている．食糧供給の減少は飢餓者や難民の増加をもたらしている．

国際的な対策として，1994（平成 6）年に砂漠化対処条約（86 カ国）が締結された．先進国による開発途上国への指導も重要となる．

5―オゾン層の保護対策

成層圏（地上 20～40 km）に存在するオゾン層は，太陽光線のうち有害な作用をもつ紫外線（波長 290 nm 以下）を吸収し，地表の動植物を保護している．現在，成層圏オゾン層の破壊が明らかにされており，これに伴う有害紫外線の地球到達量が増加している．オゾン層を破壊する物質として，フロン，特定ハロン，四塩化炭素，トリクロロエチレン (メチルクロロホルム) があげられている．なかでも，フロンによる影響は最も大きい.

大気中に放出されたフロンは，紫外線によって分解されて塩素原子を遊離する．遊離塩素はオゾンを分解し，オゾン層に吸収されていた有害紫外線（特に280～315 nm のUV-B）の地表への到達量を増加させる.

フロンはその優れた物理化学的性質から，発泡スチロールの溶剤，冷蔵庫，自動車，スプレーなど，さまざまな用途に用いられてきた．しかし，国際的に協調してオゾン層保護対策を推進するため，1985（昭和60）年に「オゾン層保護のためのウィーン条約」が，1987（昭和62）年に「オゾン層を破壊する物質に関するモントリオール議定書」が採択され，フロンなどのオゾン層破壊物質の生産量と消費量の段階的な削減などを行うこととなった．わが国では1998（平成10）年に「特定物質の規制等によるオゾン層の保護に関する法律（**オゾン層保護法**）」が公布され，オゾン層を破壊する物質の製造などの規制や排出の抑制，使用の合理化に関する措置を講じることが定められた．2001（平成13）年には「特定製品に係るフロン類の回収及び破壊の実施の確保等に関する法律（フロン回収・破壊法）」が公布された．その後，2005（平成17）年の「**自動車リサイクル法**」と「**家電リサイクル法**」において，それぞれに関連するフロンの回収等について義務づけがなされた.

オゾン層破壊による人体影響としては，皮膚がんの増加が示されており，その他に免疫機能の低下，染色体異常・遺伝子変化などの突然変異の増加なども危惧されている．現在，代替フロンやノンフロン化等が検討，推進されている.

Ⅳ 廃棄物処理

廃棄物の処理には投棄法，埋立法，焼却法が採用されていたが，経済社会活動の拡大に伴い，排出量の増大や多様化が進み，従来の処理方法では対応が難しくなってきた．さらに廃棄物による環境汚染がもたらされるようになり，生態系や人の健康にも影響を及ぼすようになってきた.

現在，わが国の廃棄物処理は，「廃棄物の処理及び清掃に関する法律（**廃棄物処理法**）」に基づき実施されており，処理体系の整備，生活環境の保全と公衆衛生の向上がはかられている．廃棄物処理法は，廃棄物を一般廃棄物と産業廃棄物に区分し，一般廃棄物の処理責任は市町村，産業廃棄物の処理責任は排出事業者にあることを明確にしている.

1 廃棄物の定義と分類

廃棄物処理法による廃棄物の定義は「ごみ，粗大ごみ，燃えがら，汚泥，し尿，廃油，廃酸，廃アルカリ，動物の死体，その他の汚物または不要物であって，固形状または液状のもの（放射性物質およびこれによって汚染された物を除く）」となっている．同法により，廃棄物は**一般廃棄物**（産業廃棄物以外のもの）と**産業廃棄物**に区別される．歯科医療施設から排出される主な廃棄物を示す（**表 3-6**）.

表 3-6　歯科医療施設から排出される主な廃棄物

一般廃棄物		産業廃棄物	
特別管理一般廃棄物（感染性廃棄物）	その他の事業系一般廃棄物	特別管理産業廃棄物（感染性産業廃棄物）	その他の産業廃棄物
血液付着物（ガーゼ，脱脂綿など）	血液非付着物（ガーゼ，脱脂綿など）	使用済み注射針，血液付着物（プラスチック類，ガラス類，ゴム手袋など）	石膏模型，印象材，エックス線写真定着液・現像液，有機溶剤など

1—一般廃棄物

一般廃棄物は家庭や事務所などから排出されるごみで，廃棄物処理法に定義された産業廃棄物に該当しないものは，すべて一般廃棄物になる．さらに家庭系一般廃棄物と事業系一般廃棄物とに分類される．処理責任を有する市町村では，可能なかぎりごみの資源化や再利用をはかり，残りを焼却や埋立などで衛生的に処理する方法をとっている．

2020（令和 2）年度のごみ総排出量は年間 4,167 万トンで，1 人 1 日当たりの排出量は 901 g であった．ごみの処理方法は，資源化，焼却などの中間処理，直接資源化，直接最終処分に大別できる．2020 年度に市町村が収集したごみの処理法は，中間処理と直接資源化されたものが全体の 99.1%を占めた．また同年におけるごみのリサイクル率は 20.0%で，横ばいの傾向にある．

2—産業廃棄物

産業廃棄物は事業活動に伴って排出される廃棄物のうち，燃え殻，汚泥，廃油，廃酸，廃アルカリ，廃プラスチック類，その他 14 種の合計 20 種類の廃棄物と輸入された廃棄物（航行廃棄物及び携行廃棄物を除く）をいう．排出者が自ら処理しない場合は，産業廃棄物処理業者に委託することもできる．

2019（令和元）年度の産業廃棄物の総排出量は 3 億 8,596 万トンで，種類ごとの割合をみると，汚泥が 44.3%で最も多く，ついで動物のふん尿 20.9%，がれき類 15.3%の順であった．同年の処理・処分状況は，総排出量の 19.7%に当たる量の産業廃棄物が中間処理を経ずに直接再利用され，1.2%が排出されたままの性状で直接最終処分されている．直接最終処分された廃棄物は，燃えがら（22.6%）が最も多く，次いでゴムくず（18.3%），ガラスくず，コンクリートくずおよび陶磁器くず（15.8%）の順であった．

3—特別管理廃棄物

一般廃棄物と産業廃棄物のうち，爆発性，毒性，感染性など，人の健康または生活環境に被害を生じるおそれのある廃棄物を**特別管理一般廃棄物**と**特別管理産業廃棄物**として区分し，これらの適正処理を確保するため，廃棄物が排出された時点から，分別，保管，収集，運搬，処分について，通常の廃棄物より厳しい特別な規制を行っている．また，廃ポリ塩化ビフェニル，ポリ塩化ビフェニル汚染物，廃石綿，ばい塵などは特定有害産業廃棄物とよばれる．

4—医療廃棄物

医療廃棄物とは，医療機関などで医療行為に関係して排出される廃棄物のことを指す．廃棄物処理法上の区分では「**感染性廃棄物**」といい，「特別管理廃棄物」に区分される．したがって，法律的には医療廃棄物という区分は存在しない．また排出される内容物により「感染性一般廃棄物」と「感染性産業廃棄物」に分けられている．これらは感染症の汚染源となる可能性があるため，適切に処分する必要がある．また感染症患者の療養の際に出る生活廃棄物（在宅中の各種廃棄物）の中にも，病原体によって汚染されている物が含まれるため，これらも医療廃棄物に準じ適切に処分がなされることが望ましい．厚生労働省では，感染性廃棄物を入れた容器には，バイオハザードマークを添付することを奨励している．バイオハザードマークは廃棄物の種類によって 3 種類定められている．

（1）感染性一般廃棄物

感染性一般廃棄物とは，医療機関等から排出される一般廃棄物のうち，血液等の付着した包帯・脱脂綿・ガーゼ・紙くずなどに感染性病原体を含む，または付着しているおそれのあるものをいう．

（2）感染性産業廃棄物

感染性産業廃棄物とは，医療機関等から排出される産業廃棄物のうち，感染性病原体が含む，または付着しているおそれのあるものをいう．汚泥（凝固した血液など），廃油（アルコールなど），廃酸（X 線写真定着液など），廃アルカリ（凝固していない血液など），廃プラ（合成樹脂の器具など），ゴム（ディスポーザブル手袋など），金属（注射針など），ガラス（アンプルなど）などが該当する．

2 廃棄物の処理法

現在行われている廃棄物の処理法は，資源化や焼却などの中間処理，直接資源化，直接最終処分に大別される．

3 廃棄物処理の問題点

廃棄物処理の問題点として，次の項目があげられる．

① 生活環境の保全と公衆衛生の向上（廃棄物処理法の目的）
② 廃棄物の多様化による適正処理の困難化
③ 廃棄物処理施設，産業廃棄物の不法投棄（2021（令和 3）年度 139 件，5.1 万トン）
④ リサイクルの推進

4 リサイクル法

わが国では，資源，廃棄物などの分別回収・再資源化・再利用を推進する目的で各種リサイクルに関する法律が定められている．

(1) 容器包装リサイクル法

瓶・缶・包装紙・ペットボトルなどの分別回収や再資源化の促進について定めた法律である．消費者の分別排出，市町村の分別収集，事業者の再商品化などがはかられている．

(2) 家電リサイクル法

家電製品に含まれる金属・ガラス類の再利用，廃家電４品目（エアコン，テレビ，電気冷蔵庫・冷凍庫，電気洗濯機・衣類乾燥機）について，消費者による適正排出の実施，小売業者による消費者からの引き取り，製造業者などによる指定引取場所における引き取り，リサイクル施設による再商品化の義務づけ等を定めている．

(3) 建設リサイクル法

建設工事から発生する建設廃棄物（コンクリート，鉄，木材など）の再資源化の促進が定められている．

(4) 食品リサイクル法

売れ残った食品や食べ残した食品を飼料や肥料の原材料化等の促進が定められている．

(5) 自動車リサイクル法

使用済み自動車のリサイクル，適正処理等の促進が定められている．

(6) 小型家電リサイクル法

使用済み小型電子機器等の再資源化の促進が定められている．

4章

HYGIENE & PUBLIC HEALTH

疫　学

INTRODUCTION

　疫学は，1854 年にジョン・スノーがロンドンで起きたコレラの集団感染の原因を追跡したことを端緒として，現代では感染症をはじめとするさまざまな健康に関連する事象の頻度や分布に関する要因の解明，対策の構築に欠かせない学問領域となっている．本章では，疫学研究によく用いられる手法を概説するとともに，医療を行ううえで必須の手法である「根拠に基づいた医療（EBM）」についても概説し，疫学との関連を学ぶ．

I 疫学の定義および概要

1 疫学とは

疫学はEpidemiologyの訳語で，ギリシャ語で「上」を意味するepi，「人々」を意味するdemo，「学問」を意味するlogosが組み合わさった言葉で，人々の上に降りかかるものについての学問を意味する．人類の歴史上，人々に降りかかる「災厄」は感染症であり，「疫」という漢字は「はやりやまい」つまり感染症を意味する．疫学の初期は，感染症の原因を解明し，その予防法を発見することを目的とする調査手法だったが，20世紀後半になると，特に中所得国以上では生活習慣病など慢性の非感染性疾患にも応用されるようになった．現在では，健康に関連する問題に対して有効な学問としてさまざまな手法が開発されている．

日本疫学会は，疫学を，「明確に規定された人間集団の中で出現する健康関連のいろいろな事象の頻度と分布およびそれらに影響を与える要因を明らかにして，健康関連の諸問題に対する有効な対策樹立に役立てるための科学」と定義している．この定義中の各用語の具体的な内容を**表4-1**に示す．

2 根拠に基づいた医療（EBM）

根拠に基づいた医療（Evidence-based medicine：**EBM**）とは，1991（平成3）年マクスター大学（カナダ）のG. H. Guyattが提唱し，同大学のD. Sackett，P. Tugwellらが整理した概念で，「最善の根拠（エビデンス）」に基づき，「臨床家の専門技能」と「患者の意向・価値観」を考え併せて，より良い医療を実践するための手段である．EBMは単に最新の知見や臨床マニュアルを患者に応用することではなく，患者自身が治療法を決定するに際して，臨床医が最善のケアを提供するための解決手段であり，その目的は患者中心の医療である．EBMでいうエビデンスは，ヒト（多くは患者）を対象として臨床的転帰（治癒や死亡などのアウトカム）や臨床的検査に関する研究結果に限定する．このため薬の効果や検査精度に関する動物実験や実験研究の結果はエビデンスに含まない．

表4-1　疫学の定義で示されている用語の具体的内容

用語	具体的内容
人間集団	地域住民，学校，事業場，特定の年齢集団
健康関連の事象	疾病，死因，保健行動，行動変容，環境
頻度	疾病の発現率，発病までの時間，発病の回数
分布	疾病を有する人々の属性，階層，地域ごとの分布
要因	環境要因（生物的，化学的，物理的，社会的），遺伝要因

表 4-2　PICO を用いたクリニカルクエスチョンの定式化

PICO		説明	例
P：Patient	患者	どんな患者が	10 歳の女児が
I：Intervention (E：Exposure)	介入 (曝露)	ある治療・予防・検査を行うのは	フッ化物洗口すると
C：Comparison	比較	別の治療・予防・検査と比べて	フッ化物洗口しないのと比べて
O：Outcome	アウトカム	どうなるか	う蝕を予防できるか

表 4-3　クリニカルクエスチョンのカテゴリーと研究デザイン

カテゴリー	説明	最適な研究デザイン
病因	疾患の原因，リスク因子	コホート研究，症例対照研究
頻度	ある疾患の有病率，罹患率	横断研究
診断	鑑別診断，検査特性	横断研究
予後	生存期間，合併症のリスク	コホート研究
治療・予防	治療・予防方法の効果	ランダム化比較試験
害	治療による副反応	ランダム化比較試験，コホート研究，症例対照研究

EBM の手順は 5 つのステップを踏んで実践する．

ステップ 1：臨床的問題（クリニカルクエスチョン）の定式化

目の前の患者から生じた疑問（クリニカルクエスチョン）をわかりやすく整理するため，PICO を用いて問題の定式化を行う（**表 4-2**）．クリニカルクエスチョンはいくつかのカテゴリーに分類することができる（**表 4-3**）．

ステップ 2：情報収集

最適なエビデンスを検索する．情報源は，教科書，研究論文や専門学会が作成した診療マニュアルなどがある．クリニカルクエスチョンのカテゴリーにあった研究デザインを検索する．

ステップ 3：情報の批判的吟味

研究デザインの信頼性や研究結果の妥当性（内的妥当性）を吟味する．

ステップ 4：情報の患者への適用

目の前の患者に，得た情報を適用する．その際，得た情報元の患者集団と目の前の患者の状態がどの程度似ているか検討する（外的妥当性）．

ステップ 5：臨床判断の評価・改善

実践した治療方法の結果を評価して，ステップ 1〜4 にフィードバックして改善すべき点を検討する．

エビデンスには研究デザインの種類によって信頼性の高いものと低いものがある（**表 4-4**）．信頼性の高低を水準とよび，研究の結論の強さで順位づけられる．

表 4-4　研究デザインの種類と水準

水準		研究デザイン
高	Ⅰ	システマティックレビュー，ランダム化比較試験のメタアナリシス
	Ⅱ	1 つ以上のランダム化比較試験による研究
↑	Ⅲ	非ランダム化比較試験による研究
	Ⅳa	分析疫学的研究（コホート研究）
↓	Ⅳb	分析疫学的研究（症例対照研究，横断研究）
	Ⅴ	記述研究（症例報告やケース・シリーズ）
低	Ⅵ	患者データに基づかない，専門委員会や専門家個人の意見

システマティックレビュー/ランダム化比較試験（RCT）のメタアナリシスが最も信頼性が高い．メタアナリシスとは，複数の研究を統合して統計解析を行う手法であることから，統合された研究の質や，統合する論文の選択方法によっては信頼性が高くない場合があり，留意が必要である．

Ⅱ　疾病，異常（健康障害）の発生要因

1 疾病の発生，流行状態を表す指標

有病率は，ある一時点において疾病を有している者の割合である．

$$\text{有病率}=\frac{\text{集団のある一時点における疾病を有する者の数}}{\text{集団内の調査対象者の総数}}$$

高血圧などの慢性疾患の場合，患者が累積するため高くなりやすく，致死率の高い感染症などの急性疾患では患者の多くは死亡するため有病率は低くなりやすい．

罹患率は一定期間に新しく疾病や健康障害が発生した者の割合である．

$$\text{罹患率}=\frac{\text{一定の観察期間中に新しく発症した者}}{\text{観察集団の総数}}$$

有病率，罹患率ともに，分母は，その疾患に罹患する可能性のある者の総数であり，たとえば子宮がんなど女性だけが罹る病気では，男性は調査対象とならないため，分母は女性の総数となる．

Ⅲ　疫学の方法論

1 観察研究

1―記述疫学

疾病や健康障害の分布と頻度を人，場所，時間別に記載して，発生原因に関する仮説を立てるのに用いられる．

1）症例報告（case report）

患者の疾患の症状，兆候，診断，治療，経過観察などに関して記述する．

2）症例シリーズ（case series）

同様の症例を複数まとめて報告する．

2―分析疫学

1）生態学的研究（地域相関研究，ecological study）

他の研究が個人を単位としているのに対して，市町村などの集団を単位として，異なる地域に共通する傾向があるか検討する．または1つの地域での経時的傾向を調べる（例：市町村ごとの小児のう蝕有病率の比較）．

2）断面研究（横断研究，cross-sectional study）

ある一時点における疾患の有無と要因の相関関係を評価する．一時点で評価するため，罹患率ではなく有病率を用いる（例：ある月のう蝕有病率とフッ化物塗布の経験の有無との関連）．

3）縦断研究（longitudinal study）

（1）症例対照研究（case-control study）

現時点での患者（症例）とその疾患を持っていない者（対照）の2群に分け，この2群に関して過去にさかのぼり，仮説で設定した**曝露要因**に曝露した者の比率を2群間で比較する（**図4-1**）．**オッズ比**から因果関係の推定が可能であり，稀な疾患の研究に適している．オッズとは，元々はギャンブルの見込みや勝算を表す方法として用いられてきた統計手法で，現象が起きる確率pと，起きない確率1−pの比（p/1−p）のことである．つまりオッズ比とは，曝露の有無による症例が起こる確率と起きない確率の比を示す．

（2）コホート研究（cohort study）

コホートとは，ローマの軍隊の単位の意味が転じて，共通の性質をもつ集団をいう．仮説で設定した曝露要因に「曝露した群」と「曝露していない群」を追跡し，曝露の有無が将来の発症率や死亡率に与える影響を分析する．症例対照研究がオッズ比を求めるのに対して，コホート研究はリスク（危険度）を求め，**相対危険度**，**寄与危険度**を算定できる（**図4-2**）．リスクとは，追跡した群全体の中で発症者が

		症例 例：肺がん患者	対照 例：肺がんのない者
曝露 例：喫煙	有	A	B
	無	C	D

$$オッズ比 = \frac{A \ / \ C}{B \ / \ D} = \frac{A \times D}{B \times C}$$

図4-1　症例対象研究で得られる結果とオッズ比の算出方法

	発症 あり	発症 なし
曝露群	A	B
非曝露群	C	D

$$曝露群の発症率 = \frac{A}{A + B}$$

$$非曝露群の発症率 = \frac{C}{C + D}$$

相対危険度 ＝ 曝露群の発症率 ÷ 非曝露群の発症率
寄与危険度 ＝ 曝露群の発症率 － 非曝露群の発症率
寄与危険割合 ＝ 寄与危険度 ÷ 曝露群の発症率

図 4-2　相対危険度および寄与危険度の算出方法

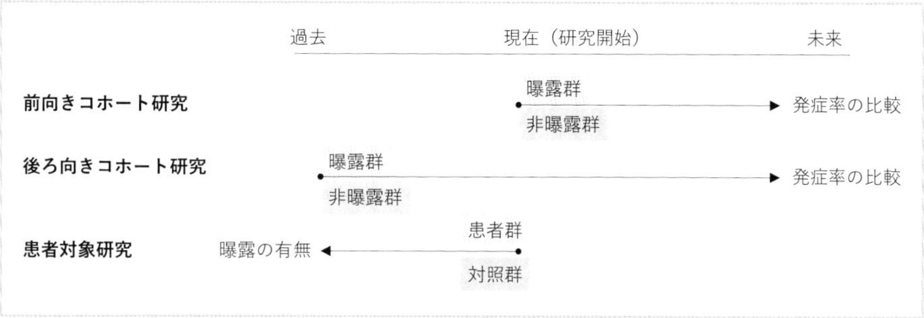

図 4-3　縦断研究の時間的な流れ（矢印の向きは調査の方向を示す）

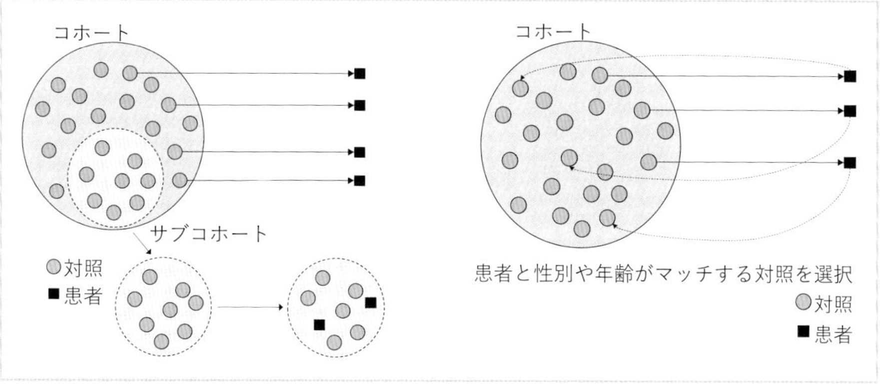

図 4-4　ケースコホート研究とコホート内症例対照研究における対照の選択方法

占める割合のことであり，分母は各群の総数となる．現時点の曝露の条件で 2 群に分けるのが**前向きコホート研究**で，曝露の条件を過去に求めて 2 群に分けるのが**後ろ向きコホート研究**である（**図 4-3**）．**因果関係**の推定を目的とする．

(3) ケースコホート研究（case cohort study）

コホート研究の中で症例対照研究を行う方法．患者発生前にコホート全体から抽出したサブコホートを設定し，対照はこのサブコホート内に設定する（**図 4-4 左**）．

(4) コホート内症例対照研究（nested case control study）

コホート研究の中で症例対照研究を行う方法．追跡中に発症した患者に対し，その患者に年齢や性別をマッチさせた対照をコホート内から選択する（**図 4-4 右**）．

2 介入研究（実験疫学）

分析疫学によって疾病との因果関係が推定された曝露要因について，研究者の人為的操作により（実験的に），ある集団に曝露要因を曝露させ（**介入**），介入群と対照群を一定期間観察し，2 群間の疾病の増減の差を確認する研究方法である．明らかに健康被害を及ぼす可能性の高い要因をヒトに曝露させることは倫理的に問題があるため，介入は危険因子の除去（例：う蝕における発酵性糖質の摂取の中止）もしくは予防因子の適用（例：う蝕における代用糖の摂取）により行う．

1─ランダム化比較試験（無作為割付臨床試験，randomized clinical trial：RCT）

介入群と対照群を分ける際に無作為に分ける研究手法をいう．無作為に割り付けることで両群間の性質に差がなくなる見込みがあるため，解析の際，介入以外の条件を考慮する必要がなくなり，質の高いエビデンスを得ることができる．ランダム化の方法として乱数表を用いるのが一般的である．

2─交叉試験（クロスオーバー試験，crossover test）

対象を介入群，対象群の 2 群に分けて介入を行った後，いったん介入を中止し，次に介入群と対象群を交代して再度経過を追跡して比較する研究方法をいう．

3─前後比較試験（controlled before-after study）

個人または集団を対象に，介入前後で観察した結果を比較する方法をいう．対照群はおかないためバイアスを除去できず，得られるエビデンスの水準は低い．（例：代用糖を一定期間摂取した者における摂取前後のう歯数の変化）

4─シングルケースデザイン（single case study）

同一の対象者に介入する時期と介入しない時期を設定し，前後を比較することで介入の効果を確認する研究方法である（**図 4-5**）．解析する際，ベースライン期を対照群，処遇期を介入群として扱う（例：普通の食事をとる期間（ベースライン期）の前後でう歯数の変化を観察した後，次に代用糖を用いた食事をとる期間（処遇期）の前後のう歯数の変化を観察し，ベースライン期と処遇期を比較する．）．

3 データ統合型研究

1─系統的文献レビュー（システマティックレビュー，systematic review）

特定のクリニカルクエスチョンに関連した文献を検索するための検索語を設定して，別々に研究した類似の内容の文献を選び，評価，統合する研究手法のこと．

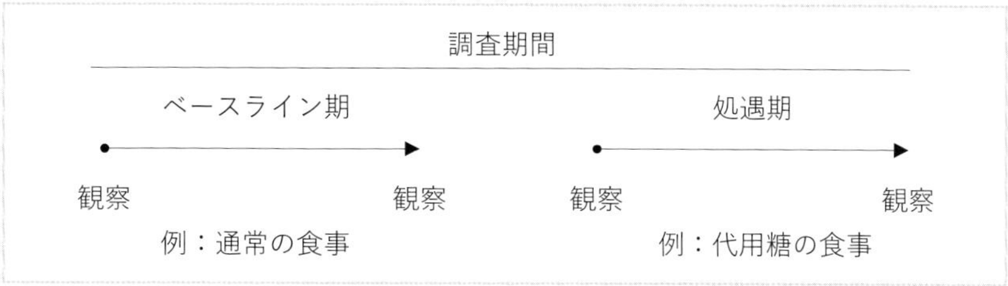

図 4-5　シングルケースデザイン

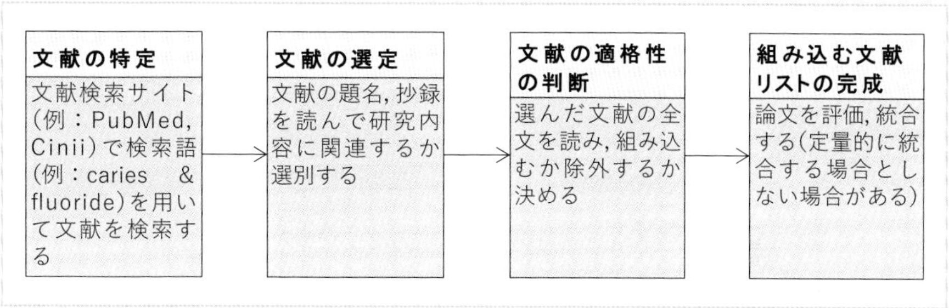

図 4-6　システマティックレビューの手順

統合するにあたり，定量的統合（メタアナリシス）を行う場合と行わない場合がある（**図 4-6**）.

2―メタアナリシス（meta-analysis）

システマティックレビューの一種で，研究を統合する際，統計手法を用いて定量的に統合する研究方法

3―ナラティブレビュー（narrative review）

従来の総説や解説に相当する．検索語や文献の選択基準は設定しないことが多い.

4―スコーピングレビュー（scoping review）

ナラティブレビューとシステマティックレビューの中間的な性質をもつ．ある研究分野の範囲をまとめ，その研究分野で今後解決すべき研究課題を考察する.

Ⅳ 因果関係の判断基準

ある要因と特定の疾患の発症との関連（因果性）を評価する方法として，Hill が提唱した判定基準がよく用いられる（**表 4-5**）.

表 4-5　Hill の因果性の判定基準

判定基準	内容
関連の強固性	要因への曝露が発症と強く関連すること.
関連の一貫性	異なる地域・集団・時間でも関連が繰り返し一貫して認められること.
時間的関係	要因への曝露が発症より先行していること.
生物学的用量反応勾配	要因の曝露量（時間，量）によって罹患率が変化すること.
特異性	要因に曝露すると発症する，逆に，要因に曝露しないと発症しないといった要因と発症に特定の関連があること.
生物学的妥当性	要因と発症の関連性を支持するために生物学的に説明しうること.
整合性	要因と発症の関連が，現時点の医学的・生物学的知識と矛盾していないこと.
実験的証拠	要因と発症の関連を支持する実験的な研究結果があること.
類似性	要因と発症の関連とよく似た，他の因果関係があること.

V 疾病のスクリーニング検査

スクリーニング検査は，症状の有無を問わず，既存の試験・検査方法を用いて疾病や異常を特定する手段である．スクリーニング検査は簡便で少ない情報しか得られないため，スクリーニング検査の結果だけでは確定診断できない．検査の判定基準により集団を健常者，要精密検査者，要治療者にふるい分けることができる．

1 スクリーニング検査の基準

WHO は 1968（昭和 43）年にスクリーニング検査が備える要件について，10 項目の Wilson–Jungner 基準を示した．

1. 検診の対象となる疾患（状態）は重大な健康上の問題である．
2. 疾患が見つかった患者に対する治療法がある．
3. 診断と治療のために利用できる施設がある．
4. 識別可能な潜伏期や早期症状を呈する時期がある．
5. 適切な検査や診察法がある．
6. 検査は一般に受け入れられる方法である．
7. 潜伏期から発症までを含む，疾病の自然史が的確に理解されている．
8. 治療対象となる患者について政策的合意がある．
9. 疾患の検出（診断や診断された患者での治療を含む）にかかる費用が，医療費全体からみて経済的にバランスがとれている．
10. 疾患の検出事業は「一度きり」ではなく，継続的に行われるべきである．

表 4-6　スクリーニング検査の結果の 4 分類

		陽性	陰性
疾病	有	真陽性 True Positive（TP）	偽陰性 False Negative（FN）
	無	偽陽性 False Positive（FP）	真陰性 True Negative（TN）

2 スクリーニング検査の結果の分類

どのような検査方法であっても，結果と疾病の有無は常に完全に一致することはない．このため，疾病の有無と，検査の判定（陽性，陰性）から 4 つに分類することができる（**表 4-6**）．

3 スクリーニング検査に用いる指標

検査の能力を示す指標は，スクリーニング検査の結果の 4 分類を用いて算出する（図 4-7）．

1）感度（陽性率，再現率，sensitivity）

疾患を持った者のうち，その所見がある者（陽性者）の割合．感度が高いと偽陰性が低くなるため，陰性と判定されると疾患がない，とする精度が高くなる．

2）特異度（specificity）

疾患を持たない者のうち，その所見がない者（陰性者）の割合．特異度が高いと偽陽性が低くなるため，陽性と判定されると疾患がある，とする精度が高くなる．

3）事後確率

検査を行った結果に基づいてわかる確率で，陽性反応的中度と陰性反応的中度がある．一方，検査前に想定する確率を事前確率という．

（1）陽性反応的中度（positive predictive value）

陽性者のうち真に疾患を持つ者の割合．感度と特異度が一定の場合，有病率が低い集団では陽性反応的中度も低くなる．

（2）陰性反応的中度（negative predictive value）

陰性者のうち真に疾患を持たない者の割合．感度と特異度が一定の場合，有病率が高い集団では陰性反応的中度は低くなる．

4）正確度（accuracy）

陽性，陰性を合わせて全体の中で正しく判定される割合．陽性と陰性の合計を総数で割った商．

5）陽性尤《ゆう》度《ど》比《ひ》（positive likelihood ratio）

感度/(1－特異度）で求められ，ある検査において，有病者が陽性になる度合い（陽性率＝感度）に対する，健常者が陽性になる度合い（偽陽性率＝1－特異度）の比のこと．値が大きいほど検査が有用であることを示す．

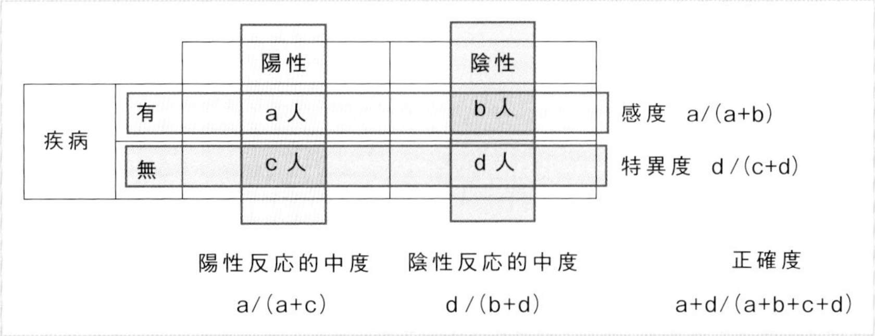

図 4-7 スクリーニング検査に用いる指標の算出方法

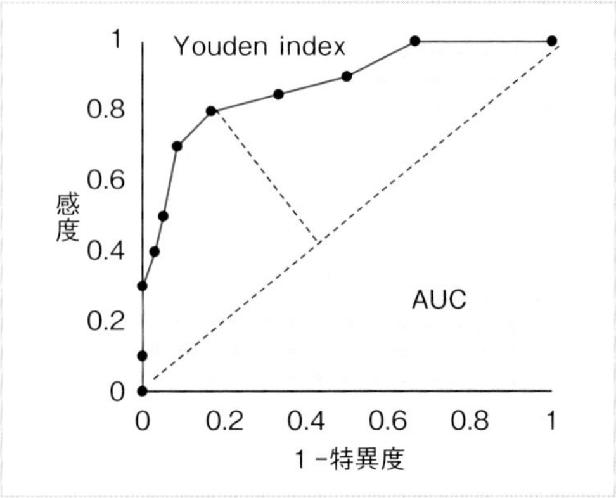

図 4-8 ROC 曲線

6）ROC 曲線（Receiver Operating Characteristic curve）

ROC 曲線は，検査の陽性率に関する性能（判別能）を表すことを目的とし，縦軸に感度（陽性率），横軸に 1－特異度（偽陽性率）としたグラフをいう．ROC 曲線と横軸で囲んだ面積を AUC（Area Under the Curve）といい，0.5 から 1 までの値をとる．値が 1 に近いほど検査の判別能が高く，判別能が低い検査ほど ROC 曲線は対角線に近づき，値は 0.5 に近づく（**図 4–8**）．ROC 曲線で対角線から距離が最大となる点（感度＋特異度－1 が最大となる点）は Youden index といい，カットオフ値（定量的検査で検査の陽性，陰性を分ける値）を決める際に用いる．

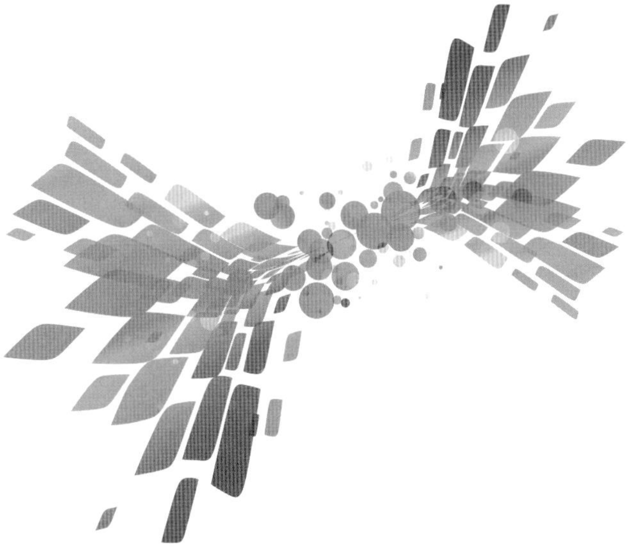

5章

HYGIENE & PUBLIC HEALTH

感染症

INTRODUCTION

業務を通じて感染しやすい職種として「1，2がなくて3か（産科）4か（歯科）」といわれるくらい，歯科診療室は観血処置が多く，汚染や感染の機会がきわめて多いにも関わらず感染予防が見過ごされやすい職場である．院内感染予防への配慮は，①患者を守る，②自分の健康を守る，そして，③家族への感染から守るためにも不可欠である．

また，肺炎が死因の上位に再浮上するなど，わが国では感染症が再び重要な課題となっているが，その大半が口腔衛生状態の不十分な管理に起因する誤嚥性肺炎であり，いわば，歯科医療は感染症対策の最前線にあるといっても過言ではない．高齢者だけでなく有病者や手術前後の患者など，易感染性宿主の口腔衛生の保持も，デンタルスタッフの重要な課題となってきている．とりわけ，免疫不全をきたすHIV感染者がエイズ発症する前には口腔カンジダ症が発生することが多く，早期発見や発症予防における歯科衛生士の役割は少なくない．

また，濃厚な接触が感染機会とされる新型コロナの流行は，きわめて接近した距離でエアロゾルが飛散しうる処置を行う歯科診療室では，「誰もが感染源となりうる」とする，感染予防の原則であるスタンダード・プリコーションが，どのような場所よりも求められている．

疾病や健康に関する専門家としての医療従事者の姿勢が，一般の人々の感染症や患者に対する姿勢にも大きく影響する．感染症の予防において重要なのは正しい知識の普及であり，診療室においても患者の人権に配慮した予防対策が重要である．

I 感染症の成り立ちと予防

1 感染症と予防対策の動向

1—新興・再興感染症

感染症は長い間，人類の健康と生命の最大の脅威であり続けてきた．わが国では戦後の一時期まで，結核と肺炎が国民の主要死因であり，この数十年間に目覚ましい減少を示したものの，今なお，高齢者の多くにとっては，これらの感染症が生命に関わる主要な疾患となっている．

一方，疾病構造の変化で人々の関心が脳血管疾患・がん・心疾患などのいわゆる生活習慣病に向けられ，感染症に対する恐怖感が薄れる中で，かつて知られていなかった**新興感染症**とよばれる一群の致命的な感染症の流行がみられるようになった．その多くが，航空機による輸送の発達などで頻繁な渡航や高速・大量輸送が可能となったことによる**輸入感染症**である．

とりわけ訪日外国人が，約 3,000 万人を超える年もあり，海外旅行者を含めると年間数千万人に及ぶ渡航者が，わが国から遠く離れた地域で出現した感染症を直に持ち込む可能性を高めている．新興感染症の中には，狂牛病（牛海綿状脳症：BSE）や病原性大腸菌による食中毒のように，不自然な食品生産，食生活の変化の影響によるものも多い．

また，結核やマラリアなど再び流行し始めた**再興感染症**も重大な脅威となっている．これら，新興・再興感染症については，検疫やサーベイランスを通じた発生状況の早期検知と迅速な対応が重要である（**表 5-1**）．

2—薬剤耐性菌と日和見感染

新興感染症の中にはウイルスに汚染された血液凝固因子製剤の投与により多くの人々が感染した HIV（ヒト免疫不全ウイルス）によるエイズ，輸血や予防接種，血液製剤を通じて感染して肝癌の主要な原因となる C 型肝炎，抗生物質の不適切な使用により生じた多剤耐性結核や MRSA（メチシリン耐性黄色ブドウ球菌）や VRE

表 5-1　新興・再興感染症および輸入感染症

	定　義	代表的疾患
新興感染症	かつては未知の，新しく認識された感染症で，局地的あるいは国際的に公衆衛生上の問題となるもの	エイズ，ウイルス性肝炎，ウイルス性出血熱，SARS，鳥インフルエンザ，狂牛病，病原性大腸菌など
再興感染症	患者が減少し，近い将来克服されると考えられていた既知の感染症のうち，再び流行，患者数が増加したもの	結核，コレラ，マラリア，ペスト，インフルエンザ，狂犬病，デング熱など
輸入感染症	国内ではほとんどみられなかったが，海外旅行者，食品・動物などを通じて国内にもち込まれる感染症	コレラ，赤痢，腸チフス・パラチフス，デング熱，マラリア，ラッサ熱など，新興・再興感染症の大部分

(ヴァンコマイシン耐性腸球菌)感染症などのように，医療行為に関連したものが多く，医療従事者は感染症に対する十分な知識と配慮に基づいて従事することがきわめて重要である．

MRSA や VRE は高齢の入院患者や手術直後，臓器移植やその他の治療のために免疫抑制剤を投与している場合などに，院内感染として生じる．このように，通常は病原菌とはならない常在菌や無害菌が起炎菌となり，宿主の免疫力の低下により感染を生じることを**日和見感染**という．緑膿菌感染症，エイズ患者にみられるカリニ肺炎，カンジダ症やサイトメガロウイルス感染症，その他，高齢患者の真菌症や誤嚥性肺炎なども日和見感染として生じる．

感染に対する抵抗力の減弱した患者いわゆる易感染性宿主(compromised host)の歯科治療にあたっては，使用する器具の滅菌，消毒に十分な配慮を払うことが重要である．

必ずしも重篤な症状をきたさなくても，常在菌による日和見感染はしばしば生じる．歯周疾患の発症や進行を日和見感染症とみる考えもある．

3—感染症対策の見直し

新興感染症や再興感染症の出現，公衆衛生や医学・医療の水準，国民の健康意識の向上ならびに人権尊重への要請など，旧来の感染症対策の前提となった諸環境の変化に対応するため，1998(平成 10)年には**感染症の予防及び感染症の患者に対する医療に関する法律(略称：感染症法)**が公布され，翌年より施行された．これに伴い，伝染病予防法，エイズ予防法，性病予防法は廃止され，2007(平成 19)年には結核予防法が廃止統合された．

感染症法では，前文に「わが国においては，過去にハンセン病，後天性免疫不全症候群等の感染症の患者に対するいわれのない差別や偏見が存在したという事実を重く受け止め」「感染症の患者等の人権を尊重しつつ，これらの者に対する良質かつ適切な医療の提供を確保し，感染症に迅速かつ適確に対応する」と記されている通り，従来の強権的な社会防衛から，国民の理解に基づく自主的な予防と，良質な医療の提供に重きを置く政策への転換が図られた．そのうえで，既知の感染症を，感染力と罹患した場合の重篤性等に基づく総合的な観点からみた危険性により，一類感染症から五類感染症までに分類して，対応がとられることとなった．

なお，一類から三類感染症以外の既知の感染症で，緊急に対処が必要となった場合に，政令により**指定感染症**を 1 年間に限定して指定することとした．また，未知の感染症で危険性がきわめて高い場合には，都道府県知事が厚生労働大臣から技術的指導・助言を受けながら，**新感染症**として一類感染症と同様の対応をすることとされた(p.71 表 5–5 参照)．

2 感染と発病の条件

一般に健康障害が病因，環境，宿主，の三要因のバランスの崩れたときに発生す

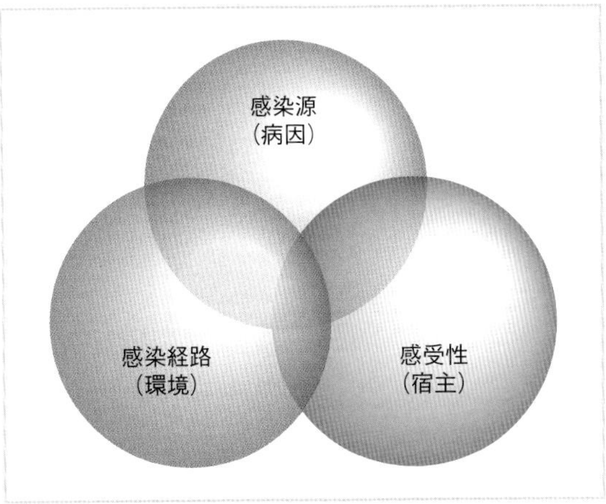

図 5-1　感染の三要因

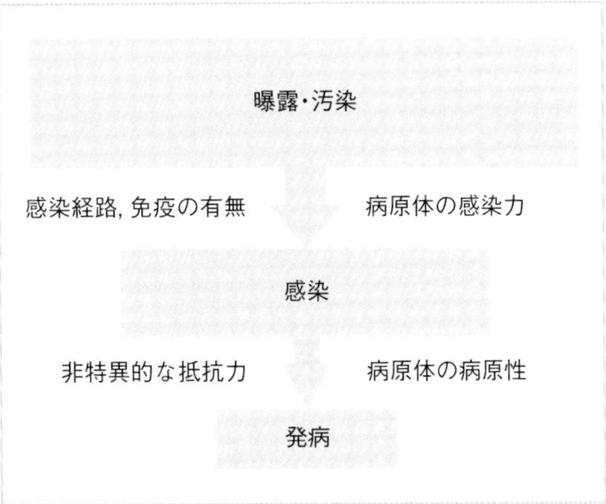

図 5-2　感染症の成り立ち

るように，感染症も感染源（病原体）と感染経路，宿主の感受性という，3 つの要因が揃ったときに発生や流行が成立する（**図 5–1**）．

人または動物の生体に定着して，その宿主に感染や感染症を引き起こす能力をもつ微生物を**病原体**といい，病原体が侵入して宿主内で増殖または成長する状態を**感染**（infection）という．単に病原体が身体に付着または侵入した状態は，**汚染**（contamination）あるいは**曝露**（exposure）といい，感染とはいわない．

感染の結果，臨床症状や機能障害などを起こした場合を**発病**（発症）といい，感染して発症している人を**患者**という（**図 5–2**）．感染してから発病までの期間のことを**潜伏期**といい，この期間はインフルエンザでは 1〜3 日，AIDS では 10〜20 年と，感染源の種類により異なる．病原体が体内で増殖して感染していても発病に至らない状態を**不顕性感染**，潜伏感染，無症状感染などといい，感染して発病する場合を**顕性感染**という，不顕性感染の状態であっても，ほかに感染させる能力を備えている疾患も多く，症状が現れないことは感染力がないことを意味しない．

病原体が宿主に侵入して感染を起こす能力を**感染力**といい，感染力が強いほど，少ない量の病原体の侵入により感染を起こしやすい．また，感染した宿主を発病させる能力を**病原性**といい，感染者数のうち発病する者の割合，つまり**感染発病率**で表される．（**図 5–2**）．なお，感染症のうち，ヒトからヒトへ感染するものを伝染病あるいは**流行病**とよぶことがあり，職場や学校などの比較的小さな集団でこの現象がみられる場合を**集団発生**という．集団発生の程度を示す指標として**発病率**が用いられる．これは，その集団内の人口，あるいは疾病に罹患する可能性のある感受性をもつ者のうち，一定期間に発病した者の百分率で示される．一方，インフルエンザやエイズのように世界的な規模での大流行を汎流行という．

表 5-2　感染の要素と対策—感染症の三要因と対策

要因		分類		内容	対策
感染源	病原体および病原体を運ぶ媒体	病原体（疾病の原因となる微生物）		ウイルス，細菌，真菌，寄生虫など	検査，発生動向調査（サーベイランス）
		病原巣（動植物・土壌・人・排泄物・分泌物）		動植物，土壌，排泄物，食物，水，汚染された器具，体液など	動物の駆除，食物の加熱，消毒・滅菌・焼却
		感染者（病原巣が人の場合）		患者（顕性感染者）または保菌者（無症状の不顕性感染者，キャリア）	検査と早期治療，入院・就業制限，学級閉鎖，検疫，二次感染防止
感染経路	病原体が感染源あるいは病原巣から宿主へ運ばれる様式	直接伝播	直接接触	医療，性行為，咬傷など	手袋・マスク・メガネの着用，コンドームの着用
			垂直感染	妊婦から胎児・新生児・乳児への感染	妊婦検診・治療，新生児へのγ-グロブリン投与，人工乳
			飛沫伝播	くしゃみ，咳，会話	マスクの着用，うがい励行
		間接伝播	媒介物感染	土壌，体液・排泄物，食物，水，汚染された医療器具，輸血・血液製剤など	動物の駆除，食物の加熱，上下水道の管理，使用器具の消毒・滅菌，献血におけるスクリーニング・検査
			媒介動物感染	昆虫の足，口，体内	動物の駆除，食物の加熱，消毒・滅菌・焼却
			空気感染	飛沫核，塵埃	換気，マスクの着用，うがい励行
宿主	感染に対する個体の感受性や抵抗力	非特異的な感受性		人種，遺伝，年齢，性別，栄養状態，習慣，疲労度	健康保持・増進，栄養摂取，運動，休養，睡眠，過労防止，清潔保持，衛生教育
		特異的な抵抗力		免疫の有無	予防接種，免疫血清，γ-グロブリン

1—感染源

1）病原体と感染源

病原体や病原体を運ぶ媒体を**感染源**という．病原体が生体に伝播しうる状態で生活・増殖している場所，すなわち感染者の体液や動物，土壌などを**病原巣**といい，病原巣あるいは，病原体に汚染された水，食物，人の排泄物や分泌物などが感染源となりうる（**表 5-2**）．

人が病原巣となる場合には，何らかの臨床症状を示した感染者を患者，症状を示していないが感染させうる状態にある人を**保菌者**または**キャリア**とよぶ．近年はウイルスのキャリアが問題となる場合が多いことから，持続感染者または無症状病原保有者ともよばれるようになった．キャリアには，感染後まったく臨床症状を起こしたことのない無症状保菌者あるいは健康保菌者，感染してから発病するまでの潜伏期保菌者，回復後も体内に病原体を保有している回復期保菌者などがある．

2—感染経路

病原体が病原巣やその他の感染源から皮膚，粘膜，消化器，呼吸器，生殖器，結膜などを通じて，感受性のある宿主に伝播される感染経路は病原体の種類により異なる．感染した宿主あるいは病原巣から直接に病原体が運ばれる場合を**直接伝播**という．これには，皮膚の傷が土壌や水中の病原体に直接触れたり，性行為や咬傷などによる**直接接触**，くしゃみ，咳，会話などによる飛沫が直接に鼻や口の粘膜に達する**飛沫伝播**，梅毒や風疹が胎盤を通じて胎児に感染する胎内感染，出産時に血液を介する産道感染などがある．

妊産婦から胎児や出生児への感染，母乳を通じた乳児への感染などは**垂直感染**とよばれることがあり，これに対して人から人への双方向の感染を**水平感染**という．

一方，水や空気，動物，食物，器物を介して病原体が運ばれることを**間接伝播**という．このうち，衣服，食器，寝具，注射器などの媒介物を通じて病原体が宿主に侵入して起こる感染を**媒介物感染**といい，中でも水の汚染によるものを水系感染，食物やミルクなどの飲料によるものを食物感染という．

空中に浮遊する飛沫核や塵埃《じんあい》によって病原体が気道粘膜などへ伝播されて生じる感染を**空気感染**という．

昆虫その他の節足動物による**媒介動物感染**には，ゴキブリやハエなどが足や口に感染源を付着させて伝播する機械的感染と，蚊やノミのように体内で増殖した病原体による生物学的感染とがある（**表 5–2**）．

3—宿主の感受性

病原体が体内に侵入しても必ずしも感染するとはかぎらない．感染に対する感受性は，人種，遺伝，年齢，性などの素因，栄養，習慣や疲労度などの健康状態，ならびに免疫の有無により異なる．

体内に侵入した細菌や微生物に対し，抗体やリンパ球などの働きにより感染や発病を予防する生体の反応を**免疫**という．免疫には，宿主の解剖学的，生理学的な特性による非特異的な抵抗力をもつ先天性免疫と，特定の感染源のみに特異的な抵抗力，すなわち抗体を有している状態である後天性免疫（獲得免疫）がある．後天性の免疫は感染や母体を通じて得る自然免疫と人為的な予防接種や血清投与などの人工免疫に，また，抗体の獲得方法により**能動（活動）免疫**と**受動免疫**に分けられ，終生あるいは長期間継続するものや一時的なもの，病原体が体内にあるときだけ強い免疫を有するものなどがある（**表 5–3**）．

3 感染症の予防

疾患予防対策が病因，環境，宿主のそれぞれに対してとられるのと同様に，感染

表 5-3　後天性の獲得免疫の種類

種類	自然獲得免疫	人工獲得免疫
能動（活動）免疫	感染により抗体が体内で産生（インフルエンザ，肺炎，赤痢，淋病，梅毒やマラリア）	弱毒化した病原体の生ワクチン（結核・ポリオ・麻疹・風疹），死菌を用いる不活性ワクチン（インフルエンザ・日本脳炎），毒性をなくして免疫原性だけを残した細菌のトキソイド（破傷風・ジフテリア）などの予防接種
受動免疫	胎盤，産道や母乳を通じて，抗体そのものを外部から獲得（麻疹，風疹，ジフテリア，急性灰白髄炎（ポリオ）など）	免疫抗体を含む血清または，γグロブリン投与（麻疹，ジフテリア，破傷風）

症予防においても感染源，感染経路，宿主の感受性という，発生の三要因に対する対策を適切に実施することが基本である．また，一般の疾病予防と同様に，第一次予防としての発生の防止，感染に対する抵抗性の確保，第二次予防として感染者の早期発見・早期対処と流行現象の把握，第三次予防としての再発の防止，感染者の社会復帰という，各段階の予防対策を併せて進めることが重要である．

感染予防において最も重要なのは，感染症に関する正しい知識の普及，啓発である．医療従事者のみならず，人々が感染症の感染経路や予防手段について正確に知り，実行することが最も効果的な予防法である．過度の恐怖をあおることで予防の動機づけとしたり，感染症を忌避して適確な医療の提供を遅らせたり，キャリアや患者に対する差別，無用な隔離を生じさせることは，厳重に慎まなければならない．

1─感染源対策

感染源が人の場合は早期発見が重要で，感染源が国外にある場合は検疫を行い，必要な場合は他者との接触の防止や接触者への対策を図る．感染源が媒介物，媒介動物の場合は次項の感染経路対策で述べる（p.64 表 5-2 も参照）．食中毒は 6 章，学校保健については 10 章を参照．

1）定期健診と検査

結核について，以前は感染者の隔離が重視されていたが，感染症法では隔離より早期発見と早期治療が重要とされ，事業者，学校長その他，政令で定める施設の長は，従事者，学生・生徒・児童等に対して「結核に係る定期の健康診断を行わなければならない」と定めている（第 53 条の 2）．

妊婦は，母子保健法による妊婦検診において出生児への感染を防止するため，B 型・C 型肝炎ウイルス，HIV，HTLV-1 などの検査を受けることができる．また，全国の保健所等では無料匿名の HIV 抗体検査をはじめ，B 型および C 型肝炎ウイルス検査，性感染症の検査などを実施し，感染者の早期発見と感染予防への自覚を促している．

2）届け出と感染症発生動向調査

感染症法に基づき，一類感染症から四類感染症，および新型インフルエンザ等については診断後ただちに，五類感染症は 7 日以内に都道府県への全数届出が義務づけられている．

いわゆる学校伝染病のうちインフルエンザ，風疹，百日咳，流行性耳下腺炎，水痘などについては，学校保健安全法に基づき出席停止または学校閉鎖や学級閉鎖などの措置がとられることがある．

また，流行を迅速，的確に把握して効果的な予防措置をとるために，1～4 類感染症について感染の分布と蔓延ならびにそれに関与する諸要因を継続的に精査し，監視するサーベイランス（発生動向調査）が行われている．

3）検疫

新型コロナの流行で注目されてきたように，病原体が国外からもち込まれて流行する外来伝染病の国内侵入を防止するために，空港や海港などの交通の関門で検疫が行われる．

検疫の対象とされている検疫感染症は，エボラ出血熱などの一類感染症のすべて，二類の鳥インフルエンザ A と中東呼吸器症候群（MERS），四類のマラリア，デング熱，チクングニア熱，ジカウイルス感染症，および新型インフルエンザ等感染症である．検疫によりこれらの疾患の患者あるいはキャリアが発見されると，入院，停留などの措置がとられる．

2―感染経路対策

病原体の絶滅は困難であるが，病原巣から感受性のある宿主への伝播経路を遮断することが感染予防には重要である．伝播動物の駆除，空気伝播の防止，上水道の管理などは環境衛生対策として実施することができるが，性病や食品を通じた感染の防止には個々人の生活上の注意が必要である（p.64 表 5-2 参照）．

1）接触機会の制限

空気伝播，飛沫感染を防ぐには，患者に過度に接近しないこと，マスクの着用，うがいの励行，十分な換気などが重要である．性病の予防にはコンドームの着用が有効である．感染者との接触機会を制限するため，必要に応じて患者の隔離，就業・登校の停止の措置がとられる．

2）清潔の保持

病原体の伝播は手指を通じて起こることが多いので，手洗いの励行は重要である．病原体を含む可能性の高い分泌物，排泄物に汚染された器具や物品は消毒，滅菌が必要である．タオル，歯ブラシ，食器や衣類の共用を避け，これらを使用したあとは清潔を保つことも大切である．

3）媒介物・媒介動物対策

水系感染防止のための飲料水の汚染防止と消毒，飲食物による感染防止のための食品の生産・流通・保存・調理時の衛生管理，伝播動物による感染を防ぐためのネズミや害虫駆除などが行われる．

3―感受性対策

宿主の感染症に対する感受性を低下させるためには，非特異的予防対策としての個々人の抵抗力の増進と，特異的予防対策としての予防接種や治療薬の予防投与がある（p.64 表 5-2 参照）．

1）抵抗力の保持

日常の健康保持・増進を図ることは抵抗力を高め，感染症に対する感受性を低下させることになる．適切な栄養摂取に留意し，過労を避け，適切な運動，休養，睡眠をとるように心がけることが，健康づくりとよばれるゆえんである．

2）予防接種

病原微生物の免疫原性製剤（ワクチン）を体内に接種することにより，個体に免疫を与えることを予防接種という．これまで，予防接種は天然痘（痘瘡）の根絶や急性灰白髄炎（ポリオ）の流行防止など，多くの疾病の流行防止に成果を上げてきた．最近では，発生状況，効果や副作用を勘案し，度重なる法改正，指針の策定を経ながら，実施方式は流動的に変化してきている（**表 5-4**）．

（1）予防接種の方式の変遷

予防接種は従来，集団の免疫保有率を高めて伝染病の流行を阻止する集団予防を主な目的として実施されてきた．

しかし近年，わが国の伝染病発生状況は著しく減少し，むしろ予防接種による副作用が問題となり，定期予防接種は義務から努力義務，勧奨へと緩和され，正確な情報の提供，安全な予防接種実施体制の整備，健康被害に対する救済策の充実が求められるようになった．重度の神経障害およびごくまれに生じる死亡などの副反応の発生をできるだけ少なくするため，学校などの集団接種方式から，予診，問診を含めた健康状態や当日の体調をよく把握し，相談したうえで，かかりつけの医師による個別接種を原則とするようになった．

（2）対象疾病とワクチンの種類

定期の予防接種は集団予防に重きを置くＡ類，個人予防に重きを置くＢ類として予防接種に係る健康被害救済の給付額を区別する分類が行われ，感染症の流行状況，感染時の重症度，予防接種以外の有効な予防方法の有無，効果的な治療方法の有無等の事情を個別に検討し，**表 5-4** のように対象疾病が決められている．

生ワクチンは長期間免疫が持続するが副作用の可能性が残る（BCG，ポリオ，麻疹，風疹）．死菌を用いる不活化ワクチンは免疫の持続性が弱いが副作用が少ない（インフルエンザ，百日咳，日本脳炎など）．菌体毒素により発症するジフテリア，破傷風の予防には，毒素成分を無毒化した**トキソイド**が用いられる．

日本脳炎は接種後の重篤な事例があり，一時期，積極的勧奨が差し控えられたが，新たなワクチンが開発され，2010（平成 22）年から再開された．また，同年から緊急促進事業としてワクチンの接種が行われたヒブ(インフルエンザｂ型菌)，小児の肺炎球菌，子宮頸がん（ヒトパピローマウイルス）については，これら複数のワクチンの同時接種後の死亡例が相次ぎ，一時的に接種が見合わされたが，その

表 5-4　予防接種法に基づく定期の予防接種（2022 年 5 月現在．A 類のヒブ，肺炎球菌，水痘，ヒトパピローマウイルス，小児を対象とする肺炎球菌，および B 類の高齢者対象の肺炎球菌など一部省略）

対象疾患（ワクチン）			接種			回数
			対象年齢等		標準的な接種年齢等*2	
A類疾病*1	ジフテリア 百日せき ポリオ 破傷風	沈降精製*3,4 DPT 不活化ポリオ混合ワクチン	1 期初回	生後 3～90 月未満	生後 3～12 月	3 回
			1 期追加	生後 3～90 月未満 〔1 期初回接種（3 回）終了後，6 カ月以上の間隔をおく〕	1 期初回接種（3 回）後 12～18 月	1 回
		沈降 DT 混合ワクチン	2 期	11～13 歳未満	11～12 歳未満	1 回
	麻しん 風しん	乾燥弱毒生 麻しん風しん混合ワクチン 乾燥弱毒生麻しんワクチン 乾燥弱毒生風しんワクチン	1 期	生後 12～24 月未満		1 回
			2 期	5 歳以上 7 歳未満の者であって小学校就学の始期に達する日の 1 年前の日から当該始期に達する前日までの間にある者		1 回
	日本脳炎*5		1 期初回	生後 6～90 月未満	3～4 歳未満	2 回
			1 期追加	生後 6～90 月未満 （1 期初回終了後概ね 1 年をおく）	4～5 歳未満	1 回
			2 期	9～13 歳未満	9～10 歳未満	1 回
	結核	BCG ワクチン		生後 1 年未満（生後 5～8 カ月が標準）		1 回
B類疾病*1	インフルエンザ			①65 歳以上 ②60 歳以上 65 歳未満であって，心臓，腎臓もしくは呼吸器の機能または HIV による免疫機能に障害を有するものとして厚生労働省令に定める者	インフルエンザの流行シーズンに間に合うように通常，12 月中旬まで	毎年度 1 回

資料　厚生労働省健康局調べより改変

*1　「A 類疾病」と「B 類疾病」は国民が予防接種を受けるよう務める義務（努力義務）の有無，法に基づく予防接種による健康被害が生じた場合の救済の内容等に違いがある．

*2　標準的な接種年齢とは，「定期接種実施要領」（厚生労働省健康局長通知）の規定による．

*3　ジフテリア，百日せき，ポリオ（急性灰白髄炎），破傷風の予防接種の第 1 期は，原則として，沈降精製百日せきジフテリア破傷風不活化ポリオ混合ワクチンを使用する．

*4　DPT-IPV 混合ワクチンの接種部位は上腕伸側で，かつ同一接種部位に反復して接種することはできるだけ避け，左右の腕を交代で接種する．

*5　平成 7 年 4 月 2 日～19 年 4 月 1 日生まれの者については，積極的勧奨の差し控えにより接種の機会を逃した可能性があることから，90 月～9 歳未満，13 歳～20 歳未満も接種対象としている．

後，再開され，定期予防の対象となる A 種疾病とされた．このうち子宮頸がんワクチンについては，副反応情報が相次ぐことから，積極的な接種勧奨は差し控えられてきたが，2022（令和 4）年より個別の接種勧奨は実施されるようになった．新型コロナウイルス感染症に関する取り扱いは，従来の類型に当てはまらないため，特例とされている．

（3）予防接種被害の救済

予防接種の副作用による健康被害が起こった場合は，被害者の救済のため，予防接種法により健康被害補償制度が定められている．任意接種によるものについては，医薬品副作用被害救済制度が適用される．

3）抗血清と免疫血清グロブリン

感染の危険が高く自身の免疫反応で抗体を産生する十分な時間のない場合や免疫不全症において，抗体や抗毒素を含む血清を投与することがある．また，麻疹などの予防接種禁忌に該当する者に予防接種を必要とする場合にはγ（ガンマ）グロブリンが用いられる．その他の伝染病にも，抗血清や免疫血清グロブリンが人工受動免疫として用いられることがある．またB型肝炎キャリア妊婦から出生した新生児に対するγグロブリンの投与はHBワクチン同様に保険適用となっている．

II 主な感染症の動向と予防

感染力と罹患した場合の重篤性等に基づく総合的な観点からみた危険性により，既知の感染症を一類感染症から五類感染症までに分類して，**表5-5**に示すような対応がとられる．一類から四類までは，診断後ただちに保健所長を通じて都道府県知事に患者の氏名，年齢，性別，その他の報告が義務づけられ，五類については疾患により全数把握あるいは定点把握の対象とされている．

1 一類感染症

1―ウイルス性出血熱

ウイルスによるもので，致命率が50～90%のエボラ出血熱をはじめ，感染死亡率はきわめて高い．いずれも患者の血液，体液の接触より感染し，多臓器が侵され出血傾向を示す．他にクリミア・コンゴ出血熱，マールブルグ病，ラッサ熱，南米出血熱がある．

2―ペスト

中世の欧州で大流行を繰り返し黒死病ともよばれた．リンパ節炎，敗血症，皮膚の小出血斑を生じ，重症例では高熱，意識障害などを伴う急性細菌感染症で，臨床的に腺ペスト，肺ペスト，敗血症ペストの3型に分類され，致死率は高い．

わが国では近年は発生していない．

3―痘そう（天然痘）

ジェンナーが種痘を行って以来，ワクチンの有効性が示された最も歴史の古い疾患である．急激な発熱とともに，口腔に始まる発疹が全身に出現する．WHOの根絶計画により，1977（昭和52）年のソマリアにおける患者発生を最後に発生報告はなく，唯一根絶されたウイルス感染症である．

2 二類感染症

1―急性灰白髄炎（ポリオ）

ポリオウイルス感染により，発熱，頭痛，頸背部の強直などを呈す急性感染症で，

表 5-5　感染症類型

類　型	性　格	疾患名	措　置	
一類感染症	感染力が強く，死亡率も高いなど，危険性がきわめて高い	ラッサ熱など 5 種類のウイルス性出血熱，ペスト，痘そう	原則として入院	診断後ただちに報告
二類感染症	感染力や重篤性など，総合的な観点から危険性が高い	急性灰白髄炎，結核，ジフテリア，SARS，鳥インフルエンザ（H5N1，H7N9）および中東呼吸器症候群（MERS）の 7 疾患	必要に応じて入院	
三類感染症	危険性は比較的に高くないが，特定の職業への就業により感染症の集団発生を起こしうる	コレラ，細菌性赤痢，腸管出血性大腸菌感染症，腸チフス，パラチフスの 5 疾患	指定業務への就業制限	
四類感染症	動物，飲食物等を介して人に感染する．人畜共通感染症，（動物由来感染症）を含む	E 型・A 型肝炎，黄熱，狂犬病，鳥インフルエンザ（H5N1，H7N9 除く），日本脳炎，デング熱等のウイルス性のもの，ボツリヌス症，炭疽，野兎病，レジオネラ症等の細菌性のもの，エキノコックス症等の寄生虫症，原虫によるマラリアつつが虫病，ジカウイルス感染症など 44 疾患	動物の輸入検疫・輸入禁止，汚染物件の廃棄・消毒	
五類感染症	情報を国民や医療関係者に提供公開し発生拡大を予防すべき感染症	＜全数把握＞AIDS，ウイルス性肝炎（E 型・A 型除く），破傷風，風疹，麻疹など 18 疾患，＜定点把握＞インフルエンザ，MRSA，梅毒・性器クラミジア感染症など 5 つの性感染症を含む 27 疾患	発生動向の把握と公表	全数把握の疾患は 7 日以内に届出
新型インフルエンザ等感染症	全国的かつ急速な蔓延により国民の生命・健康に重大な影響を与えるおそれがあると認められた場合	新型インフルエンザ，再興型インフルエンザ	感染したおそれのある者に対する健康状態の報告要請，外出自粛要請	診断後ただちに報告
指定感染症	既知の感染症で，緊急の対処が必要な場合		1 年限り一類～三類に準じた対応	
新感染症	危険性がきわめて高いと判断される未知の感染症		一類と同等に，原則として入院	

重症例では後遺症として筋麻痺が残る．罹患はおもに幼児で不顕性感染が多く，感染発病率は 1%以下である．1960（昭和 35）年には届出患者が 5,000 人を上まわる大発生があり，翌年から経口生ワクチンが投与されるようになり，激減した．1980（昭和 55）年以降は，わが国での発生はない．

2—ジフテリア

ジフテリア菌による急性感染症で，菌が産生する毒素を吸収することで心筋や末梢神経が侵される．1945（昭和 20）年には患者 8 万 5,833 人，死者 7,826 人が発生している．

わが国では予防接種により激減し，2001（平成 13）年以降の発生はない．

3―重症急性呼吸器症候群（SARS）

SARS コロナウイルスを病原体とする新しい感染症で，患者と接した医療関係者や同居の家族など，患者の咳を浴びたり，痰や体液等に直接触れる等の濃厚な接触をした場合に感染し，2～7 日，最大 10 日間程度の潜伏期間を経て発症する．致死率は約 10%で高齢者ほど高い．潜伏期あるいは無症状期における他者への感染力はきわめて弱く，エタノール（アルコール）や漂白剤等の消毒で病原体が死滅し，患者が触れた物品を通じて SARS が人へ感染する危険は低い．

わが国での発生はなく，2004（平成 16）年に WHO が終息宣言を出した．

4―結核

わが国の結核は国民病とまでいわれ，1950（昭和 25）年までは死因の 1 位を占めていた．その後，結核の罹患や死亡率は著しく低下し，2021（令和 3）年にはようやく WHO の「低蔓延国」水準に達したとはいえ，年間 1 万人以上の新規登録者数，1000 人以上の死亡者数を示すなど，欧米諸国よりは高率である．

結核菌は，咳やくしゃみから飛沫感染，あるいは空気伝播するきわめて感染力の強い病原菌である．結核健康診断・予防接種を実施するほか，社会復帰や家族などへの伝染防止のための患者管理，医療費の一部公費負担が実施されている．

5―鳥インフルエンザ（H5NI 型，H7N9 型）

本来は鳥が持っているインフルエンザ（H5N1）が，ヒトに感染する強毒性の新型インフルエンザに変異し，2003（平成 15）年以降に東南アジアから欧州・アフリカへ拡大し，2013（平成 25）年 4 月現在で 600 人以上が発症，400 人弱が死亡している．

わが国での報告例はない．なお，2014（平成 26）年の法改正で新たに鳥インフルエンザ（H7N9），中東呼吸器症候群（MERS）が二次感染症に追加された．

3 三類感染症

1―腸管出血性大腸菌感染症

通常は無害な大腸菌の中に，血清型分類で O157：H7 など，赤痢菌と同じベロ毒素を産生する一群の病原大腸菌がある．出血性大腸炎および溶血性尿毒症症候群を起こし，幼小児や高齢者においてときに脳症が現れて致命的になることがある．

家畜の腸管内から食肉や糞便による汚染を通じて食物や飲料水が汚染されて起こる経口感染とみられる．

わが国では 1990（平成 2）年に埼玉県の幼稚園の井戸水を感染源とする病原大腸菌による集団下痢症が発生し，2 人が死亡した．集団発生は 1996（平成 8）年に岡山県，岐阜県，広島県，大阪府堺市で発生し，堺市では約 1 万人が発症し，2 人が死亡した．毎年，数百人から数千人の発生が報告されて，2012（平成 24）年には 8 人が死亡している．

2―コレラ

コレラ菌を病原菌とする消化器系伝染病で，大量の水様性下痢，激しい嘔吐があり，高度の脱水，血液濃縮，虚脱を起こす．保菌者・患者の糞便と吐物に汚染された食品，水で伝播する．

わが国では 1879（明治 12）年に 10 万人が死亡した．最近は一桁台の発生にとどまり，流行地域への海外渡行者の発生が主で，汚染輸入食品を介したと思われる国内の集団発生例もある．

3―細菌性赤痢

感染源は患者・保菌者の糞便に汚染された食品・物品や水，ハエなどである．発見者の志賀潔の名が赤痢菌（Shigella 属）の学名につけられている．

戦後急送に減少したが，近年も 100 人以上の発生が報告されている．東南アジアからもちこまれることが多いが，保育園・幼稚園などの施設における集団発生もある．幼児にみられる痙攣等の中枢神経症状を伴う劇症赤痢を疫痢という．

4―腸チフス，パラチフス

原因菌は異なるが，臨床的には双方を鑑別しがたく，持続性の発熱，リンパ組織病変，バラ疹，白血球減少，脾腫などを示す消化器系伝染病で，ときには，腸出血，腸穿孔を起こす．感染源はふん便と尿それに汚染された食品，水である．

わが国では，戦後は減少したものの，いずれも年間数十人の報告があるが，近年，死者は発生していない．

4 四類感染症

森林伐採などにより野生動物とヒトとの距離が狭まり接触する機会が増えたことや，輸入したペットなどにより，従来は知られていなかった病原体や稀であった疾患が出現するようになった．四類感染症は人から人への伝染はないが，「動物又はその死体，飲食物，衣類，寝具その他の物件を介して人に感染」するもので，人畜共通感染症（動物由来感染症）の多くが含まれる．2016（平成 28）年にジカウイルス感染症を加えて 44 疾患となった．

1―マラリア

熱帯・亜熱帯地域に広く発生し，全世界で年間 3～5 億人の患者，100 万人以上の死者があり，多くの国で主要な死因となっている．ハマダラカに刺されて感染し，発熱・貧血・脾腫の 3 つの特徴がある．

わが国では輸入感染症として毎年数十例が報告され，死者も出ている．

2―日本脳炎

コガタアカイエカに刺されて感染し重篤な急性脳炎を起こす．わが国では予防接種の普及後患者数は激減したが，海外での感染もあり最近では 100 人を超える報告がある．かつて小児中心の疾患であったが，近年は高齢者に多い．

3—A 型・E 型ウイルス性肝炎

ウイルス性肝炎のうち急性のA型およびE型ウイルス性肝炎は四類感染症に分類され，その他のウイルス性肝炎は五類感染症とされている．経口感染が主要感染形式である A 型肝炎の予防には環境衛生や個人衛生の向上，とりわけ水，食品の衛生管理が重要である．特異的予防法としては HA ワクチンがある．

5 五類感染症

1—インフルエンザ

インフルエンザは現在も毎年多くの患者発生がある．感染源は患者の咽頭や鼻腔の分泌物で飛沫感染する．病原体のインフルエンザウイルスは強い感染力をもち，周期的に大きな抗原変異がみられるためワクチンの効果に限界がある．

2—B 型肝炎

B 型肝炎は HBV（B 型肝炎ウイルス）抗原陽性者の血液や体液を介して，性行為や医療を通じた水平感染と母子間の垂直感染によって感染する．感染して持続性抗原陽性となった者（キャリア）は約 110〜140 万人と推定され，母子感染や乳幼児期の感染に多く，40 歳以上では人口の 1〜2%に相当する．その約 10%は慢性肝炎の状態から肝硬変，肝癌になり，肝癌死亡の 25%が HBV 感染者とされているが，約 90%は肝炎の発症もなく一生を終える．

劇症化した場合は死亡率が高い．医療現場で注射針を誤って刺すなどの事故を起こした場合は，抗 HB ヒト免疫グロブリンの投与で感染が予防できるが，血液に汚染される機会が多い医療従事者には HB ワクチンの接種が推奨されている．B 型肝炎母子感染防止対策として妊婦には抗原検査が実施され，キャリアから出生した乳児には免疫グロブリンおよび HB ワクチンの投与が行われ，新たなキャリアの発生予防が行われる．なお，集団予防接種による B 型肝炎ウイルス感染に対しては，救済措置として給付金が支払われる．

3—C 型肝炎

輸血後肝炎の大部分を占めるが，母子感染，性行為感染はきわめてまれといわれている．わが国では器具を共用していた予防接種を通じて肝炎ウイルスに感染した例が多く，とりわけ C 型肝炎はキャリアとなる場合が多いので，年齢に関わらずキャリアとなる場合が多い．そのため，高齢になるほど高率で，約 190〜230 万人が C 型肝炎ウイルスのキャリアと推測されている．

C 型肝炎感染者の中には，その後，肝硬変，肝癌になる者があり，わが国の肝硬変，肝癌による年間死亡の 7 割以上が C 型肝炎ウイルス感染者である．近年はインターフェロン療法に加え，いわゆるインターフェロンフリー治療の登場などで，高いウイルス駆除率が示されるようになった．なおフィブリノゲンなど血液製剤の投与による感染に対しては，救済措置として給付金が支払われる．

4—後天性免疫不全症候群（エイズ：AIDS）

エイズ（AIDS）はHIV（human immunodeficiency virus：ヒト免疫不全ウイルス）の感染によって日和見感染や腫瘍が引き起こされる疾患で，1981（昭和56）年にアメリカで最初の患者の報告がされた．UNAIDS（国連AIDS合同計画）は2000（平成12）年に「エイズは人類がこれまでに経験した最も破壊的疾患となった」と述べ，全世界の生存患者数3,800万人（2019（令和元）年末推定）の3分の2が治療の対象となっていると報告しているが，新規感染者170万人（2019年）の48%が女性で，とりわけ南東アフリカでは24歳以下の女性に占める割合が大きい．AIDSによる死亡は世界的に減少しているものの，年間死亡者69万人（2019年）のうち結核が最大の死因である．

1）HIVの感染源と感染経路

HIVの病原巣は感染者の血液，精液，膣分泌液および母乳であるが，感染力はきわめて弱く，感染経路は，①HIV感染者との性行為，②注射針の共用などによるHIVに汚染された血液からの感染，③HIV感染者の母親からの母子感染，である．

わが国では1,439人がHIVに汚染された血液凝固因子製剤により感染したが，1985（昭和60）年以降は加熱製剤の使用が認められ，また1986（昭和61）年からすべての輸血用血液についてもHIV抗体検査が行われるようになり，血液製剤や輸血による献血由来のHIV感染の可能性はほとんどなくなった．

2）エイズ対策の現状

感染症法に基づくエイズ予防指針では，患者等の人権を尊重し，偏見や差別の解消を目指しつつ，①正しい知識の普及啓発及び教育，②保健所等における検査・相談体制の充実，③良質かつ適切な医療の提供，の三点が重視されている．特に普及啓発においては，性感染症の増加傾向と低年齢化の中，学校教育等を通じてお互いの身心や心を思いやる豊かな人間関係を構築できるコミュニケーション能力の向上を図るため，行政と当事者，NGOとの連携が重視されている．

HIV感染症，エイズは多剤併用療法（HAART）の開発により，日本など医療保障が得られる国においては「不治の特別な病」から「制御可能な慢性疾患」に移りつつある．医療の提供のため，全国には総合的なエイズ診療を行うエイズ治療拠点病院と，各都道府県にHIV医療体制の中心となる中核拠点病院が設置され，診療所等と連携しながら医療体制の整備が図られている．

歯科医療現場におけるHIV感染者に対する診療忌避の姿勢に対して，2005（平成17）年には厚生労働省から都道府県への依頼文書を通じ，「HIV感染症についての正しい理解を図り，適切な感染防止策を講じて，感染者等に対する歯科医療の確保を図る」よう周知が図られている．

HIV感染者の口腔ケアの実施はカンジダ症の予防や栄養改善など発症予防につながることが期待されるほか，エイズの発症前に口腔カンジダ症の発現をみることが多く，歯科受診が早期発見，早期治療に寄与しうることは特記すべきである．

5—メチシリン耐性黄色ブドウ球菌（MRSA）感染症

MRSAは，抗生物質の使用による菌交代現象として出現した．

MRSA感染症は医療従事者を介して患者から患者へと伝播していく院内感染症として，老人，手術直後の成人などの抵抗力の衰えた患者（compromised host）によく発生する．入院患者や在宅老人の訪問診療や訪問歯科保健指導にあたっては，MRSAを媒介することがないよう，手洗いや器具の取り扱いに注意が必要である．

6 その他の感染症

1—ハンセン病

らい菌を病原体とする慢性の感染症で，感染力は弱く，感染しても発症することはきわめてまれである．多剤併用療法の適用によってハンセン病は完治する疾患となっているが，皮膚，末梢神経などが侵され後遺症により容貌に影響をきたすために，これまで社会からいわれなき差別を受け，幾多の辛酸を味わってきた．1996（平成8）年に廃止された「らい予防法」による隔離政策のために社会復帰できない人もおり，今後ハンセン病に対する差別や偏見を払拭し，患者の社会復帰や人々の理解を求める啓発が重要である．人権侵害に対する元患者らによる国家賠償請求訴訟には2001（平成13）年に国が敗訴，同様に元患者の家族による訴訟には2019（令和元）年に国が敗訴し，元患者や家族への補償，支援が行われている．

2—新型インフルエンザ（A/H1N1）

従来とは異なる新たなインフルエンザウイルスにより人から人へ感染することを，2009（平成21）年にWHOが公表し，同年にはアメリカから帰国した乗客4名の感染が確認，そのうち1名が新型インフルエンザを発症した．強毒性の鳥インフルエンザ（H5N1，H7N9）が二類感染症に，その他の鳥インフルエンザは四類に分類されているが，新型インフルエンザに対しても発生直後から対応できるよう，2012（平成24）年に新型インフルエンザ等対策特別措置法が成立し，対策が図られている．これらに該当しない季節性インフルエンザは五類に分類されている．

3—成人T細胞白血病（ATL）

ヒトT細胞白血病ウイルス（HTLV-1）感染によるもので，発症すれば花びら様の異常リンパ球が出現し，予後不良な血液腫瘍である．感染経路は母子感染，性交渉（特に男性から女性へ）および輸血で，日本の感染者は100万人弱と推定されるが，発症するのはキャリアのうち，ごくわずかである．2011（平成23）年から保健所における抗体検査，相談指導が実施されることとなった．

4―ウイルス性食中毒

ノロウイルス，A 型肝炎ウイルスその他，急性胃腸炎を発症するウイルスを原因とするもので，生カキなどの魚介類を主な感染源とする．

細菌性食中毒が夏季に多いのに対して，ウイルス性食中毒は冬季に特に多く発生する．なかでもノロウイルスによるものは，2006（平成 18）年に 2 万 7000 人余りに発生して以来，2012（平成 24）年には 17,632 人と，1 万人を超える発生をみている．死者は出ていないものの，原因物質別では患者数が最も多い食中毒である．なお，新型コロナウイルス感染症の拡大がみられた 2021（令和 3）年の患者数は 4,733 人であった．

感染者からの二次汚染によるものが多く，発生予防には調理前の手洗いの徹底と調理器具の衛生管理が重要である．

5―新型コロナウイルス（COVID-19）感染症

中国の武漢において 2019（令和元）年末に発生し，全世界に拡大したとされる新型コロナウイルス（COVID-19）感染症は，発熱・咳などの初発症状のほか，嗅覚・味覚障害や消化器症状・神経症状を伴うこともあり，重症化すると肺炎を発症する．感染者の死亡率は 1.6%とされるが，80 代以上で感染者の 11.1%，70 代では 5.2%と，高齢者ほど重症化するリスクが高い（2022（令和 4）年 11 月現在）．ただし無症状感染者からの感染があり，若年無症状感染者から会話などを通じた飛沫感染による高齢者への伝播が危惧され，WHO は「一に検査，二に検査，三に検査」を呼びかけた．

日本では感染症法に基づく指定感染症とするほか，新型インフルエンザ等感染症と位置づけ，ウイルス遺伝子を調べる PCR 検査を公費負担としたが対象は有症状者あるいは発症者との濃厚接触者に限られているため，感染報告数は実態よりも少ない可能性がある．2020（令和 2）年 1 月に武漢市から帰国して肺炎を発症した患者がわが国の第一号とされ，2023（令和 5）年 1 月上旬に述べ 3000 万人以上が陽性，死者は 6 万人弱と発表されている．

III 院内感染とその防止

1 歯科医療と安全対策

歯科治療には，外科手術をはじめ，根管治療から歯石除去，歯磨き指導など，観血処置が多い．そのため医療行為を通じて菌血症が生じやすいだけでなく，高速回転の切削による血液・唾液や歯垢中の細菌の飛散，汚染された器具による病原体の媒介など，術者や診療室，他の患者に汚染を広げる危険が絶えずある．

また，診療室では各種感染症の病原巣となる人々に対する処置が行われうるので，ほかの受診者に対する，さまざまな経路を介した水平感染が起こりうる．このような**院内感染**の 1 つとして，歯科用器具を通じたウイルス性肝炎等の感染の可能性がある．

さらに最近は，慢性疾患や高齢のため，あるいは免疫抑制剤等の投与により免疫力の低下した患者への**日和見感染**も増えており，医療従事者を介した MRSA 等の院内感染は，致命的な急性の転帰をたどることがある．

適切な感染予防対策をとれば，これらの感染は防ぐことができる．また過度の予防的対処による受診者への差別をなくすためにも，感染症と感染予防に関する正しい知識を，診療室のすべての従事者が理解しておくことが重要である．2007 年には医療法改正により，一般の歯科診療所にも院内感染防止のマニュアルの整備，職員の研修の実施などが義務づけられている．

2 院内感染予防対策

1―感染源対策

ウイルス性感染症については，本人にも自覚のないキャリアが圧倒的に多く，感染直後は検査が陰性で強力な感染力をもつ時期もあるので，キャリアであることが明らかな特定の人のみを対象とする予防対策は無意味であり，その他の，圧倒的に数の多い無自覚なキャリアに関わる対策を怠ることとなり，きわめて危険である．したがって，血液を介した感染についてはすべての患者が感染源となりうると仮定して，あらゆる患者について同等の対処を図る**ユニバーサルプリコーション**が唯一

COLUMN

抗体検査の陰性は危険信号？

感染有無は抗体の存在で確認しうるが，病原体が侵入し増殖し始めてから抗体検査が陽性となるまでの期間をウインドウピリオドという．HIV では感染後 2 か月以上というこの期間は，抗体の産生が十分でないため抗原が急上昇し，抗体検査は陰性でも，最も他人に感染させやすい状態にある．

また，ウイルスの感染力は血液中のウイルス数によって異なり，HBV（e 抗原陽性）キャリアでは血液 1 cc 中の抗原数が約 1 億あるいはそれ以上というのに対し，無症候の HIV キャリアでは 100～数千単位とされる．この差は「HBV 陽性の血液 1 cc を 25 m プールの水で希釈しても感染力を保つのに対し，HIV 陽性の血液 1 cc をビールジョッキで 1,000 倍に希釈すれば感染力を失う」と表現しうる．

感染経路や感染力がきわめて限定される HIV は，唾液中にほとんど検出されず，手指や器具の水洗を中心とする消毒と，血液にさらされた器具の滅菌を実施すれば感染を防ぐことができ，「滅菌，消毒，洗浄の原則を十分に守ればエイズ患者の歯科治療は特に問題はない」（日本歯科医師会）とされている．一方，肝炎ウイルスによる感染の可能性を除去するには，唾液を含む患者の体液に触れたすべての器具の滅菌が必要である．一歯科診療所当たり 1 日ほぼ 1 名の受診者に相当する HBV あるいは HCV のキャリアの大多数が感染について無自覚であることを考えると，すべての受診者が肝炎ウイルス保持者である可能性を前提とする対策を実施し，「HIV 感染者も受け入れます」といえる診療所だけが，感染防御の基本的な知識と対策を備えており，安心して受診できるといえる．

の安全策とされるようになった.

今日では汗を除くあらゆる体液や排泄物を感染源となる可能性のあるものとして取り扱う**スタンダードプリコーション**（全般予防策）が推奨されている.

感染予防において重要なのは，人権への配慮である．キャリアであることが判明している受診者についてのみ，特別の配慮をすることの危険性は上述の通りであるが，過剰な防御姿勢やプライバシーの漏洩の可能性は人権侵害になるだけでなく，感染者の受診機会を制限して健康の維持・回復を妨げることになる.

2—感染経路対策

臨床現場において感染症患者との接触を避けることはできないが，歯科治療や外科処置におけるゴム手袋，マスク，メガネの着用は病原体や感染源と術者との接触機会を制限する．しかし，これらは患者間の診療機器を介した水平感染の防御にはほとんど意味がない.

汚染の拡大を防止するには，汚染が予測されるライトハンドル，3ウェイシリンジなど，汚染後の滅菌が困難な部位をあらかじめラップで防御するバリアテクニック，患部や口腔粘膜等に触れて体液に汚染された手指が接触する場所を制限するゾーンシステム，治療前の含嗽と口腔清掃，エアバキュームの使用や換気による室内浮遊粉塵による汚染防止等の対処が効果的である.

血液に汚染された診療器具を通じた感染防御の基本はディスポーザブル器具の使用，あるいは確実な滅菌処置である．切削バー，リーマー，ファイル等は超音波洗浄後，オートクレーブ滅菌が不可欠であり，口腔内で使用するハンドピースも患者ごとに滅菌する．すべての微生物を殺滅または除去する滅菌と異なり，煮沸や薬液による消毒は病原微生物の数を減らすのみで，ウイルス感染を完全に防ぐことはできない.

歯科診療において従事者が感染する機会が最も多い針刺し事故のほとんどがリキャップ時である．片手でリキャップする方法を診療室ごとに周知したうえで，針刺し事故が生じた場合に，感染の可能性を確認するとともに抗体血清の適用を含めた対処を，歯科診療所の実情に応じて院内感染防止マニュアルに記しておくことが必要である．印象材や模型を通じた歯科技工室の汚染防止，廃棄物の処理等についても，明確に記さねばならない.

3—感受性対策

医療従事者には，みずからを感染から守る以上に，患者を保護する重大な責任がある．感染予防上特に重要なのは，免疫力が低下している易感染性宿主（compromised host）である（p.62 日和見感染参照）．感染源として患者を区別することは無意味なばかりか危険であるが，感染に対する感受性の高い受診者には有病者同様に診療上の配慮が必要である.

歯科医療従事者にはHBVワクチン接種が推奨されているが，その有効性には限界がある上，C 型肝炎ウイルスをはじめ，B 型肝炎ウイルス以外の感染源には無効であるので，過度の期待と依存をしないことが重要である．

3 感染者の人権擁護

感染症法の前文（p.62 参照）にも記されている通り，予防対策や医療の普及において「感染症等の患者の人権を尊重」することが，きわめて重要な課題とされている．院内感染予防や歯科治療においても，感染者をウイルスや細菌の感染源ではなく，患っている人として対処をすることが求められる．そのためには，病気に対する抵抗力を弱めないよう，診療や術者を通じた新たな感染から防御すること，ならびにプライバシーを保護するために，診療録の扱いや治療中の言動に配慮することがきわめて重要である．

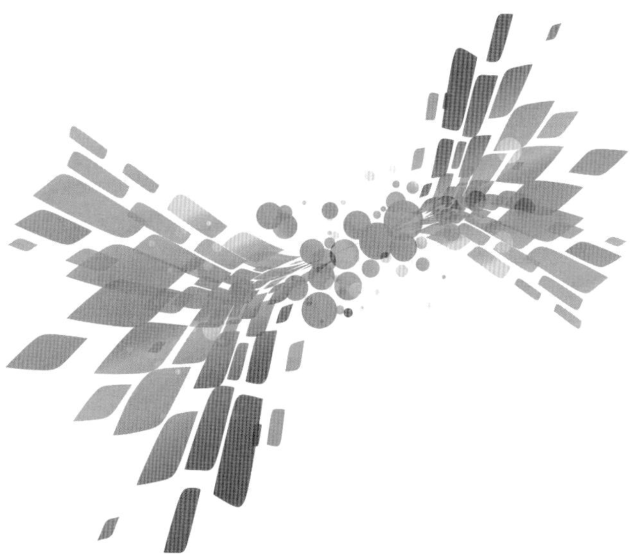

6 章

HYGIENE & PUBLIC HEALTH

食品と健康

INTRODUCTION

人が健康な生活を維持し，さらにその質を向上させていくためにエネルギーと栄養素が必要である．一方，これらの栄養は自分で産生することはできないため，食事として摂取することが必要となる．しかし，必要な栄養が含まれる食事をただ食べているだけでよいのだろうか．空腹感から食事をすると一応食欲は満たされるが，1 人でただ黙々と摂取するだけでは物足りなさを感じた経験がある人も多いと思う．家族や親しい人と和やかに食事をするときは心もなごみ，食欲も増す．食事の場は単に栄養の摂取のみならず，家族団らんをはじめ，人と人とのコミュニケーションを深めるなど，食育の場としても重要である．

また，近年，種々のメディアから非常に多くの健康関連食品の情報が発信されている．日本の食品制度を含めた食に関する基礎知識を十分理解していなければ，デンタルスタッフが適切な歯科保健指導の遂行に支障をきたすことも予想される．本章において，国民栄養の現状と食育，さらには食品衛生について深く修得することが望まれる．

I 国民栄養の現状

1 食事摂取基準

国民が健康な生活を保持していくための指標として，厚生労働省は2005（平成17）年から，これまで5年ごとに改定してきた「日本人の栄養所要量」を，第7次改定にあたり「**日本人の食事摂取基準**」として取りまとめた．その後，2010年版（2010～2014年），2015年版（2015～2019年），2020年版（2020～2024年）の3回改定されている．日本人の食事摂取基準とは，**健康増進法**に基づき，厚生労働大臣が定めるものとされ，国民の健康の保持・増進を図るうえで摂取することが望ましい**エネルギー**と**栄養素**の量の基準を示すものであり，主な対象は，健康な個人ならびに健康な人を中心として構成されている集団である．なお，2020年版では，科学的根拠に基づく策定を基本とし，健康の保持・増進，生活習慣病の発症予防及び重症化予防に加え，高齢者の**低栄養予防**や**フレイル予防**も視野に入れて策定を行っている．

2015年版以降では**エネルギー**の摂取量および消費量のバランス（エネルギー収支バランス：**図6-1**）の維持を示す指標として年齢区分別の**体格指数**（body mass index：BMI）が採用されている（**表6-1**）．**栄養素**は3つの目的からなる5つの指標で構成する．具体的には，**表6-2**および**図6-2**に示すように，摂取不足の回避

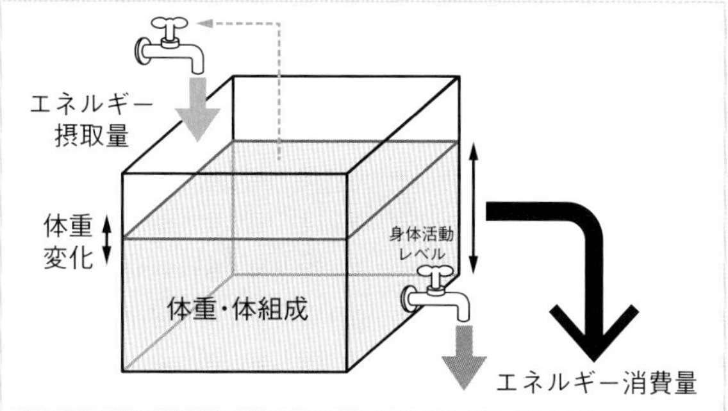

図6-1　エネルギー出納バランスの基本概念

（厚生労働省：日本人の食事摂取基準（2020年版）[1]より）

表6-1　エネルギー収支バランスの目標とするBMIの範囲（18歳以上）

年齢（歳）	目標とするBMI（kg/m^2）
18～49	18.5～24.9
50～64	20.0～24.9
65～74	21.5～24.9
75以上	21.5～24.9

（厚生労働省：日本人の食事摂取基準（2020年版）[1]より）

表6-2　栄養素の指標

目的	指標
摂取不足の回避	推定平均必要量
	推奨量
	目安量（上記の指標で推定できない場合の代替指標）
過剰摂取による健康障害の回避	耐容上限量
生活習慣病の予防	目標量

（厚生労働省：日本人の食事摂取基準（2020年版）[1]より）

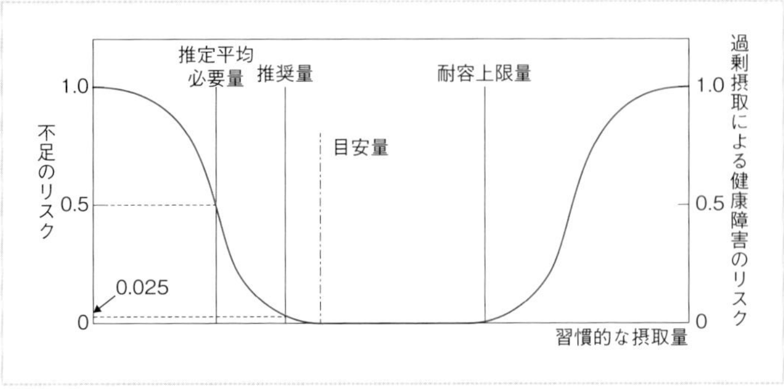

図 6-2　食事摂取基準の 4 つの栄養素の指標を理解するための概念図
目標量は別途定められるためここでは図示できない.
（厚生労働省：日本人の食事摂取基準（2020 年版）[1]より引用，一部改変）

を目的とする 3 種類の指標，過剰摂取による健康障害の回避を目的とする指標，および生活習慣病の予防を目的とする指標である．たとえば，たんぱく質では不足のリスクが 0.5(50%) である**推定平均必要量**および，不足のリスクが 0.025(2.5%) となる**推奨量**，生活習慣病の予防のためのエネルギー比率に関する**目標量**および 1 歳未満では良好な栄養状態を維持するのに十分な量とされる**目安量**が定められている．ビタミンではビタミン（A，B_6，D，E），ナイアシン，葉酸において**耐容上限量**が定められている．また，ナトリウム（食塩相当量）の**目標量**は高血圧症予防の観点から 18 歳以上の男性では 7.5 g/日未満，女性では 6.5 g/日未満と規定されている．なお，高血圧及び慢性腎臓病の重症化予防を目的とした量として，6 g/日未満と設定した.

2 食生活指針と食事バランスガイド

先に述べた「**食事摂取基準**」は定量的な摂取量を栄養素別に示す専門家向けの基準であるのに対して，「**食生活指針**」は一般の人々が生活習慣病予防として取り組む食生活の改善を定性的に示した内容となっている（**表 6-3**）.

また，食生活指針を具体的な行動に結びつけ，一日に「何を」「どれだけ」食べたらいいのかを，コマの形と料理のイラストで表現した「**食事バランスガイド**」も策定されている（**図 6-3**）．コマの軸は食事に不可欠な水分，コマの本体は主食，副菜，主菜，牛乳・乳製品，果物の 5 つの料理区分から構成されており，コマのヒモに楽しく適度に取り入れたいものとして菓子・嗜好飲料類が示されている．また，運動によりコマは安定して回転し，それぞれのバランスがよくないとコマは倒れてしまうことを表現している．このように，食事の選択に際して何をどう組み合わせて食べるとバランスがよくなるのかを，誰でもひと目で理解することができる内容となっている.

表 6-3　食生活指針（2000 年策定，2016 年 6 月一部改訂）

①食事を楽しみましょう
②1 日の食事のリズムから，健やかな生活リズムを
③適度な運動とバランスの良い食事で，適正体重の維持を
④主食，主菜，副菜を基本に，食事のバランスを
⑤ごはんなどの穀類をしっかりと
⑥野菜・果物，牛乳・乳製品，豆類，魚なども組み合わせて
⑦食塩は控えめに，脂肪は質と量を考えて
⑧日本の食文化や地域の産物を活かし，郷土の味の継承を
⑨食料資源を大切に，無駄や廃棄の少ない食生活を
⑩「食」に関する理解を深め，自分の食生活を見直してみましょう

（厚生労働省，農林水産省，文部科学省により決定）

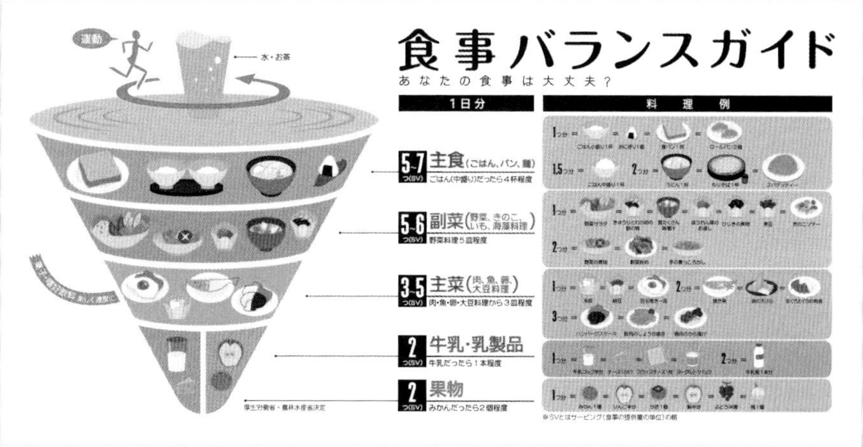

図 6-3　食事バランスガイド　（農林水産省：食事バランスガイド拡大図[2]より）

3 国民栄養の現状

1―栄養状態の評価

栄養状態の評価は，食事調査に代表される食事中の栄養素の観点からみた間接的評価だけでなく，人体的側面から直接的かつ総合的に評価する必要がある．体格指数は身長と体重から算出される栄養状態を示す指数で，非侵襲的に簡便に計測できる．そのため，ライフステージに応じた栄養状態の評価には，エネルギー収支バランスを示す指標として，BMI に加えて小児を対象とする体格指数が用いられることがある．

・乳幼児：**Kaup 指数**［体重（kg）/身長（m）^{2}］（判定：肥満 22 以上，やせ 13～15）
・児童：**Rohrer 指数**［体重（kg）/身長（m）^{3}×10］（判定：肥満 160 以上，やせ 99～117）
・成人：**BMI**［体重（kg）/身長（m）^{2}］（18～49 歳の判定：肥満 25.0 以上，やせ 18.5 未満）

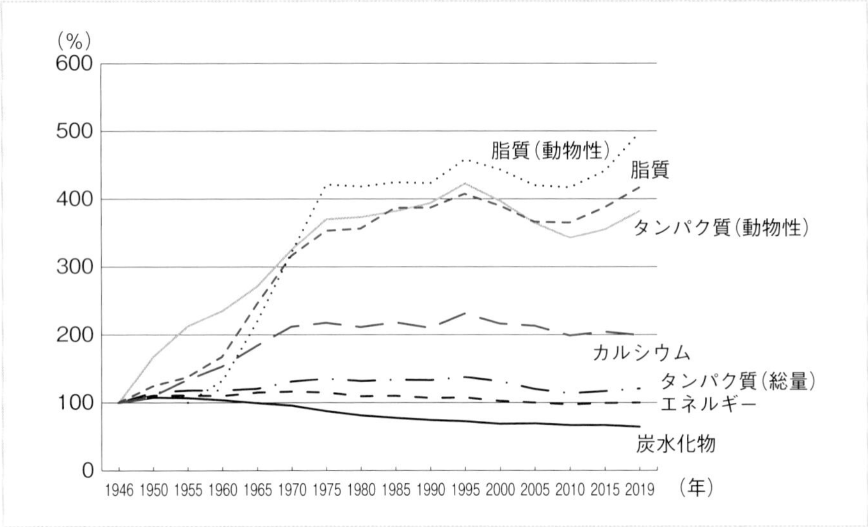

図 6-4　栄養素などの摂取量の推移（厚生労働省：国民健康・栄養調査[3]より）
各栄養素等は 1946 年の摂取量を 100 として算出
（動物性脂質は 1955 年の摂取量を 100 として算出）

2─国民健康・栄養調査

国民健康・栄養調査は 2003（平成 15）年の健康増進法に基づき，国民の身体状況，栄養素などの摂取状況および生活習慣の状況を明らかにし，国民の健康の増進の総合的な推進を図るための基礎資料を得ることを目的として実施される．国の行う一般統計調査であり，毎年実施されている．2019（令和元）年調査の基本項目は，①身体状況および糖尿病等に関する状況，②栄養・食生活に関する状況，③身体活動・運動および睡眠に関する状況，④飲酒・喫煙に関する状況，⑤歯・口腔の健康に関する状況，⑥地域のつながりに関する状況である．

3─食生活の変遷と栄養の問題点

1945（昭和 20）年の第二次世界大戦後のおよそ 10 年間において日本は経済復興期を迎え，食料の増産や輸入食品の増加などから戦後の食糧難（低栄養）を乗り越えて栄養状態は回復したが，その後の高度経済成長期では畜産食品と油脂類の増加など飽食の時期を迎え，食生活の質的変化をきたすようになっていく．**図 6-4** に示すように，これらは 1946（昭和 21）年以降，毎年実施している国民健康・栄養調査（当時は国民栄養調査）において確認することができる．たとえば，1946 年のエネルギーおよび各栄養素の摂取量を 100%とし，その後の変化をみると，総摂取エネルギー量ではあまり変化は認められないが，炭水化物は減少傾向にあるものの，脂質（動物性脂質）および動物性タンパク質は約 4 倍，カルシウムは約 2 倍に増加している．このような変化が著しく起こったのは戦後から 1975（昭和 50）年頃までの間であるが，これ以降の安定経済成長期に入ると食の欧米化が進み，過剰

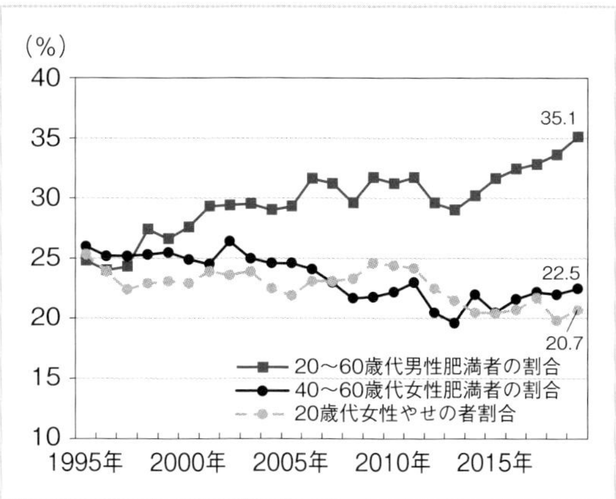

図 6-5　**男女別の体格指数（BMI）の年次推移**（厚生労働省：国民健康・栄養調査[3]より）

肥満者：BMI 25 以上，やせの者：BMI 18.5 未満

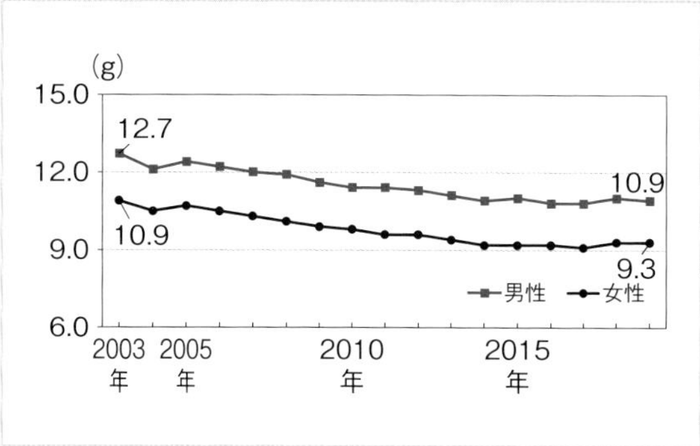

図 6-6　**食塩摂取量の年次推移（男女別）**（厚生労働省：国民健康・栄養調査[3]より）

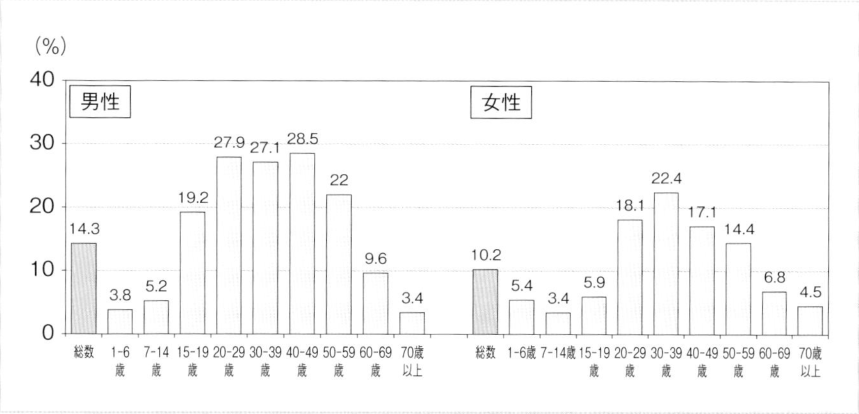

図 6-7　**朝食の欠食率（性・年齢別）**（厚生労働省：令和元年国民健康・栄養調査報告[4]より）

栄養による肥満が問題となり始めるのである．

ここで，近年の男女別体格指数（BMI）の年次推移を**図 6-5** に示す．1989（平成元）年以降は経済停滞期となるが，豊かな食生活の中で過食や脂質の過剰摂取による肥満が増大している．20～60 歳代の男性では BMI 25 以上の肥満者の割合が 2006 年以降 3 割を超えた状態で推移した．2019 年では 35.1%となっている．一方，女性では BMI 18.5 未満のやせ（低体重）の割合が高くなり，特に近年，若年女性のやせ志向から 20～29 歳の年代において高くなっているが，2009（平成 21）年をピークに現在ではやや減少傾向にある．

過剰な摂取が高血圧症などの生活習慣病と深く関係する食塩摂取量の動向をみると，男女とも近年では減少傾向にあるものの，2019（令和元）年では男性 10.9 g/日，女性 9.3 g/日で，依然として食塩摂取基準の目標値を大きく上回っている（**図 6-6**）．

また，近年，増加傾向にある朝食の欠食も大きな問題である．現在では**図 6-7** に示すように朝食の欠食率は男性 14.3%，女性 10.2%であり，男性では 15～19 歳，女性では 20 歳代から欠食率が急激に高くなっている．

4 健康食品対策

1—保健機能食品制度

健康食品は広く消費者に知られており，内閣府のアンケート調査において消費者のおよそ 75%が利用したことがあると答えている．しかし，健康食品は法令上に規定された用語ではない．

これに対して，保健機能食品制度とは，健康食品のうち，国が安全性や有効性等を考慮して設定した規格基準等を満たした食品を「**保健機能食品**」と称して保健機能や栄養機能を表示することを認める制度であり，食品の目的や機能等の違いにより，「**特定保健用食品**」，「**栄養機能食品**」および後述する「**機能性表示食品**」の 3 つに分けられる．

栄養機能食品とは高齢化・食生活の乱れ等により，通常の食生活を行うことが難しく，1 日に必要な栄養成分を摂れない場合に，その補給・補完のために利用してもらうための食品をいう．ビタミン 13 種「ビタミン（A，B_1，B_2，B_6，B_{12}，C，D，E，K)，ナイアシン，葉酸，ビオチン，パントテン酸」，ミネラル 6 種（亜鉛，カリウム，カルシウム，鉄，銅，マグネシウム）および脂肪酸（n-3 系脂肪酸）が認可されている．たとえば，「カルシウムは，骨や歯の形成に必要な栄養素です」などと表示されている．なお，栄養機能表示だけでなく注意喚起表示等も示す必要がある．

特定保健用食品とは，食生活において特定の保健の目的で摂取をする者に対し，その摂取により当該保健の目的が期待できる旨の表示をする食品で，2022（令和 4）年 9 月現在 1059 品目が認可されている．たとえば「血糖値が気になる方に適する食品です」などの健康強調表示ができる．歯科関係の認可食品では「むし歯の原因になりにくい食品です」や「歯を丈夫で健康にする食品です」などが表示されている．

特定保健用食品には個別許可型として，関与成分の疾病リスク低減効果が医学的・栄養学的に確立されている場合，この表示を認める特定保健用食品（疾病リスク低減表示）や，許可実績が十分であるなど科学的根拠が蓄積されている関与成分について規格基準を定めて許可する特定保健用食品(規格基準型)がある．さらに，特定保健用食品の審査で要求している有効性の科学的根拠レベルには届かないものの，一定の有効性が確認される食品を，限定的な科学的根拠である旨の表示をすることを条件として許可対象と認める「条件付き特定保健用食品」もある．

2—特別用途食品制度

特別用途食品とは，乳児，幼児，妊産婦，病者などの発育，健康の保持・回復などに適するという特別の用途について表示するもので，病者用食品，妊産婦・授乳婦用粉乳，乳児用調製乳および**えん下困難者用食品**がある．病者用食品では低タン

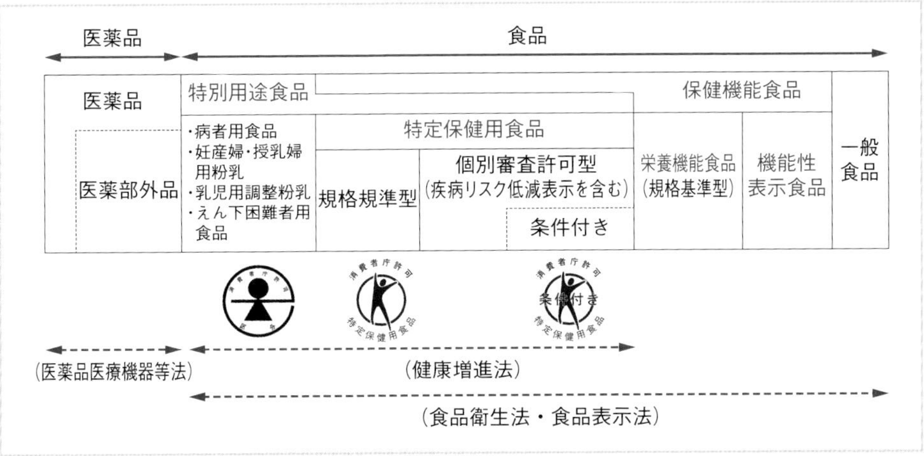

図 6-8　食品と医薬品の分類

パク質などの許可基準型と個別評価型に分類される．また，以前は高齢者用食品とされてきたものやとろみ調整用食品は，えん下困難者用食品に整理された．表示事項として，硬さ・付着性・凝集性に関連する許可基準区分，喫食の目安となる温度，包装 1 個当たりの重量，熱量，たんぱく質，脂質，炭水化物およびナトリウム量，さらには医師，歯科医師，管理栄養士等の相談指導を得て使用することが適当である旨の表示が規定されている．

3—機能性表示食品制度

2015（平成 27）年に，**食品表示法**より一定条件を満たせば事業者責任で機能性表示を可能とする新たな機能性表示食品制度が導入されることとなった．これは，事業者が根拠となる実験結果や論文を消費者庁に届ければ，事業者の責任において健康の維持・増進に関する効能を商品に表示できるものである．この機能性表示食品では，健康の維持・増進の範囲内なら，身体の特定の部位に言及した表現も可能となり，「肝臓の働きを助けます」「目の健康維持に適しています」などが認められる．ただし，消費者庁は成分と表示が正しいかチェックを行い，不適切な場合は改善を指導する．2022（令和 4）年 5 月時点で 4961 件が機能性表示食品として公表されている．

図 6-8 に食品と医薬品の分類および許可証票（マーク）を示す．薬効成分を含む歯磨剤などの医薬部外品を含めた医薬品は「医薬品，医療機器等の品質，有効性および安全性の確保等に関する法律（医薬品医療機器等法）」にて規定されているのに対して，特別用途食品や特定保健用食品は健康増進法に基づき，内閣総理大臣から権限を委任された消費者庁長官により特別用途食品および特定保健用食品の許可証票表示が許可される．

4―栄養表示制度

現在わが国では，かつてないほど多種多様の食品が豊富に出回っており，そのなかでも加工食品の占める割合は大きくなっている．栄養表示制度では，国民の健康づくりに資するような食品選択を支援する観点から，食品表示法に基づき，市販食品で熱量や栄養成分に関する何らかの表示を行う場合は，その表示方法を定めている．たとえば，エネルギーの「低」の基準は 100 mL 当たり 20 kcal 以下であり，**図 6-9** のように低カロリーだけでなく，含有量を表示しなければならない．

○×ドリンク
低カロリー

（100mL・当たり）
エネルギー　16kcal
たんぱく質　0
脂　　質　0
炭水化物　4.0g
ナトリウム　16mg

内容量1缶250mL

図 6-9　栄養表示制度に基づく表示例（強調表示の例）
（厚生労働統計協会：国民衛生の動向 2014/2015[5] より）

5―介護食品

図 6-10 に示すように 60 歳以上では男女ともに「何でもかんで食べることができる者の割合」は著るしく減少する．

2015（平成 27）年 3 月に農林水産省は，咀嚼力が衰えた高齢者などでも無理なく消化できて栄養が摂取できる「介護食品」の普及に向けて「スマイルケア食」という愛称と**図 6-11** に示すように，介護食品を 3 つに再整理し，選ぶ際の参考となる早見表および 3 つの色のマークを設けた．この分類は「食機能に問題はないが栄養補給を必要とする：青マーク」の他に，「かむことに問題がある：黄マーク」「飲み込みに問題がある：赤マーク」に応じた 7 段階を設定している．

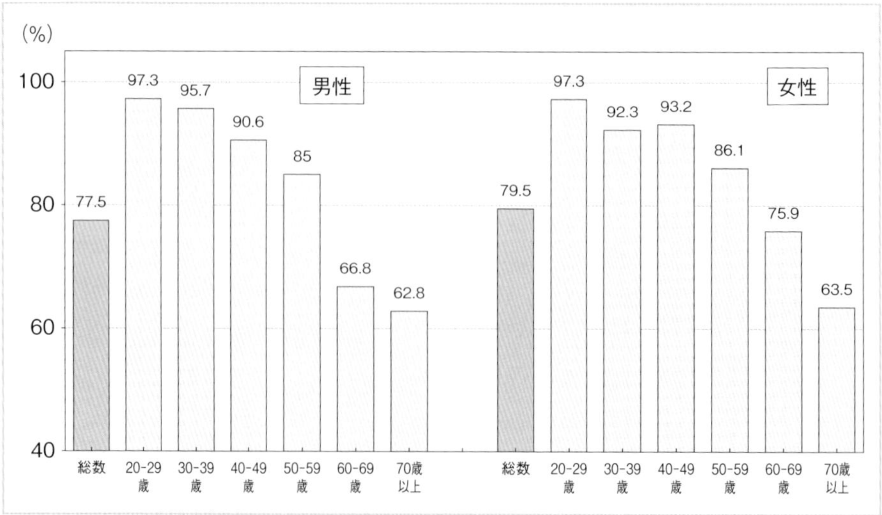

図 6-10　咀嚼の状況「何でもかんで食べることができる者の割合」
（厚生労働省：令和元年国民健康・栄養調査報告[4] より）

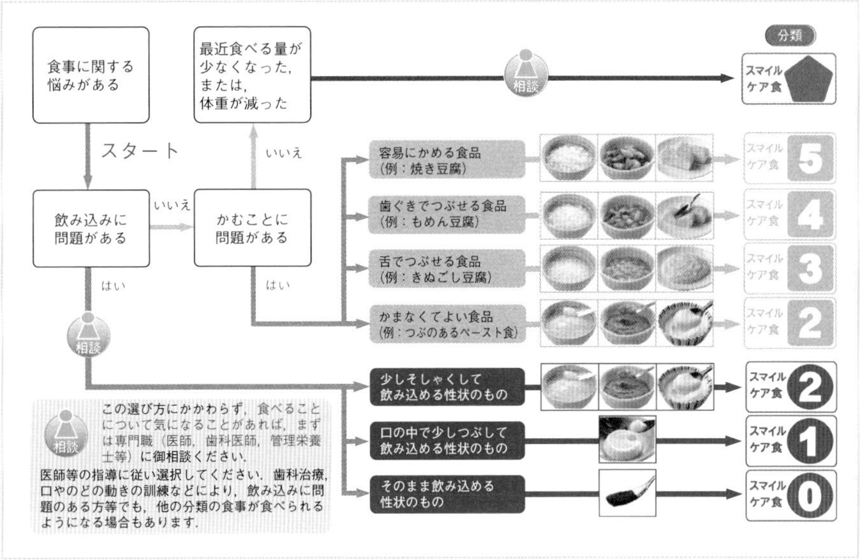

図 6-11　介護食品（スマイルケア食）の早見表

（農林水産省：「スマイルケア食の取り組みについて」[6]より）

食育

1 栄養・食生活と健康日本 21（第二次）

生活習慣病を予防し，健康寿命を延伸するためには，国民の健康の増進を形成する基本的要素となる栄養・食生活を含めた生活習慣の改善が重要である．第 7 章で述べる健康日本 21（第二次）（p.107 参照）では，生活の質の向上とともに，社会環境の質の向上のために，食生活，食環境の双方の改善を推進する観点から，**図 6-12** に示すように目標設定を行っている．**表 6-4** に，栄養・食生活に関する目標項目と目標値を示す．

2 食育基本法と食育推進基本計画

国民が生涯にわたって健全な心身を培い，豊かな人間性を育むことを目的として，2005（平成 17）年に**食育基本法**が制定された．翌年には，同法に基づく食育推進基本計画を策定し，国は 5 年間にわたり，都道府県，市町村，関係機関・団体等多様な主体とともに食育を推進してきた．その結果，すべての都道府県における**食育推進計画**の作成・実施，食育の推進に関わるボランティアの数の増加，内臓脂肪症候群（メタボリックシンドローム）を認知している国民の割合の増加，また，家庭，学校，保育所等における食育の進展等，食育は着実に推進されてきている．

しかしながら，生活習慣の乱れからくる糖尿病等の生活習慣病有病者の増加，子どもの朝食の欠食，家族とのコミュニケーションなしに一人で食事を摂るいわゆる「孤食」が依然として見受けられること，あるいは高齢者の栄養不足等，食をめぐる

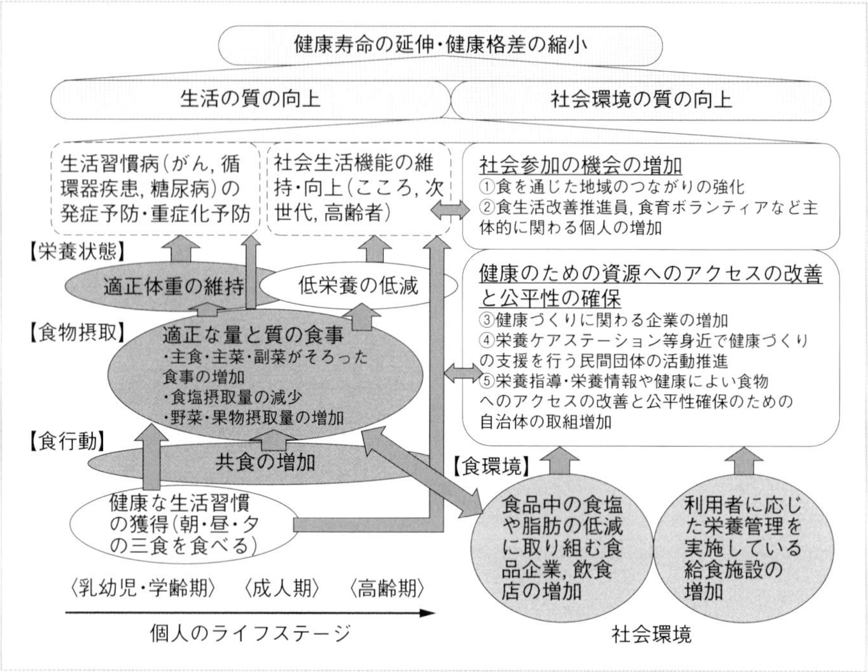

図 6-12　健康日本 21（第二次）栄養・食生活の目標設定の考え方

（厚生労働省：健康日本 21（第二次）の推進に関する参考資料[7]より）

表 6-4　健康日本 21（第二次）での栄養・食生活に関する目標項目と目標値

目標項目	2010 年度または 2011 年度	目標（2022 年度）
①適正体重を維持している者の増加 肥満（BMI 25 以上）， やせ（BMI 18.5 未満）の減少	20 歳～60 歳代男性の肥満者の割合：31.2% 40 歳～60 歳代女性の肥満者の割合：22.2% 20 歳代女性のやせの者の割合：29.0%	20 歳～60 歳代男性の肥満者の割合：28% 40 歳～60 歳代女性の肥満者の割合：19% 20 歳代女性のやせの者の割合：20%
②適切な量と質の食事をとる者の増加		
ア　主食・主菜・副菜を組み合わせた食事が 1 日 2 回以上の日がほぼ毎日の者の割合	68.1%	80%
イ　食塩摂取量の減少	10.6 g	8.0 g
ウ　野菜と果物の摂取量の増加	野菜摂取量の平均値：282 g 果物摂取量 100 g 未満の者の割合：61.4%	野菜摂取量の平均値：350 g 果物摂取量 100 g 未満の者の割合：30%
③共食の増加（食事を 1 人で食べる子どもの割合の減少）	朝食　小学生 15.3%，中学生 33.7% 夕食　小学生 2.2%，中学生 6.0%	減少傾向へ

（厚生労働省：健康日本 21（第二次）[7]より抜粋）

諸課題への対応の必要性はむしろ増している．

2021（令和 3）年度から 2025（令和 7）年度までの 5 年間を期間とする「**第 4 次食育推進基本計画**」では，下記の 3 つの重点課題を定め，これらを SDGs の観点から相互に連携して総合的に推進することとしている．

1. **生涯を通じた心身の健康を支える食育の推進**（国民の健康の視点）
2. **持続可能な食を支える食育の推進**（社会・環境・文化の視点）
3. **新たな日常やデジタル化に対応した食育の推進**（横断的な視点）

第 4 次食育推進基本計画における食育推進にあたっての 16 の目標と 24 の具体的な目標値を**表 6-5** に示す．

一方，歯科保健活動における食育推進においては，すべての国民が健やかで豊かな生活を過ごすため，8020 運動とともに，「**噛ミング 30**（カミングサンマル）」が提唱されている．これは学校現場や地域における食育を推進するための一助として，より健康な生活を目指すという観点から，ひとくち 30 回以上噛むことを目標とするもので「ゆっくりよく噛んで食べる」取り組みにもつながる．小児期から高齢期まで各ライフステージに応じた食べ方の支援や食品の物性に応じた窒息などの予防を含めた食べ方の支援など，歯科保健分野からの食育を推進することが示されている．

3 学校給食と食育

社会状況の変化に伴い，子どもたちの食の乱れや健康への影響がみられることから，学校は子どもへの食育を進めていく場として大きな役割を担っている．このような背景の中，学校全体の食に関する指導計画の策定，教職員間や家庭との連携・調整等において中核的な役割を担う職として 2005（平成 17）年から**栄養教諭制度**が開始された．さらに新しい学習指導要領の総則にも「学校における食育の推進」が明記され，各教科においても食育に関する記述が充実されるなど，学校関係者には積極的に食育の推進に努めることが求められるようになった．

文部科学省では，学校における食に関する指導を行う際の参考となるよう 2010 年「食に関する指導の手引」を作成した．同書では，学校における食育の必要性，食に関する指導の目標，栄養教諭が中心となって作成する食に関する指導に関わる全体計画，各教科等や学校給食の時間における食に関する指導の基本的な考え方や指導方法等を示している．先に述べた食育推進基本計画においても「朝食を欠食する子供の割合の減少」を目標に掲げている．

2007（平成 19）年に日本歯科医師会，日本歯科医学会，日本学校歯科医会，日本歯科衛生士会の 4 団体は「**食育推進宣言**」を公表した．これは，①食べ方を通して，生涯にわたって安全で快適な食生活を営むことを目的とした食育の推進，②あらゆる場と機会を通して，口の健康を守り，五感（視覚，聴覚，嗅覚，触覚，味覚）で味わえる食べ方ができる食育の推進など，歯科関連の職種が，国民すべてが豊かで健全な食生活を営むことができるよう，多くの領域と連携して食育を推進するこ

表 6-5　第４次食育推進計画における食育推進にあたっての目標と具体的な目標値

目標と具体的な目標値		現状値（2020 年度 ＊2019 年度）	目標値（2025 年度）
1	食育に関心を持っている国民を増やす		
①	食育に関心を持っている国民の割合	83.2%	90%以上
2	朝食又は夕食を家族と一緒に食べる「共食」の回数を増やす		
②	朝食又は夕食を家族と一緒に食べる「共食」の回数	週 9.6 回	週 11 回以上
3	地域等で共食したいと思う人が共食する割合を増やす		
③	地域等で共食したいと思う人が共食する割合	70.7%	75%以上
4	朝食を欠食する国民を減らす		
④	朝食を欠食する子供の割合	4.6%＊	0%
⑤	朝食を欠食する若い世代の割合	21.5%	15%以下
5	学校給食における地場産物を活用した取組等を増やす		
⑥	栄養教諭による地場産物に係る食に関する指導の平均取組回数	月 9.1 回＊	月 12 回以上
⑦	学校給食における地場産物を使用する割合	−	90%以上
⑧	学校給食における国産食材を使用する割合	−	90%以上
6	栄養バランスに配慮した食生活を実践する国民を増やす		
⑨	主食・主菜・副菜を組み合わせた食事を１日２回以上ほぼ毎日食べている国民の割合	36.4%	50%以上
⑩	主食・主菜・副菜を組み合わせた食事を１日２回以上ほぼ毎日食べている若い世代の割合	27.4%	40%以上
⑪	１日当たりの食塩摂取量の平均値	10.1 g＊	8 g 以下
⑫	１日当たりの野菜摂取量の平均値	280.5 g＊	350 g 以上
⑬	１日当たりの果物摂取量 100g 未満の者の割合	61.6%＊	30%以下
7	生活習慣病の予防や改善のために、ふだんから適正体重の維持や減塩等に気をつけた食生活を実践する国民を増やす		
⑭	生活習慣病の予防や改善のために、ふだんから適正体重の維持や減塩等に気をつけた食生活を実践する国民の割合	64.3%	75%以上
8	ゆっくりよく噛んで食べる国民を増やす		
⑮	ゆっくりよく噛んで食べる国民の割合	47.3%	55%以上
9	食育の推進に関わるボランティアの数を増やす		
⑯	食育の推進に関わるボランティア団体等において活動している国民の数	36.2 万人＊	37 万人以上
10	農林漁業体験を経験した国民を増やす		
⑰	農林漁業体験を経験した国民（世帯）の割合	65.7%	70%以上
11	産地や生産者を意識して農林水産物・食品を選ぶ国民を増やす		
⑱	産地や生産者を意識して農林水産物・食品を選ぶ国民の割合	73.5%	80%以上
12	環境に配慮した農林水産物・食品を選ぶ国民を増やす		
⑲	環境に配慮した農林水産物・食品を選ぶ国民の割合	67.1%	75%以上

表6-5　つづき

13	食品ロス削減のために何らかの行動をしている国民を増やす		
⑳	食品ロス削減のために何らかの行動をしている国民の割合	76.5%＊	80%以上
14	地域や家庭で受け継がれてきた伝統的な料理や作法等を継承し、伝えている国民を増やす		
㉑	地域や家庭で受け継がれてきた伝統的な料理や作法等を継承し、伝えている国民の割合	50.4%	55%以上
㉒	郷土料理や伝統料理を月1回以上食べている国民の割合	44.6%	50%以上
15	食品の安全性について基礎的な知識を持ち、自ら判断する国民を増やす		
㉓	食品の安全性について基礎的な知識を持ち、自ら判断する国民の割合	75.2%	80%以上
16	推進計画を作成・実施している市町村を増やす		
㉔	推進計画を作成・実施している市町村の割合	87.5%＊	100%

（厚生労働省：「第４次食育推進基本計画」[8)]より）

とが示されている.

また，文部科学省は，2011（平成23）年に生涯を通じて健康な生活を送る基礎を培うことができるよう，歯・口の健康づくりの一層の推進を図る手引書として「生きる力を育む学校での歯・口の健康づくり」を発行した．この中で，「噛ミング30」に代表される食べ方の支援は健全な食生活を送るための基礎であると位置づけている．よく噛まずに食事をとる児童・生徒には肥満傾向が認められることや，咀嚼必要回数が多い食品であっても，学校給食の残食量に影響は認められないことが報告されている．学校給食がよく噛むことの重要性を学ぶ「生きた教材」として活用されるよう，献立内容の充実を図ることも求められる.

Ⅲ 食品衛生

わが国における食品衛生行政は1948（昭和23）年施行の**食品衛生法**に基づいて実施されている．同法では飲食に起因する衛生上の危害の発生を防止し，公衆衛生の向上および増進に寄与することを目的としている．したがって，その対象には食品のみならず，食品添加物，器具および容器包装，乳幼児が口にする機会のあるおもちゃなども含まれ，表示，検査，営業，食中毒患者の届け出などについても規定している．また，BSE発生などのさまざまな食品安全の問題に対して，2003（平成15）年に**食品安全基本法**が成立し，施行された.

1 食品の安全

1─食品表示

2015（平成27）年４月より**食品表示法**が施行された．これは，これまでの食品衛生法（5基準），農林物質の規格化等に関する法律（JAS法：52基準）および健

名称	スナック菓子
原材料名	じゃがいも（遺伝子組換えでない）， 食物油脂，食塩，デキストリン，乳糖， たんぱく加水分解物（小麦を含む） 酵素エキスパウダー，粉末しょうゆ， 魚介エキスパウダー（かに・えびを含む）
添加物	調味料（アミノ酸）
内容量	80 g
賞味期限	この面の右部に表示
保存方法	直射日光および高温多湿の場所を 避けて保存してください.
販売者	○○製菓株式会社 ○○県○○市○○丁目 1-1

栄養表示成分 （1 袋 80g 当たり）	
エネルギー	483 kcal
たんぱく質	3.8 g
脂質	35.3 g
炭水化物	37.6 g
ナトリウム （食塩相当量）	330 mg 0.8 g

図 6-13　食品表示基準に基づく表示例

康増進法（1 基準）に基づき定められていた 58 表示基準を統合し，消費者に分かりやすい食品表示とする制度である．消費期限と賞味期限，遺伝子組み換え食品およびアレルギー物質を含む食品の表示などに加え，先にも述べた機能性表示食品制度の創設，栄養表示制度での栄養成分表示の義務化などが含まれる．**図 6–13** にスナック菓子の表示例を示す．

1）消費期限と賞味期限

「消費期限」と「賞味期限」は食品によって使い分けられる．**消費期限**は，長く保存がきかない食品に表示されており，開封していない状態で保存したときに，食べても安全な期限を示す．お弁当や洋生菓子などが該当する．**賞味期限**は冷蔵や常温で保存できる食品に表示されており，開封していない状態でおいしく食べられる期限を示している．ただし，賞味期限を過ぎても食べられなくなるとは限らない．ハム・ソーセージやスナック菓子，缶詰などが該当し，図 6–13 にも賞味期限が示されている．

2）遺伝子組換え食品

2001（平成 13）年より食品衛生法において，遺伝子組換え食品・添加物の安全性審査が義務化され，また，その表示については，食品表示法に基づき規定されている．図 6–12 には「遺伝子組み換えでないじゃがいも」の使用が示されている．

3）アレルゲンを含む食品

アレルギー疾患を惹起することが知られている物質をアレルゲンとよぶが，これらを含む食品に起因する健康被害が認められる状況を考慮し，食品表示法に基づき，アレルゲンを含むとして表示を義務づける特定原材料（8 品目：えび，かに，くるみ，小麦，そば，卵，落花生，乳）と，表示を奨励する特定原材料に準ずるもの（20 品目：アーモンド，あわび，いか，いくら，オレンジ，カシューナッツ，キウイフルーツ，牛乳，ごま，さけ，さば，大豆，鶏肉，バナナ，豚肉，まつたけ，

表 6-6　代用甘味料の分類

分　類		甘味料	相対甘味度*
糖質系		パラチノース	0.5
		カップリングシュガー	0.42
		イソマルトオリゴ糖	0.4
糖アルコール		キシリトール	1.0
		ソルビトール	0.54
非糖質系	人工甘味料	アスパルテーム	100〜200
		サッカリン	300
	天然甘味料	ステビオサイド	400〜500

＊スクロースの甘味度を 1.0 とする

もも，やまいも，りんご，ゼラチン）が規定されている．図 6-13 には「えび，かに，小麦」の使用が示されている．

2—食品添加物

食品添加物は，保存料，甘味料，着色料，香料などが食品の製造過程または食品の加工・保存の目的で使用されている．たとえば保存料は食品の腐敗などを防ぎ，食中毒の予防という衛生面で大きな役割をはたす一方で，人が長期にわたって摂取し続けても安全なものでなければならない．日本では**食品衛生法**により化学的合成品だけでなく，天然物に対しても食品添加物としての規制がある．2022（令和 4）年現在，厚生労働大臣からの指針に沿った指定添加物は 472 品目，1995（平成 7）年の食品衛生法改正時までに使用されていた天然添加物を含む既存添加物は 357 品目である．なお，食品添加物表示が義務化されており，消費者庁が監督している．

食品添加物として用いられる甘味料には，**非・低う蝕誘発性の代用甘味料**であるキシリトールおよび D-ソルビトールなどの糖アルコールや，非糖質系の人工甘味料のサッカリンおよびフェニルアラニンとアスパラギン酸とがペプチド結合したアスパルテームがある．その他の非・低う蝕誘発性の代用甘味料には糖質系甘味料としてパラチノースやカップリングシュガーがあり，さらに天然の非糖質系甘味料としてステビオサイドも用いられている．代表的な代用甘味料と相対甘味度を**表 6-6** に示す．

3—食品の放射性物質対策

厚生労働省は 2011（平成 23）年の福島第一原子力発電所事故以降，食品に含まれる放射性物質について暫定規制値を定め，規制値を越える食品が市場に流通しないように出荷制限などの措置をとっている．2012（平成 24）年 4 月からは，飲料水，乳児用食品，牛乳とそれ以外の食品（一般食品）の 4 区分に対して食品から受ける線量の基準値を定めており，地方自治体においてこの基準値に基づく検査が行われている.

4—その他の食品の安全対策

1）残留農薬・残留医薬品

農薬には殺虫剤，除草剤，植物成長調整剤などがあり，人や動物に対して蓄積性や急性毒性，土壌や水の汚染を引き起こすものも含まれる．そこで，食品衛生法に基づく農薬の残留基準が設定されている．また，家畜などの飼料添加物や動物用医薬品においても監視している．

2）BSE 対策

1996（平成 8）年，イギリスにて牛海綿脳症（BSE）の病原体である BSE プリオンによる人への感染から変異型クロイツフェルト・ヤコブ病が発症した．これ以降，わが国でも輸入食肉と国産食肉の監視体制が強化された．

5—コーデックス委員会と HACCP

国連食糧農業機関（FAO）と WHO は消費者の健康を守り，食品貿易の公正な実施を確保し，自由な食品貿易を拡大する目的で FAO/WHO 合同食品規格計画に着手し，計画実施機関として国際食品規格委員会（コーデックス委員会）を設置した．食品群ごとに国際勧告規格，衛生取扱規範，残留農薬基準を作成している．

HACCP（Hazard Analysis and Critical Control Point：ハサップ）とは食品の安全性を確保するうえで重要な危害の原因となる物質および当該危害が発生するおそれのある工程の特定，評価および管理を行う衛生管理方式である．コーデックス委員会において HACCP を適応したガイドラインを採択したため，国際的に使用されている．日本では食品衛生法において，この概念を取り入れた衛生管理を「総合衛生管理製造過程」として承認する制度を設けている．

2 食中毒

1—食中毒の現状

食中毒とは食品を摂取してから比較的短期間のうちに下痢，腹痛などの激しい症状を呈する健康障害の総称である．医師は食中毒患者を診断した場合，直ちに最寄りの保健所へ届け出ることが**食品衛生法**で定められている．**図6-14**に示すように，過去 30 年間で 1998（平成 10）年をピークとして，年間発生件数は 3000 件から 700 件に，年間発生数は 4.6 万人から 1.1 万人と減少傾向にある．年間死者数は多い年では 20 名程度認めたが，2021（令和 3）年は 2 名であった．

2—食中毒の分類

食中毒は通常，病原性微生物によるもの，自然毒によるもの，化学物質によるものの 3 つに大別される．主な病因とその特徴を**表 6-7** に示す．特に**細菌性食中毒**の原因菌による食中毒発生のメカニズムを知っておくことは，発生時に原因菌や原

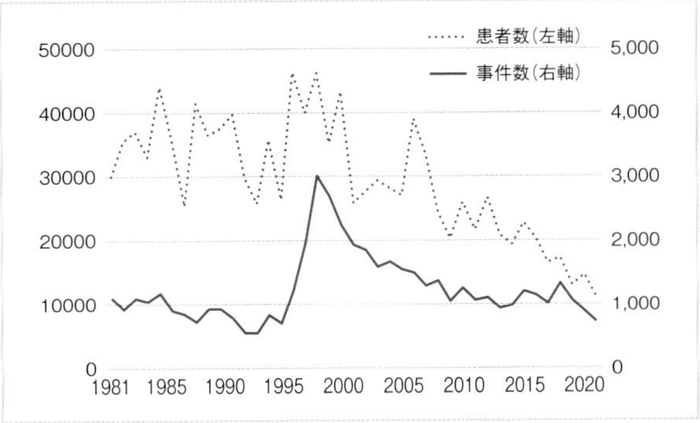

図 6-14　食中毒事件数，患者数の推移

（厚生労働省：「食中毒統計資料」[9]より）

表 6-7　食中毒の分類

分　類			主な病因とその特徴*
病原性微生物	細菌	感染型（細菌が体内で増殖して発症）	サルモネラ菌，腸炎ビブリオ，カンピロバクター ・潜伏期間が長い　・加熱調理が有効
		生体内毒素型（細菌が体内で増殖して毒素を産生して発症）	ウエルシュ菌，腸管毒素原性大腸菌，腸管出血性大腸菌 ・潜伏期間が長い　・加熱調理が有効
		食品内毒素型（細菌が食物内で産生した毒素を摂取して発症）	ブドウ球菌，ボツリヌス菌 ・潜伏期間が短い　・耐熱毒素では加熱調理が無効 ・抗生物質治療は無効
	ウイルス		ノロウイルス ・カキの生食によるウイルス性胃腸炎が多い
	寄生虫		アニサキス　サバやイカなどの魚介類に寄生 クドア　ヒラメなどに寄生
自然毒	動物性		フグ毒，貝毒
	植物性		毒キノコ，ジャガイモの芽（ソラニン）
化学物質	残留農薬		DDT，BHC
	有害物質		PCB，ヒ素，有機水銀，カドミウム，銅
	食品変性		ヒスタミン
	化学調味料の大量摂取		L-グルタミン酸ナトリウム

＊細菌性食中毒およびウイルス性食中毒についてはその特徴を記載

因食の推定に有用であり，食品の取り扱いによる食中毒予防にも役立つ．たとえば，**感染型**では細菌が体内で増殖して発症するのに対して，**食品内毒素型**では，細菌が食物内で産生した毒素を摂取して発症する．

2021（令和 3）年の病因物質別患者数の割合では，細菌によるものが 1/2 以上と最も多く，ウイルスおよび寄生虫をあわせた病原性微生物による患者数が全体の95%以上を占める．件数ではカンピロバクターなどの細菌によるものが 32.1%，アニサキスなどの寄生虫によるものが 48.5%と多く，次いでノロウイルスなどのウイルスによるものが 10.0%となっている．月別では，6 月からの夏期を中心に細菌によるものが多く発生し，12 月からの冬期ではノロウイルスによる食中毒が多く発生している．

参考文献

1）厚生労働省：「日本人の食事摂取基準（2020 年版）」策定検討会報告書．
https://www.mhlw.go.jp/content/10904750/000586553.pdf（2022/10/17 アクセス）
2）農林水産省：食事バランスガイドについて．
https://www.maff.go.jp/j/balance_guide/（2022/10/17 アクセス）
3）厚生労働省：国民健康・栄養調査．
https://www.mhlw.go.jp/bunya/kenkou/kenkou_eiyou_chousa.html（2022/10/17 アクセス）
4）厚生労働省：令和元年　国民健康・栄養調査報告．
https://www.mhlw.go.jp/content/000710991.pdf（2022/10/17 アクセス）
5）厚生労働統計協会：国民衛生の動向 2014/2015．内閣府，2015．
6）農林水産省：スマイルケア食の取り組みについて．
https://www.maff.go.jp/j/shokusan/seizo/attach/pdf/kaigo-6.pdf（2022/10/17 アクセス）
7）厚生労働省：健康日本 21（第 2 次）の推進に関する参考資料．
https://www.mhlw.go.jp/bunya/kenkou/dl/kenkounippon21_02.pdf（2022/10/17 アクセス）
8）厚生労働省：第 4 次食育推進基本計画．
https://www.mhlw.go.jp/content/000770380.pdf（2022/10/17 アクセス）
9）厚生労働省：食中毒統計資料．
https://www.mhlw.go.jp/stf/seisakunitsuite/bunya/kenkou_iryou/shokuhin/syokuchu/04.html（2022/10/17 アクセス）

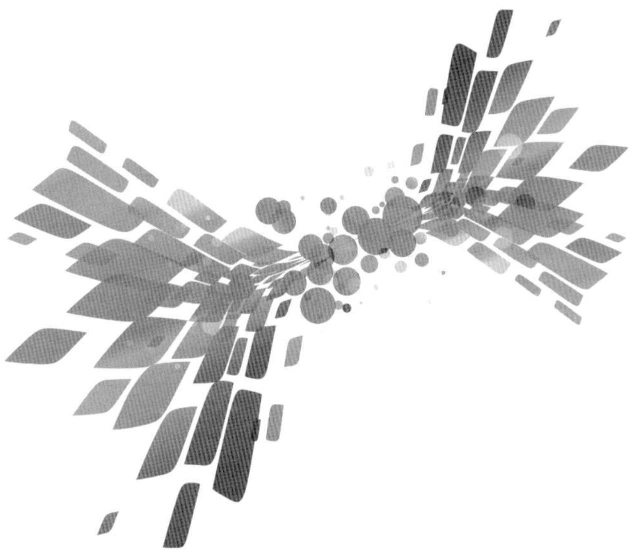

7章

HYGIENE & PUBLIC HEALTH

生活習慣と健康

INTRODUCTION

健康に影響する要素には，①人間の生物としての側面（遺伝や老化など），②環境（大気や水質の環境，人間関係など），③保健・医療サービス（健康づくりの支援や医療の充実など），④生活習慣（食事や運動のあり方など）があげられ，互いに関連をもちながら健康を成立させている．このうち「生活習慣」は主要な死因に最も強く関係する要因と考えられているため，国民の一人ひとりが自身の生活習慣を振り返り，適切な状況に改善することが重要である．

このような背景から，臨床や地域保健の場において，歯科保健指導などを担うデンタルスタッフは，「生活習慣病」に関する知識を修得することに加え，運動，休養，飲酒，喫煙などの健康との関わりの深い生活習慣についても，健康の保持増進を目指すわが国の施策と併せて理解を深めることが求められる．

I 生活習慣とは

生活習慣とは，生活のために日常的に繰り返される行いのことであり，毎日をいきいきと健やかに過ごす生活を実現するためにはその内容をよく理解することが必要である．それでは，日本人の日常生活とはどのような状況であろうか．

新型コロナウイルス感染症が広がる中で実施された 2020（令和 2）年の国民生活時間調査[1]によると，有職者の平日の平均仕事時間は，男性で 7 時間 52 分，女性は 5 時間 42 分であった．増加傾向にあった 30～40 歳代男性の 10 時間を超える長時間労働の割合は 5 年前の 43～46%と比較して 32～33%と減少した．また，東京・大阪の大都市圏では，自宅で仕事をしている者の割合が 10%以上となった．平日の家事時間は男女とも増加しているが，女性の 4 時間 34 分に比較して男性では 1 時間 9 分と依然としてその差は大きい．仕事，学業，家事などの家庭・社会を維持向上させるために行う義務性・拘束性の高い行動を「**拘束行動**」とよぶ．2020 年は 8 時間 19 分で，1995（平成 7）年以降は全体的に短くなる傾向にある．これに対して，テレビ・新聞・インターネット等のマスメディア接触やスポーツを含めたレジャー活動などを「**自由行動**」とよぶ．近年，時間数に大きな変化はなく 2020 年は 4 時間 46 分であったが，テレビの視聴時間は減少している．

一方，国民全体の平日の睡眠時間は 7 時間 12 分で，2010（平成 22）年まで減少傾向が続いていたが，現在は横ばい状態である．夜 11 時には国民全体の半数が就寝しているが，男女 20 歳代では約 3 割，男性 50 歳代，女性 10・40・50 歳代では約 4 割と少ない．男性 30 歳代，女性 40 歳代は 2015（平成 27）年調査より早寝傾向にある一方で，60 歳以上では夜更かし傾向にある．洗顔・入浴などの身のまわりの用事に費やす平均時間は 1 時間 16 分，食事時間は 1 時間 37 分であった．身のまわりの用事．食事，睡眠などの個体を維持向上させるために必要不可欠性の高い行動を「**必需行動**」とよぶ．2020 年の平日では 10 時間 14 分であり，土・日は 10 時間 58 分および 11 時間 10 分で，2015 年と比較してわずかに増加した．十分な必需行動時間の確保は，健康な生活を過ごすうえでの課題点である．

このような現状を背景として，わが国では疾病構造の変化による生活習慣病の比重の増大から，第一次予防としての生活習慣における健康関連行動が注目されている．健康な生活習慣の維持・増進は，生活の質（QOL）を高めることにもつながる．たとえば，死亡率に関連する生活習慣では，**Breslow の 7 つの健康習慣**として次の項目が示されている．

①喫煙をしない．

②定期的にかなり激しい運動をする．

③過度の飲酒をしない．

④1 日に 7～8 時間の適度な睡眠をとる．

⑤適正体重を維持する．

⑥朝食を毎日とる．

⑦不必要な間食をしない．

これまでの知見から食事，運動，休養，飲酒，喫煙は健康と関連する重要な生活習慣とされている．そこで，本章では，食事を除くこれらの生活習慣の現状と国民に望まれる基本的な方針（指針）などを「健康関連行動」としてまとめて後述する．

Ⅱ 生活習慣病

1 疾病構造の変化

戦後の国民生活の向上，環境衛生の改善と医療の進歩，さらには人口構造の少子高齢化から，わが国の疾病構造は**図 2-9**（p.22 参照）に示すように，結核などに代表される「慢性感染症」から，脳血管疾患，心疾患および悪性新生物などに代表される「生活習慣病」へ大きく変化した．脳血管疾患での死亡率は 1970（昭和 45）年以降，減少傾向に転じたものの，悪性新生物および心疾患による死亡率は上昇傾向を示し，2021（令和 3）年ではそれぞれ死因別死亡率の第 1 位および第 2 位となっている．一方，肺炎による死亡率もわずかであるが上昇傾向を示し，2011（平成 23）年に脳血管疾患にかわり第 3 位となった．しかし，2017（平成 29）年から準拠された国際疾病分類の変更により第 3 位老衰，第 4 位脳血管疾患，第 5 位肺炎，第 6 位誤嚥性肺炎となっている．

2 主な生活習慣病

生活習慣病とは，食習慣，運動習慣，休養，飲酒，喫煙などの生活習慣がその発症・進行に関与する疾患群と定義されている．世界保健機関（WHO）では現在，不健康な食事や運動不足，喫煙，過度の飲酒などの原因が共通しており，生活習慣の改善により予防可能な疾患をまとめて「**非感染性疾患**（Non-Communicable Diseases：**NCDs**）」と位置づけている．これらへの保健対策は 11 章の「Ⅲ成人保健対策」の項で説明する．

次に，死因順位の上位を占める代表的な生活習慣病を取り上げる．

1―悪性新生物

先にも述べたように，がんなどの悪性新生物は 1981（昭和 56）年に脳血管疾患に代わって，死因別死亡率の第 1 位となった．その後も一貫して増加の傾向にあり，2021（令和 3）年現在では全体の 26.5％である．年齢調整死亡率（部位別）では，男性では肺がん，女性では大腸がんが最も多い．男女ともかつては胃がんが最も多かったが，現在では減少傾向にあり，男性では第 3 位，女性では第 4 位となっている．

がんの第一次予防として，がん研究振興財団では**表 7-1** に示す「がんを防ぐための新 12 か条」を提案している．

表 7-1　がんを防ぐための新 12 か条

1 条	たばこは吸わない
2 条	他人のたばこの煙をできるだけ避ける
3 条	お酒はほどほどに
4 条	バランスのとれた食生活を
5 条	塩辛い食品は控えめに
6 条	野菜や果物は豊富に
7 条	適度に運動
8 条	適切な体重維持
9 条	ウイルスや細菌の感染予防と治療
10 条	定期的ながん検診を
11 条	身体の異常に気がついたら，すぐに受診を
12 条	正しいがん情報でがんを知ることから

（がん研究振興財団：がんを防ぐための新 12 か条[2]より）

2―心疾患

心疾患は死因別死亡率の第 2 位であり，2021（令和 3）年現在では全体の 14.9％となっている．心筋梗塞や狭心症のような虚血性心疾患は，戦後に増加して近年では横ばいとなっているが，全心疾患の過半数を占める．虚血性心疾患のリスク要因として高血圧症，糖尿病，高コレステロール血症，喫煙があげられる．

一方，慢性リウマチ性心疾患や心不全も心疾患に含まれ，近年，心不全は上昇傾向が認められる．

3―脳血管疾患

脳血管疾患は死因別死亡率の第 4 位であり，2021 年現在では全体の 7.3％となっている．脳血管疾患は，脳出血と脳梗塞に大別され，脳出血はさらに脳内出血とクモ膜下出血に分けられる．脳梗塞は動脈硬化を基礎病変として生じ，脳血管疾患の過半数を占めて最も多い．ついで脳内出血，クモ膜下出血の順に多い．脳梗塞のリスク要因として高血圧症，糖尿病，高コレステロール血症，喫煙があげられる．

日本は諸外国と比較して脳血管疾患の比率がやや高く，その原因として食塩摂取が過剰であることなどが考えられる．また，脳血管疾患は介護が必要となった原因の 16.1％を占めており，認知症の 17.6％に次いで多い原因となっている．

4―糖尿病

糖尿病は生活習慣と無関係に主として小児期から発症する 1 型糖尿病と，大部分を占める 2 型糖尿病に大別される．このうち 2 型糖尿病の発症には，運動や食事などの生活習慣が関連しており，生活習慣の改善により糖尿病の発症を予防する対策が重要となる．

2019（令和元）年の国民健康・栄養調査結果から糖尿病が強く疑われる者の割合は男性 19.7％，女性 10.8％で男女合計約 1,000 万人存在する．糖尿病が全死亡原因に占める割合はわずか 1.0％でしかないが，脳血管疾患や虚血性心疾患の主要な危険因子となる．また，血液透析導入に至る原因疾患は糖尿病性腎症が最も多く，2020（令和 2）年では 40.7%を占める．

5—メタボリックシンドローム

わが国でのメタボリックシンドロームとは，腹囲周径（男性 85 cm 以上，女性 90 cm 以上）に加え，以下の 2 項目以上のリスクを有する場合が該当する．

①脂質異常（血清中性脂肪 150 mg/dL 以上，血清 HDL コレステロール値 40 mg/dL 未満のいずれか，または両方）

②高血圧（収縮期血圧 130 mmHg 以上，拡張期血圧 85 mmHg 以上のいずれか，または両方）

③高血糖（空腹時血糖 110 mg/dL 以上）

2017（平成 29）年でメタボリックシンドロームが強く疑われる者は，男性 27.8%，女性 12.5%，予備群の者は男性 23.6%，女性 7.5%である．2008（平成 20）年からの特定健診制度では，その対策として，40 歳から 74 歳までの中高年の保険加入者を対象に医療保険者に特定健診の実施を義務化するとともに，メタボリックシンドローム該当者，または予備軍と判定されたものに対して特定保健指導を行うことが義務づけられた．現在の特定健診，特定保健指導の概要は**図 11-5**（p172）に示す．

6—その他の生活習慣病

上記の他，生活習慣病として，高血圧症や脂質異常症などがある．高血圧症は収縮期血圧 140 mmHg 以上，または拡張期血圧 90 mmHg 以上の者をいう．40 歳代後半から急激に増加することから，若年期からの生活習慣の影響が壮年期に高血圧疾患として現れると考えられる．特に脳血管疾患や虚血性心疾患，慢性心不全など多くの循環器系疾患の危険因子である．一方，脂質異常症は動脈硬化性疾患の危険因子であり，高 LDL コレステロール血症（LDL コレステロール≧140 mg/dL），低 HDL コレステロール血症（HDL コレステロール<40 mg/dL），高トリグリセリド血症（トリグリセリド〈中性脂肪〉≧150 mg/dL）に加えて，non-HDL コレステロール≧170 mg/dL が診断基準として示されている．若年期からの生活習慣の影響が壮年期に脂質異常症として現れると考えられる．両者ともそれ自体ではほとんど症状がなく，健診などの検査・保健指導によって初めて治療に結びつくことが多い．

3 生活習慣病とその予防

1—健康日本 21

国は 2000（平成 12）年に生活習慣病に対する発症予防の具体的な施策として 21 世紀における国民健康づくり運動（健康日本 21）を開始した．これは，壮年期死亡の減少，健康寿命の延伸と生活の質（**QOL**）の向上を目的としたもので，生活習慣病に関する具体的な数値目標を設定して 2012 年まで実施された．

2013（平成 25）年 4 月からは新たに**健康日本 21（第二次）**が進められている．2022（令和 4）年までの国民の健康増進の基本的な方向は次の 5 つである．

①健康寿命の延伸と健康格差の縮小

②生活習慣病の発症予防と重症化予防の徹底（NCDs の予防）

③社会生活を営むために必要な機能の維持および向上

④健康を支え，守るための社会環境の整備

⑤栄養・食生活，身体活動・運動，休養，飲酒，喫煙および歯・口腔の健康に関する生活習慣病および社会環境の改善

健康日本 21（第二次）では，生活習慣病予防やこころの健康など 5 分野 53 項目の目標が設定されている．主な内容を**表 7-2** に示す．

III 健康関連行動

1 運動

1―運動習慣の現状

適切な運動は生活習慣病の予防やストレスの解消に有効である．**図 7-1** に示すように，運動習慣のある者の割合は男性 33.4%，女性 25.1%であり，その割合は男性 40 歳代，女性は 30 歳代で最も低い．一方，2019（令和元）年調査において歩数の状況については，男性の歩数の平均値は 6,793 歩/日，女性の平均値は 5,832 歩/日であり，健康日本 21（第二次）の目標値（男性 9,000 歩/日，女性 8,500 歩/日）と大きな差がある．

2―身体活動基準と身体活動指針

2013（平成 25）年に**身体活動基準** 2013 が策定された（**表 7-3**）．これまでの「運動基準」から「身体活動基準」と名称をあらためて生活活動を含む身体活動全体に着目している．身体活動の増加でリスク低減できるものとして，糖尿病や循環器疾患に加え，がんやロコモティブシンドローム，認知症が含まれることを示している．また，子どもから高齢者までの基準の設定や保健指導で運動指導を安全に推進するための具体的な判断・対応の手順，社会環境整備の重視，さらにはまちづくりや職場づくりにおける保健事業の活動例を紹介している．

上記の基準を達成するための国民向けのガイドラインとして，健康づくりのための**身体活動指針（アクティブガイド）**が示された．『＋10（プラステン）：今より 10 分多く体を動かそう』をメインメッセージに，健康づくりの実践方法について理解しやすくまとめられている（**図 7-2**）．

表 7-2　健康日本 21（第二次）の基本的方向および目標

基本的な方向			目　標
①健康寿命の延伸と健康格差の縮小	全体目標		①健康寿命の延伸 ②健康格差の縮小
②生活習慣病の発症予防と重症化予防の徹底	NCDsの予防	がん	①75 歳未満のがんの年齢調整死亡率の減少 ②がん検診の受診率の向上
		循環器疾患	①脳血管疾患・虚血性心疾患の年齢調整死亡率の減少 ②高血圧の改善（収縮期血圧の平均値の低下） ③脂質異常症の減少 ④メタボリックシンドロームの該当者及び予備群の減少 ⑤特定健康診査・特定保健指導の実施率の向上
		糖尿病	①合併症（糖尿病腎症による年間新規透析導入患者数）の減少 ②治療継続者の割合の増加 ③血糖コントロール指標におけるコントロール不良者の割合の減少（HbA1c が JDS 値 8.0％（NGSP 値 8.4%）以上の者の割合の減少） ④糖尿病有病者の増加の抑制
		慢性閉塞性肺疾患（COPD）	①COPD の認知度の向上
③社会生活を営むために必要な機能の維持及び向上	社会生活に必要な機能の維持・向上	こころの健康	①自殺者の減少 ②気分障害・不安障害に相当する心理的苦痛を感じている者の割合の減少 ③メンタルヘルスに関する措置を受けられる職場の割合の増加 ④小児人口 10 万人当たりの小児科医・児童精神科医師の割合の増加
		次世代の健康	①健康な生活習慣（栄養・食生活，運動）を有する子どもの割合の増加 ②適正体重の子どもの増加
		高齢者の健康	①介護保険サービス利用者の増加の抑制 ②認知機能低下ハイリスク高齢者の把握率の向上 ③ロコモティブシンドローム（運動器症候群）を認知している国民の割合の増加 ④低栄養傾向（BMI20 以下）の高齢者の割合の増加の抑制 ⑤足腰に痛みのある高齢者の割合の減少 ⑥高齢者の社会参加の促進（就業又は何らかの地域活動をしている高齢者の割合の増加）
④健康を支え，守るための社会環境の整備	地域の絆による社会づくり		①地域のつながりの強化 ②健康づくりを目的とした活動に主体的に関わっている国民の割合の増加 ③健康づくりに関する活動に取り組み，自発的に情報発信を行う企業登録数の増加 ④健康づくりに関して身近で専門的な支援・相談が受けられる民間団体の活動拠点数の増加 ⑤健康格差対策に取り組む自治体数の増加

⑤生活習慣及び社会環境の改善					
栄養・食生活	身体活動・運動	休養	飲酒	喫煙	歯・口腔の健康
①適正体重を維持している者の増加（肥満，やせの減少） ②適切な量と質の食事をとる者の増加（主食・主菜・副菜を組み合わせた食事の増加，食塩摂取量の減少，野菜・果物摂取量の増加） ③共食の増加（食事を1人で食べる子どもの割合の減少） ④食品中の食塩や脂肪の低減に取り組む食品企業及び飲食店の登録数の増加 ⑤利用者に応じた食事の計画，調理及び栄養の評価，改善を実施している特定給食施設の割合の増加	①日常生活における歩数の増加 ②運動習慣者の割合の増加 ③住民が運動しやすいまちづくり・環境整備に取り組む自治体数の増加	①睡眠による休養を十分とれていない者の割合の減少 ②週労働時間 60 時間以上の雇用者の割合の減少	①生活習慣病のリスクを高める量を飲酒している者（一日当たりの純アルコール摂取量が男性 40 g 以上，女性 20 g 以上の者）の割合の減少 ②未成年者の飲酒をなくす ③妊娠中の飲酒をなくす	①成人の喫煙率の減少 ②未成年者の喫煙をなくす ③妊娠中の喫煙をなくす ④受動喫煙（家庭・職場・飲食店・行政機関・医療機関）の機会を有する者の割合の減少	①口腔機能の維持・向上 ②歯の喪失防止 ③歯周病を有する者の割合の減少 ④乳幼児・学齢期のう蝕のない者の増加 ⑤過去 1 年間に歯科検診を受診した者の増加

（厚生労働省：健康日本 21（第二次）の推進に関する参考資料[3]，より）

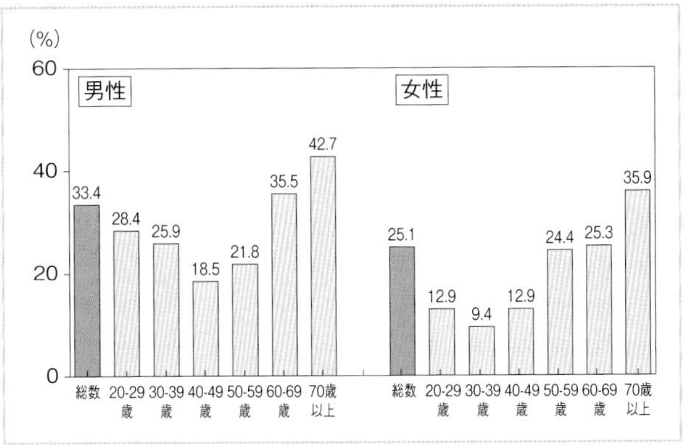

図 7-1　運動習慣のある者*の割合（20 歳以上，性・年齢階級別）

（厚生労働省：令和元年国民健康・栄養調査報告[4]より）

＊1 回 30 分以上の運動を週 2 回以上実施し 1 年以上持続している者

表 7-3　身体活動基準 2013

血糖・血圧・脂質に関する状況		身体活動（＝生活活動＋運動）		運動		体力（うち全身持久力）
健診結果が基準範囲内	65 歳以上	強度を問わず，身体活動を毎日 40 分（＝10 メッツ*2・時/週）	*1今より少しでも増やす（例えば10分多く歩く）	—	*1運動習慣をもつようにする（30分以上の運動を週2日以上）	—
	18～64 歳	3 メッツ以上の強度の身体活動を（歩行又はそれと同等以上）毎日 60 分（＝23 メッツ・時/週）		3 メッツ以上の強度の運動を（息が弾み汗をかく程度）毎週 60 分（＝4 メッツ・時/週）		性・年代別に示した強度での運動を約 3 分継続可
	18 歳未満	— 【参考】幼児期運動指針：「毎日 60 分以上，楽しく体を動かすことが望ましい」		—		—
血糖・血圧・脂質のいずれかが保健指導レベルの者		医療機関にかかっておらず，「身体活動のリスクに関するスクリーニングシート」でリスクがないことを確認できれば，対象者が運動開始前・実施中に自ら体調確認ができるよう支援したうえで，保健指導の一環としての運動指導を積極的に行う．				
リスク重複者又は受診勧奨者		生活習慣病患者が積極的に運動をする際には，安全面での配慮が特に重要になるので，かかりつけの医師に相談する．				

＊1 世代共通の方向性　（厚生労働省：健康づくりのための身体活動基準 2013（概要）[5]より）

＊2 メッツとは運動強度の単位で，安静坐位時の酸素摂取量を 1 メッツとしている．

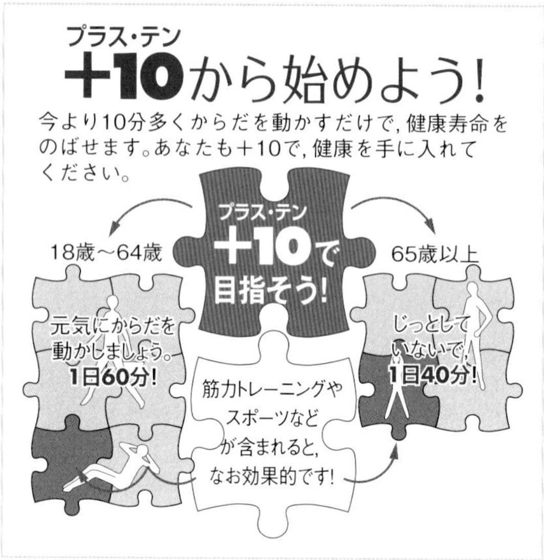

図 7-2　身体活動指針「＋10（プラステン）：今より 10 分多く体を動かそう」（厚生労働省：アクティブガイド[6]―健康づくりのための身体活動指針―より）

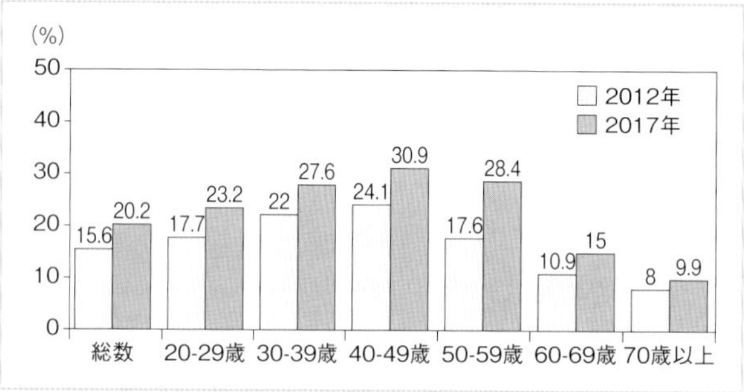

図 7-3　睡眠の状況「睡眠で十分に休養がとれていない者の割合」
（厚生労働省：平成 29 年国民健康・栄養調査結果の概要[7]より抜粋）

2 休養

1―睡眠の状況

休養は，心身の疲労を回復するという側面だけでなく，人間性の育成や社会・文化活動などを含め，健康に過ごすための心身の条件を培うためにも必要なものである．そして，睡眠はその重要な要素である．2017（平成 29）年の調査で睡眠で休養が十分にとれていない者は，20.2%で 40 歳代で最も高く，2012（平成 24）年調査と比較して 2017 年調査では増加傾向にある（**図 7-3**）．2019（令和元）年調査で 1 日の平均睡眠時間は 6～7 時間の割合が最も高く（男性 32.7%，女性 36.2%），次いで 5～6 時間（男性 29.0%，女性 31.5%）と短かい傾向にある．

表 7-4　健康づくりのための睡眠指針 2014

1．良い睡眠で，からだもこころも健康に．
2．適度な運動，しっかり朝食，ねむりとめざめのメリハリを．
3．良い睡眠は，生活習慣予防につながります．
4．睡眠による休養感は，こころの健康に重要です．
5．年齢や季節に応じて，ひるまの眠気で困らない程度の睡眠を．
6．良い睡眠のためには，環境づくりも重要です．
7．若年世代は夜更かし避けて，体内時計のリズムを保つ．
8．勤労世代の疲労回復・能率アップに，毎日十分な睡眠を．
9．熟年世代は朝晩メリハリ，ひるまに適度な運動で良い睡眠．
10．眠くなってから寝床に入り，起きる時刻は遅らせない．
11．いつもと違う睡眠には，要注意．
12．眠れない，その苦しみをかかえずに，専門家に相談を．

（厚生労働省：健康づくりのための睡眠指針 2014[8] より引用）

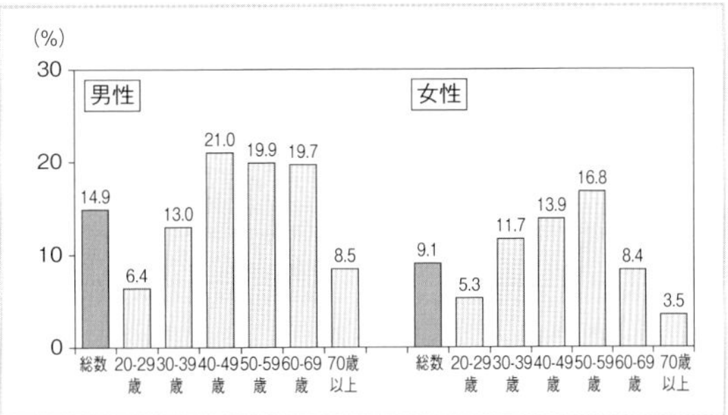

図 7-4　飲酒の状況「生活習慣病のリスクを高める量を飲酒している者の割合」

（厚生労働省：令和元年国民健康・栄養調査報告[4] より）

2―休養指針と睡眠指針

1994（平成 6）年策定の**休養指針**では，生活のリズムを保つことの重要性や長期休暇をとることの効用が示された．一方，2014（平成 26）年に策定された**睡眠指針**では**表 7-4** に示す 12 の内容から健康づくりを目指すことが示されている．

3 飲酒

1―飲酒の状況

アルコールの消費は高度経済成長期，さらには平成に入っても女性の飲酒習慣の普及によって増加傾向にあった．近年は横ばい傾向にあり，2019（令和元）年調査での飲酒習慣のある者の割合は男性 33.9%，女性 8.8%である．また，**図 7-4** は「生活習慣病のリスクを高める飲酒をしている者」を示しており，男女とも 40～59 歳で最も高く男性では 21.0%，女性では 16.8%であった．しかし一部の多量飲酒者が多くのアルコールを消費していることもあり，アルコール依存症およびアルコール精神病患者の総計は増加傾向を示している．このような背景から 2013（平成 25）年に**アルコール健康障害対策基本法**が制定され，対策が進められている．

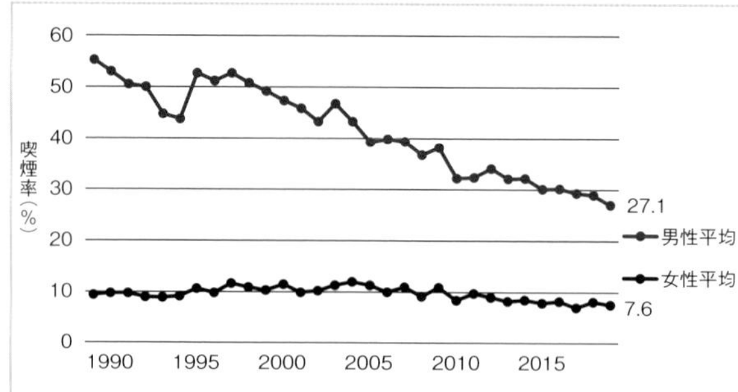

図 7-5　喫煙状況の年次推移（厚生労働省：国民健康・栄養調査[9]より）

表 7-5　喫煙状況の国際比較

	喫煙率（%）		年齢	年次
	男	女		
日本	27.1	7.6	20 歳以上	2019 年
韓国	37.0	5.2	19 歳以上	2017 年
中国	50.5	2.1	15 歳以上	2018 年
フィリピン	40.3	5.1	15 歳以上	2015 年
インド	19.0	2.0	15 歳以上	2016～2017 年
イギリス	15.7	12.5	18 歳以上	2019 年
ドイツ	26.4	20.2	18～64 歳	2018 年
フランス	34.6	26.5	18～75 歳	2019 年
イタリア	22.3	15.2	14 歳以上	2020 年
エジプト	43.4	0.5	15～69 歳	2016～2017 年
アメリカ合衆国	24.9	17.1	18 歳以上	2019 年
メキシコ	27.1	8.7	12～65 歳	2016～2017 年
ロシア	38.9	10.1	15 歳以上	2019 年

（厚生労働統計協会：国民衛生の動向 2022/2023[10]より引用，一部改変）

2―飲酒量に関する適切な知識

生活習慣病のリスクを高める飲酒量は 1 日当たりの純アルコール摂取量が男性 40 g 以上，女性 20 g 以上とされている．2013（平成 25）年の調査でこの量を正しく知っている者の割合は，男女とも 3 割に満たない状況であり，適切な飲酒量に関する情報の周知が必要である．

4 喫煙

1―喫煙習慣の現状

たばこの煙には多くの有害物質が含まれており，その健康被害も多く調査されている．2019（令和元）年の調査において習慣的に喫煙している者の割合は，男性 27.1%，女性 7.6%であり，男性は年々減少傾向にある（**図 7-5**）が，先進諸国と比較して喫煙率はやや高い状況にある（**表 7-5**）．一方，習慣的に喫煙している者のうち，男性では 24.6%，女性では 30.9%がたばこをやめたいと考えている．このような背景を踏まえて健康日本 21（第二次では）2022（令和 4）年までに成人の喫煙率を 12%に減少する目標を設定している．また，妊娠期の喫煙は早産，流産，胎児の発育異常などの危険性を高めるため，「妊娠中の喫煙をなくす」ことも目標とされている．

慢性閉塞性肺疾患（Chronic Obstructive Pulmonary Disease：**COPD**）はその90%が喫煙者であることから「たばこ病」ともよばれる．これは，たばこ煙を主とする有害物質を長期にわたり吸入暴露することで，気管支と肺に異常な炎症がもたらされ，その結果として形成される末梢気道病変と気腫性病変が複合的に作用することにより，呼吸機能検査で正常に復すことのない気流閉塞（息の吐きづらさ）を生じる疾患である．2020（令和 2）年 COPD による男性の死亡順位は第 10 位であった．2001（平成 13）年の調査において 40 歳以上の有病率は 8.6%と高く，患者数は 530 万人とされたが，2017（平成 29）年においても病院で診断された患者数は 22 万人であり，COPD を認知している国民の割合の増加が健康日本 21（第二次）の目標にもなっている．

2―禁煙支援

日本では未成年者の喫煙防止に加え，2003（平成 15）年施行の**健康増進法**によって学校，病院などの多数の者が利用する施設管理者に対して**受動喫煙を防止**するよう努力義務が課せられるようになった．2008（平成 20）年より Taspo および成人識別機能付き自動販売機の導入により，未成年者へのたばこ販売を防止している．さらに，2006（平成 18）年度診療報酬改定において**ニコチン依存症**と診断された患者に対する禁煙指導が保険適応となった．これらの施策が，近年の喫煙率低下の要因となっていると考えられる．2018（平成 30）年の健康増進法の改正により，**望まない受動喫煙防止**の観点から，学校，病院，児童福祉施設や行政機関などを**敷地内禁煙**，それ以外の多数の者が利用する施設などを原則**屋内禁煙**とすることが規定され，2020（令和 2）年 4 月より全面導入された．なお，既存の小規模飲食店では「喫煙可能」と表示すれば喫煙専用室内でのみ喫煙が可能であるが，同室には 20 歳未満の者を立ち入らせてはならないとされている．

WHO は 5 月 31 日を「世界禁煙デー」とし，毎年テーマを決めてたばこ対策の推進をよびかけている．**図 7-6** に示すポスターでは，喫煙者はニコチン依存により操られるが，禁煙によりその状態から逃れることができることを示している．また，2003（平成 15）年に WHO 総会にて採択された**たばこ規制枠組み条約**を 2004（平成 16）年にわが国も批准した．これによりたばこ広告の全面禁止や現在では包装面 5 割以上に警告表示を義務づけることとなった．**図 7-7** に示すように日本でも歯周病への警告表示が示された．しかし，この表示と比較して，イギリスの文字表示や画像による健康被害警告表示が義務づけられているカナダのたばこパッ

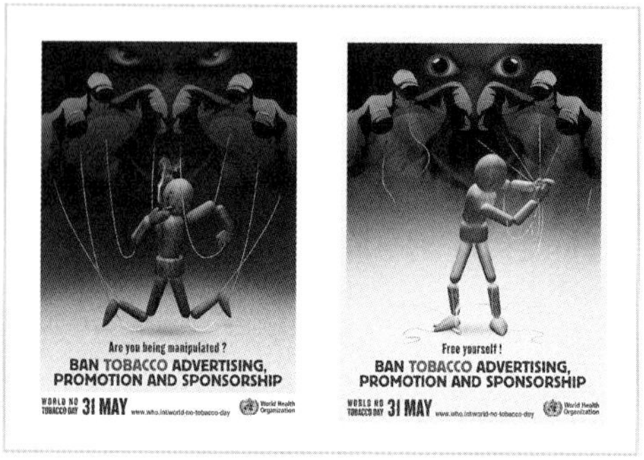

図 7-6　WHO「世界禁煙デー」ポスター

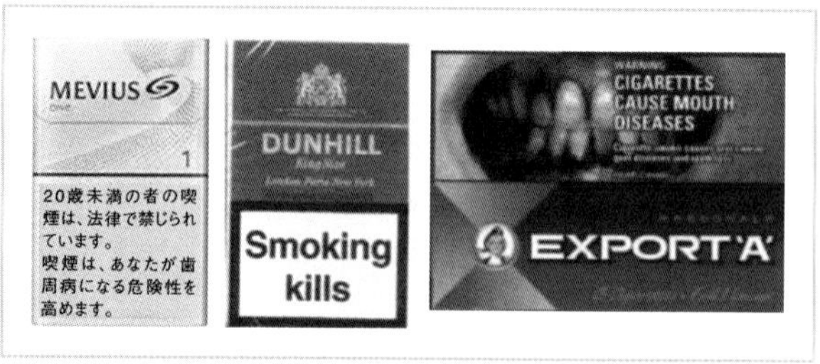

図 7-7　たばこ規制枠組み条約による包装面の警告表示
左から日本，イギリス，カナダの表示例を示す．

ケージのほうが視覚的なインパクトは強い．近年，喫煙者の 3 割が加熱式たばこ（たばこの葉を燃焼させずに加熱し，ニコチンを含むエアロゾルを生成させて利用する）を使用しており，20〜30 歳代では半数以上と報告されている．WHO は加熱式たばこを健康上のリスクを減らすわけではなく有害であると報告し，紙巻きたばこと同様に規制を行うべきとの見解を示している．

参考文献

1）NHK 放送文化研究所：国民生活時間調査 2020.
https://www.nhk.or.jp/bunken/research/yoron/pdf/20210521_1.pdf（2022/11/15 アクセス）
2）がん研究振興財団：がんを防ぐための新 12 か条.
https://www.jcancer.jp/about_cancer_and_checkup（2022/10/17 アクセス）
3）厚生労働省：健康日本 21（第二次）の推進に関する参考資料.
https://www.mhlw.go.jp/bunya/kenkou/dl/kenkounippon21_02.pdf（2022/10/17 アクセス）
4）厚生労働省：令和元年国民健康・栄養調査報告.
https://www.mhlw.go.jp/content/000710991.pdf（2022/10/17 アクセス）
5）厚生労働省：健康づくりのための身体活動基準 2013（概要）.
https://www.mhlw.go.jp/stf/houdou/2r9852000002xple-att/2r9852000002xppb.pdf（2022/10/17 アクセス）
6）厚生労働省：e-ヘルスネット　アクティブガイド.
https://www.e-healthnet.mhlw.go.jp/information/exercise/s-01-002.html（2022/10/17 アクセス）
7）厚生労働省：平成 29 年国民健康・栄養調査，結果の概要.
https://www.mhlw.go.jp/content/10904750/000351576.pdf（2022/10/17 アクセス）
8）厚生労働省：健康づくりのための睡眠指針 2014.
https://www.mhlw.go.jp/file/06-Seisakujouhou-10900000-Kenkoukyoku/0000047221.pdf（2022/10/17 アクセス）
9）厚生労働省：国民健康・栄養調査.
https://www.mhlw.go.jp/bunya/kenkou/kenkou_eiyou_chousa.html（2022/10/17 アクセス）
10）厚生労働統計協会：国民衛生の動向 2022/2023．内閣府，2022.

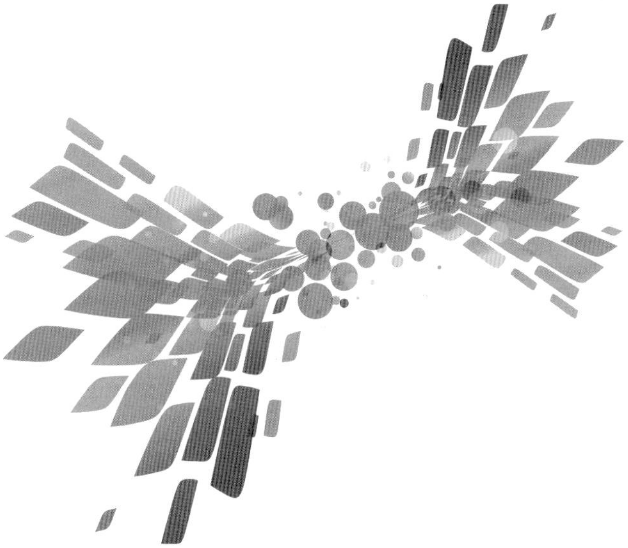

8 章

HYGIENE & PUBLIC HEALTH

地域保健

INTRODUCTION

地域保健活動とは，地域に生活するすべての住民を対象とした疾病予防や健康増進を支えるための組織的な活動をいう．これら活動を理解するために，地域保健法，健康増進法，あるいは高齢者の医療の確保に関する法律等の地域保健活動を支える関連法規とともに，地域保健活動の実施主体・活動拠点である都道府県・市区町村，保健所，あるいは市町村保健センターの役割を学習する．また地域保健活動の指針となる国民健康づくり対策の概要を学ぶとともに，保健計画策定に必要な地域診断，および計画策定時に有効な手法となるPDCAサイクルの各ステップを学習する．

I 地域保健の概念

1 地域保健活動を取り巻く背景

私たちは，複数の社会集団に属しながら生活を営んでいる．A 県民や B 市民のように特定の地方公共団体に属しているともいえるし，C 会社の従業員あるいは D 大学の学生のように共通目的をもった社会集団に属しているともいえる．個人の健康増進・維持を支える地域保健活動を理解するには，私たちが属している社会集団を意識することが大切である．

地域保健活動とは，日常生活を営む場である地域に属する人々の疾病予防や健康の保持増進を支えるための組織的な活動と定義される．地域とは，区画のない漠然とした土地を指すのではなく，ここでは地方公共団体すなわち都道府県あるいは市区町村といった行政区画を指すのが一般的である．一方，複数の行政区間をまたがって共通目的をもった社会集団，たとえば学童・生徒や教員を成員とする学校，あるいは労働者を成員とする事業所などが存在する，これらの者を対象とした保健活動は，**学校保健活動**あるいは**産業保健活動**とよばれ，地域保健活動と連携して活動することで，全国民を対象とした保健活動の展開が可能となる．

わが国の地域保健活動を取り巻く背景として**少子高齢化**の理解は重要である．2021（令和 3）年簡易生命表による平均寿命（0 歳平均余命）は，男性 81.47 歳，女性 87.57 歳であり，諸外国と比較して世界最高水準である．併せて，同年の 65 歳以上人口割合（高齢化率）は 28.9%，うち 75 歳以上の後期高齢者では 14.9% と報告されており，これらの値も世界最高水準である．一方，2021（令和 3）年の人口動態統計によると出生数は 81 万 1622 人であり 1899（明治 32）年の統計開始以来最少であると報告された．

わが国の人口ピラミッド（**図 8–1**）をみると，人口が多い特定の世代が観察される．その 1 つの世代は，第 2 次世界大戦終戦後の 1947（昭和 22）年から 1949（昭和 24）年にかけて生まれた世代であり，いわゆる「団塊（だんかい）の世代」と称されている．2022（令和 4）年現在，団塊の世代の者は，75 歳以上の高齢者となりつつあり，すべての者が 75 歳以上となる 2025（令和 7）年を目途として，地域の特性に応じた**地域包括ケアシステム**（**図 8–2**）の構築が進められている．厚生労働省は，地域包括ケアシステムを「高齢者の尊厳の保持と自立生活の支援の目的のもとで，可能な限り住み慣れた地域で，自分らしい暮らしを人生の最期まで続けることができるよう，地域の包括的な支援・サービス提供体制」と定義している．

地域における高齢者を対象とした保健事業は，介護状態に移行する時期を遅らせる活動（介護予防活動）と重なることが多いため，保健事業と介護予防事業，あるいは福祉サービスなどの一体的提供が期待されている．全国の市町村では地域の自主性や主体性に基づき，地域特性に応じたさまざまな活動が展開されている．なかでも地域に在住するさまざまな心身状況の高齢者が，共に参加できる「通いの場★」に

★通いの場：「通いの場」とは，住民どうしが，公民館や集会場等の身近な場所に集まり，介護予防体操等の活動を通じて，生きがいづくりや仲間づくりをすすめる場所である．

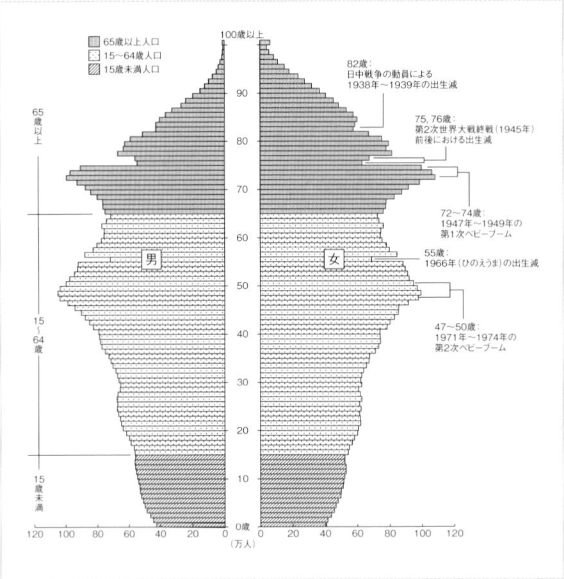

図 8-1　人口ピラミッド（2021 年 10 月 1 日現在　図 2-2 再掲）
（総務省統計局：人口推計．全国：年齢（各歳），男女別人口・都道府県：年齢（5 歳階級）男女別人口, 2021. https://www.stat.go.jp/data/jinsui/2021np/index.html#a05k01-a より）

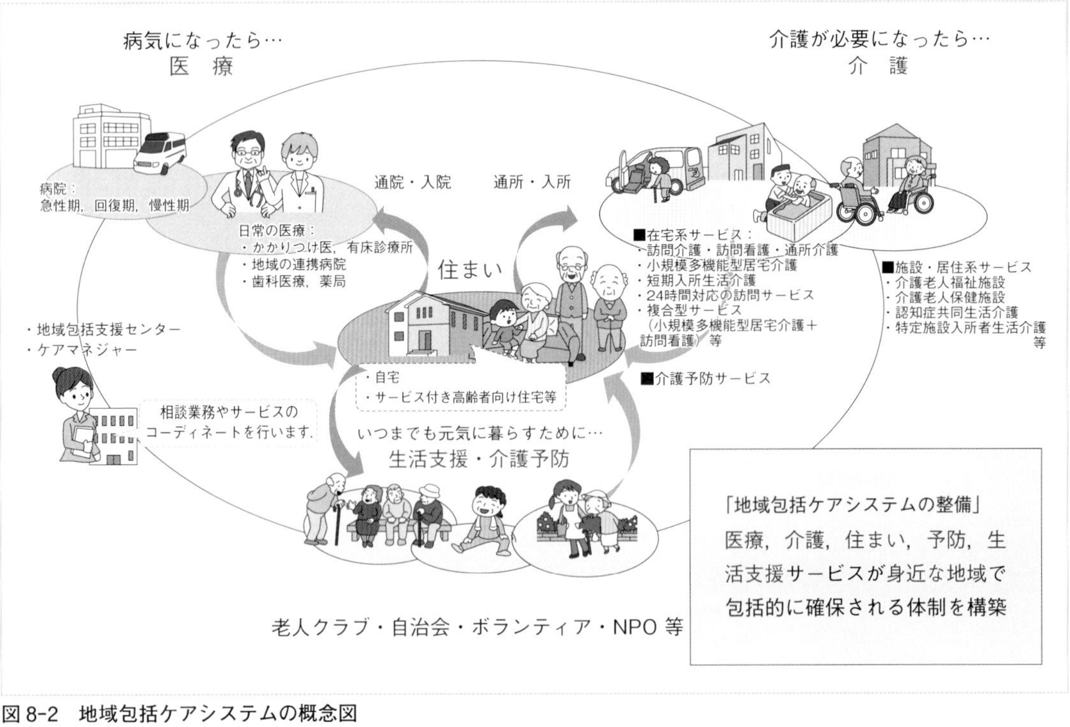

図 8-2　地域包括ケアシステムの概念図
（厚生労働省：地域包括ケアシステムの構築に向けた取組み．老健局振興課，2018.
https://www.jri.co.jp/MediaLibrary/file/column/opinion/detail/20180330_1.pdf より）

おける口腔体操などの歯科口腔保健事業の取組みは，栄養改善，フレイル予防，あるいは社会的参加を促す活動と同時に実施することで，相乗的な効果が期待される．

2 地域保健活動の対象とその方法

地域保健活動とは，都道府県や市区町村である地方公共団体が実施主体となり，そこに在住するすべての人々を対象とした組織的な保健活動であるが，その対象と提供内容は，医療機関が提供する医療サービスと比較すると理解しやすい．

病院や（歯科）診療所が提供する医療サービスは，身体的・精神的に特定の症状や疾病を有する者を対象に，医療保険制度に基づく疾病の治療とその管理が主体である．一方，都道府県や市区町村が実施する地域保健活動は，地域に在住するあらゆる健康状態を有する全住民が対象であり，健康増進および疾病の発症予防・重症化予防を目的とした保健活動が主体である．

医療サービスの提供には，血液検査等の各種検査結果をもとに疾病を診断する技術，および安心・安全かつ効果的な治療・管理を可能とする診療技術が必要である．一方，地域保健活動の提供には，地域社会が抱える健康問題を把握し，それら健康課題の優先順位を決定するいわゆる地域診断に関わる技術，PDCA サイクル（p.128 参照）をもとにした保健計画の策定・実施・評価に関わる技術が必要である．さらに地域保健活動の実施においては，地域に存在するさまざまな資源を活用するための優れたコミュニケーション能力も求められる（**表 8-1**）．

3 ライフステージ別・社会集団別にみた保健活動

地域には，乳幼児期から高齢期までの各ライフステージ別，あるいは学校や職域等の各社会集団に属する人々が居住している．地域保健活動を進めるうえで，関連する保健活動分野の理解は重要である．

1—母子保健活動

主に母子保健法に基づいて実施されている．母子保健法の目的は「母性並びに乳児及び幼児の健康の保持及び増進を図るため，母子保健に関する原理を明らかにするとともに，母性並びに乳児及び幼児に対する保健指導，健康診査，医療その他の

表 8-1　地域保健活動と医療サービスとの相違

	活動の場	対象者	サービス内容	技術
地域保健活動	地域・学校・職域など	地域に在住する全住民（あらゆる健康状態の者を含む）	健康増進活動，疾病の発症予防・重症化予防に関わる活動	・地域診断・保健計画に関する技術 ・コミュニケーション能力
医療サービス	病院・（歯科）診療所・患家	身体的・精神的に特定の症状や疾患を有する者	外来・入院による診療活動	診断・診療技術

措置を講じ，もつて国民保健の向上に寄与することを目的とする」とされている．

市区町村では，母子保健法に基づいて新生児や未熟児訪問指導，および妊婦や乳幼児に対する健康診査などが実施されている．また歯科保健活動として，1 歳 6 か月児歯科健康診査および 3 歳児歯科健康診査が実施されている．

なお，母子保健については，9 章に詳述している．

2—学校保健活動

学校保健安全法によって規定されている．学校保健安全法の目的は「この法律は，学校における児童生徒等及び職員の健康の保持増進を図るため，学校における保健管理に関し必要な事項を定めるとともに，学校における教育活動が安全な環境において実施され，児童生徒等の安全の確保が図られるよう，学校における安全管理に関し必要な事項を定め，もつて学校教育の円滑な実施とその成果の確保に資することを目的とする」とされている（第一条）．学校保健安全法第 23 条に基づき大学以外の学校には学校歯科医が置かれており，学校保健計画策定への関与，および学校歯科健康診断，事後措置，および健康相談に従事している．

なお，学校保健については，10 章に詳述している．

3—産業保健分野

職場における労働者の安全と健康を確保するとともに，快適な職場環境の形成を促進することを目的として労働安全衛生法のもと，産業保健活動が実施されている．

労働安全衛生法施行令により，「塩酸，硝酸，硫酸，亜硫酸，弗化水素，黄りんその他歯又はその支持組織に有害な物のガス，蒸気又は粉じんを発散する場所における業務」に従事する労働者に対して，歯科医師による歯科特殊健康診断が規定されている．この健診は，おもに歯の酸蝕症の早期発見・治療，および発症予防を目指した労働衛生 3 管理（作業環境管理・作業管理・健康管理）の改善を目的として実施されている．

なお，産業保健については，12 章に詳述している．

4—成人・高齢者保健分野

成人・高齢期における保健活動は，高齢者の医療の確保に関する法律に基づき，保険者を実施主体として特定健康診査や特定保健指導が実施されている．また，健康増進法に基づき，市区町村を実施主体として各種がん検診，骨粗鬆《しょう》症検診，および歯周疾患検診等の健康増進事業が実施されている．

成人期・高齢期における保健事業は，介護予防事業と同時実施することで効果的・効率的な提供が可能であるため，市区町村では「通いの場」を活動拠点とした地域特性に応じた住民主体の一体的なサービス提供が全国的に展開されている．

なお，成人・高齢者保健については，11 章に詳述している．

Ⅱ 地域保健活動の枠組み

1 地域保健活動を支える法律

1―地域保健法

わが国における高齢化率の上昇，生活習慣に起因する慢性疾患の増加，あるいは地域住民のライフスタイルの多様化等を背景に 1994（平成 6）年（旧）保健所法が**地域保健法**に改められ，現在に至っている．地域保健法の目的は「地域保健対策の推進に関する基本指針，保健所の設置その他地域保健対策の推進に関し基本となる事項を定めることにより，母子保健法その他の地域保健対策に関する法律による対策が地域において総合的に推進されることを確保し，もつて地域住民の健康の保持及び増進に寄与すること」とされている（第一条）．

同法では，都道府県と市区町村とが提供するサービスの対象や役割が見直された．特に，乳幼児健診や妊婦保健指導などの母子保健サービスや成人期・高齢期の保健サービス等の地域住民に身近な保健サービスは，市区町村が一元的に提供することとなった．一方，都道府県は，精神保健，難病者への保健，あるいはエイズや結核などの感染症対策など，広域的，かつ専門的な保健サービスの提供を担うこととなった．

2―健康増進法

健康増進法については総論（p.8）でも触れているが，その目的は「国民の健康の増進の総合的な推進に関し基本的な事項を定めるとともに，国民の栄養の改善その他の国民の健康の増進を図るための措置を講じ，もって国民保健の向上を図ること」とされている．また第二条では「国民は，健康な生活習慣の重要性に対する関心と理解を深め，生涯にわたって，自らの健康状態を自覚するとともに，健康の増進に努めなければならない」とあり，国民に対して自律的な健康づくりを求めている．また本法律では，都道府県健康増進計画および市区町村健康増進計画の策定が定められており，各地域の実情に応じた計画策定が進められている．

健康増進法では，市区町村を実施主体とした健康増進事業が定められており，がん検診や骨粗鬆《しょう》症検診と並んで**歯周疾患検診**が実施されている．歯周疾患検診は，40 歳，50 歳，60 歳，および 70 歳の節目年齢の者を対象として実施されており，2020（令和 2）年現在，全国の市区町村の 75.2％が実施しており，約 35 万人が受診していることが地域保健健康増進事業報告によって報告されている（**表 8–2**）．歯周疾患検診受診者における要精密検査対象者の割合は高いことから，適切な事後措置を通じてかかりつけ歯科へとつなげる取り組みが望まれる．

3―高齢者の医療の確保に関する法律

高齢者の医療の確保に関する法律は，1982（昭和 57）年制定の老人保健法から

表 8-2　歯周疾患検診の実施状況

	2020 （令和 2）年	2019 （令和元）年	2018 （平成 30）年
実施自治体数（%）	1,307（75.2）	1,337（77.0）	1,261（72.6）
受診者数	343,155	356,061	350,633
要精密検査者数（%）	67.4	68.0	67.9

地域保健・健康増進事業報告

題名改正され，2008（平成 20）年から施行された．この法律の目的は，「国民の高齢期における適切な医療の確保を図るため，医療費の適正化を推進するための計画の作成及び保険者による健康診査等の実施に関する措置を講ずるとともに，高齢者の医療について，国民の共同連帯の理念等に基づき，前期高齢者に係る保険者間の費用負担の調整，後期高齢者に対する適切な医療の給付等を行うために必要な制度を設け，もって国民保健の向上及び高齢者の福祉の増進を図ること」である．この法律により 75 歳以上の後期高齢者を対象として，独立した後期高齢者医療制度が創設された．後期高齢者医療保険制度は，都道府県単位の後期高齢者医療広域連合が運営している（p.170「高齢者医療制度」参照）．

内臓脂肪に起因する**メタボリックシンドローム**は，循環器疾患や脳血管疾患などの慢性疾患の原因の 1 つとされている．この法律では，慢性疾患に対する発症・重症化予防を目的として，40 歳以上の加入者に対して，保険者が実施主体となり特定健康診査や特定保健指導が行われることとなった．特定健康診査は，2019（令和元）年現在，全国 29,935,810 人が受診し，特定健康診査受診率 55.6%であった[4]．性年齢別や都道府県の詳細なデータは，NDB オープンデータ★として無料で公開されている．たとえば第 7 回 NDB オープンデータ（特定健診質問票項目：2019 年度実施分）[5]によると標準的な質問票（質問項目 13）「食事をかんで食べる時の状態はどれにあてはまりますか」に対して「歯や歯ぐき，かみあわせなど気になる部分があり，かみにくいことがある」と回答した者の割合は，60～64 歳の者では 20.4%であることが示されている．性・年齢区分別，あるいは都道府県別の健康状況の違いを確認する資料として活用が可能である．

★NDB オープンデータ：NDB（レセプト情報・特定健診等情報データベース）の集計結果を一般公開しているものである．2014（平成 26）年度のレセプト情報および 2013（平成 25）年度の特定健診情報からの集計結果が第 1 回として公開され，2022（令和 4）年現在，第 7 回 NDB オープンデータが公開されている．

4―歯科口腔保健の推進に関する法律

歯科口腔保健の推進に関する法律は，平成 23（2011）年に施行された．この法律の目的は，第一条「口腔の健康が国民が健康で質の高い生活を営むうえで基礎的かつ重要な役割を果たしているとともに，国民の日常生活における歯科疾患の予防に向けた取り組みが口腔の健康の保持にきわめて有効であることに鑑み，歯科疾患の予防等による口腔の健康の保持（以下「歯科口腔保健」という.）の推進に関し，基本理念を定め，並びに国及び地方公共団体の責務等を明らかにするとともに，歯科口腔保健の推進に関する施策の基本となる事項を定めること等により，歯科口腔保健の推進に関する施策を総合的に推進し，もって国民保健の向上に寄与すること」とされている．乳幼児期から高齢期までのすべてのライフステージにおいて，歯科疾患の発症予防・重症化予防と早期発見・早期治療を促進し，関連施策との有機的な連携・協力のもと，総合的な歯科口腔保健の推進を理念としている．

2 地域保健活動の実施主体と活動拠点

1―国，都道府県，市町村

地域保健活動の基本的な行政区分としては地方公共団体（都道府県や市区町村）がある．地方公共団体の種類は，都道府県（47）と市町村（1718 市町村：792 市，743 町，183 村），および特別区（東京都 23 区）に大きく区分される．また，市については，その人口規模をもとに，人口 50 万以上の市のうちから政令で指定された「指定都市」20 市，および人口 20 万以上のうちから政令で指定された「中核市」62 市が存在する（2022（令和 4）年 4 月現在）．

2―保健所

地方公共団体が行う地域保健サービス体制は，「国（厚生労働省）―都道府県（衛生主管部局）―保健所―市町村（衛生主管課係）」という一貫した体系が全国的に確立している．「**保健所**」は都道府県と市町村とを結ぶ機関であり，一般的には都道府県が設置する．

前述した一般的な地域保健サービス体制とは異なり，地域保健法施行令によって指定された政令市 87 市，および東京都 23 特別区は，直轄の保健所を設置することが可能である．すなわち「国（厚生労働省）―政令市・特別区（衛生主管部局）―保健所」という体系を有している．

保健所は 2022（令和 4）年現在 468 設置されている．内訳をみると都道府県保健所 352，指定都市保健所 26，中核市保健所 62，その他政令市保健所 5，および特別区保健所 23 である．

保健所が提供する保健サービスには，対人保健サービスと対物保健サービスとに大別される．対人保健サービスは，広域的，かつ専門的な保健サービスの提供を担っている．また市町村が行う対人保健サービスに対して，必要な技術的援助を提供している．対物保健サービスは，食品衛生，環境衛生および医事・薬事に関する事項を含んでおり，必要に応じて立ち入り検査や営業停止等を行使する行政的な権限を有している．

保健所には，医師，保健師，歯科医師，薬剤師，獣医師，診療放射線技師，臨床検査技師，管理栄養士，歯科衛生士など，保健所業務に応じた専門職員が配置されている．厚生労働省地域保健健康増進事業報告（2019（令和元）年度）によると，全国保健所に勤務する歯科医師及び歯科衛生士は，それぞれ 114 名および 695 名と報告されている．地域保健法施行令によると，保健所長は医師であることが規定されているが，医師を所長にあてることが著しく困難な場合は一定の条件を満たす医師でないものを所長として任命できる特例措置が規定されている．現在，複数の保健所にて歯科医師が保健所長を担っている．

地域保健法では，保健所が担うべき事業として，以下の事項が示されている（地域保健法第６条）．

（地域保健法）

第六条　保健所は，次に掲げる事項につき，企画，調整，指導及びこれらに必要な事業を行う．

一　地域保健に関する思想の普及及び向上に関する事項
二　人口動態統計その他地域保健に係る統計に関する事項
三　栄養の改善及び食品衛生に関する事項
四　住宅，水道，下水道，廃棄物の処理，清掃その他の環境の衛生に関する事項
五　医事及び薬事に関する事項
六　保健師に関する事項
七　公共医療事業の向上及び増進に関する事項
八　母性及び乳幼児並びに老人の保健に関する事項
九　歯科保健に関する事項
十　精神保健に関する事項
十一　治療方法が確立していない疾病その他の特殊の疾病により長期に療養を必要とする者の保健に関する事項
十二　エイズ，結核，性病，伝染病その他の疾病の予防に関する事項
十三　衛生上の試験及び検査に関する事項
十四　その他地域住民の健康の保持及び増進に関する事項

新型コロナウイルス感染症の拡大を受け，感染症対策における保健所等の役割の重要性が再認識され，その体制強化が課題となった．保健所は，複数の自治体をまたぐ感染症対策や災害対策には必要不可欠な施設であり，その活動内容は，近年，複雑化・専門化している．さらに，保健所は，管轄する自治体が円滑かつ効果的な保健活動を実施できるよう，専門職の人材育成活動を担っている．

3―市町村保健センター

第一次国民健康づくり対策が 1978（昭和 53）年に開始され，その柱の１つとして健康づくりの場としての**市町村保健センター**が定められ，整備推進が進められてきた．2022（令和４）年４月現在，全国で 2,432 箇所が設置されている．

市町村保健センターは，地域保健法（第 18 条）にて「市町村は，市町村保健センターを設置することができる」とされており，「住民に対し，健康相談，保健指導及び健康診査その他地域保健に関し必要な事業を行うことを目的とする施設」と規定されている．保健所と異なり，市町村が実施する保健事業を展開する「場所」であるため，医師や保健師をはじめとした専門職員の配置は必ずしも伴わない．

4―口腔保健支援センター

口腔保健支援センターは，歯科口腔保健の推進に関する法律（第 15 条）にて「都道府県，保健所を設置する市及び特別区は，口腔保健支援センターを設けることができる」とされており，歯科口腔保健の推進に関する施策を実施するために，歯科医療従事者への情報提供や研修を実施する機関として位置づけられている．

歯科口腔保健に関する調査によると，2019（平成 31）年 4 月現在，口腔保健センターを設置している自治体は，31 都道府県（66.0％），および 19 保健所設置市・特別区（18.8％）と報告されている．

3 地域保健活動を支える考え方

1―ポピュレーション・アプローチとハイリスク・アプローチ

地域保健活動は，集団を対象とした活動である．集団に対する疾病予防や健康増進の対応方法には，ポピュレーション・アプローチとハイリスク・アプローチがある．

ポピュレーション・アプローチとは，集団全体に対して保健活動を適用し，集団を構成するすべての者におけるリスクを低減させる方法である．歯科口腔保健活動の例としては，う蝕発症予防を目的として，全住民に対するフッ化物配合歯磨剤に関する情報提供などがあげられる．集団全体への波及効果が大きい一方で，保健活動に対する関心や意欲が小さい個人に対して効果が行き渡りにくいことなどが短所としてあげられる．

ハイリスク・アプローチとは，特定の疾病や健康課題への発症リスクが高い集団に対して，より重点的に保健活動を行う方法である．歯科口腔保健活動の例としては，う蝕多発傾向者に対する個別保健指導等があげられる．適応となる対象集団とその介入方法が明確であるため，個人への保健活動の効果が高い一方，集団全体への波及効果を十分に期待できない等の短所があげられる．

実際の地域保健活動においては，ポピュレーション・アプローチのみ，あるいはハイリスク・アプローチのみを企画・実施するのではなく，適当に組み合わせながら対策を進めることが重要である．

2―ヘルスプロモーション

ヘルスプロモーションについては総論（p.4）でも触れているが，人々が自らの健康とその決定要因をコントロールし改善することができるようにするプロセスと定義されている．

従来型の地域保健活動は，健康になることを第一の目的として，個人個人が健康になるための知識と技術を身に付け，忠実に実践することが期待されていた．その一方，ヘルスプロモーション活動を意識した地域保健活動は，専門家や地域団体や地域住民からの支援を受けながら，健康になるための知識と技術を学び，自分の意志で健康づくりの取り組みを選択・実践することが期待されている．また市区町村や職域は，個人個人の健康づくりを支援する環境づくりを行うことが望まれる．へ

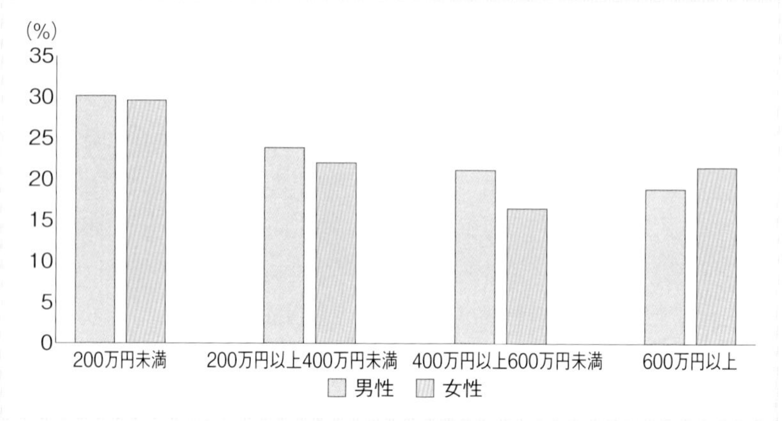

図 8-3　世帯所得別にみた 20 歯未満の者の割合

ルスプロモーション活動における「健康」とは，最終的な目標ではなく，自己実現や QOL 向上のための資源・糧とされている.

3—健康の社会的要因

私たちの健康状況は，個人の保健行動やその国の保健医療制度の影響のみならず，社会・経済的，あるいは政治的な影響も受けている．これら健康に対する非医療的な要因は，**健康の社会的要因**（Social Determinant of Health）として知られており，WHO 欧州事務局では，①社会格差，②ストレス，③幼少期，④社会的排除，⑤労働，⑥失業，⑦社会的支援，⑧薬物依存，⑨食品，および⑩交通の 10 項目を例示している.

健康状況に対する経済的要因の影響の一例として，2018（平成 30）年の国民健康・栄養調査の結果を示す（**図 8-3**）．世帯所得別にみた歯の本数が 20 歯未満と回答した者の割合は，600 万円以上の世帯員に比較して，男性，女性ともに 200 万円未満，200 万以上 400 万未満の世帯員で有意に高いことが報告されている[7].

近年，「住んでいるだけで健康になれるまちづくり」として，健康づくりを支える環境整備をすすめる地方公共団体の取り組みが報告されている．地方公共団体をはじめとした健康づくり支援団体は，これらの健康格差の原因を是正する施策や取り組みの展開が望まれる.

4—共通リスク要因アプローチ

特定の疾患に対する原因は必ずしも一対一で対応している訳ではなく，他疾患のリスク要因であることも少なくない．**共通リスク要因アプローチ**とは，複数の疾患に共通したリスク要因を対象とすることで，複数の疾患予防対策につなげる地域保健活動の考え方と実践をいう．歯科口腔分野だけでは効果的・効率的な予防対策を講じることができないが，限られた資源を有効利用する観点からも共通リスク要因アプローチは重要である．たとえば，う蝕の原因である砂糖の過剰摂取は，肥満とも関連する．そのため，砂糖の摂取制限は，う蝕予防だけではなく肥満予防と関連づけて展開することで，歯科だけの視点ではなく，肥満予防，ひいては肥満を原因とするさまざまな生活習慣病予防と関連した保健活動として展開が可能である．同様に，歯周疾患の原因の１つとして喫煙があげられる．喫煙は，循環器疾患をはじめとした多くの疾患の原因であることは周知の通りである．そのため歯周疾患対策は，禁煙対策と関連づけて実施することで，多(他)分野横断的な予防対策が可能となる．近年，多職種と連携した保健活動が重要視されている．共通リスク要因アプローチを起点に，地域での多職種連携が進むことが期待できる．

III 国民健康づくり対策

健康日本 21（第二次）が 2013（平成 25）年からスタートした．健康日本 21（第二次）では，以下の５つの基本的な方向が規定された．

一　健康寿命の延伸と健康格差の縮小
二　生活習慣病の発症予防と重症化予防の徹底（NCD の予防）
三　社会生活を営むために必要な機能の維持及び向上
四　健康を支え，守るための社会環境の整備
五　栄養・食生活，身体活動・運動，休養，飲酒，喫煙及び歯・口腔の健康に関する生活習慣及び社会環境の改善

各基本方針では目標項目が目標値とともに定められており，歯・口腔の健康に関する指標は，以下の５つの目標項目であった．

①口腔機能の維持・向上（60 歳代における咀嚼良好者の割合の増加）
②歯の喪失防止（80 歳で 20 歯以上の自分の歯を有する者の割合の増加，60 歳で 24 歯以上の自分の歯を有する者の割合の増加，40 歳で喪失歯のない者の割合の増加）
③歯周病を有する者の割合の減少（20 歳代における歯肉に炎症所見を有する者の割合の減少，40 歳代における進行した歯周炎を有する者の割合の減少，60 歳代における進行した歯周炎を有する者の割合の減少），
④乳幼児・学齢期のう蝕のない者の増加(3 歳児でう蝕がない者の割合が 80%以上である都道府県の増加，12 歳児の一人平均う歯数が 1.0 歯未満である都道府県の増加)
⑤過去１年間に歯科検診を受診した者の割合の増加

なお，上記の基本的な方向や目標項目の内容については，生活習慣と健康（p.107～108）および成人・高齢者保健（p.171～174）でも触れている．

2022（令和 4）年に健康日本 21（第二次）の最終評価が行われた結果，「①口腔機能の維持・向上」についてはＣ評価（変わらない），および「④乳幼児期・学

齢期のう蝕のない者の増加」についてはB評価（現時点で目標値に達していないが，改善している）と評価された．乳幼児期・学齢期のう蝕有病状況の改善がみられている一方，成人・高齢期における口腔機能の維持・向上には大きな改善がみられていないことから，今後，重要視されるべき分野であると考えられる．しかしながら，他の項目は新型コロナウイルス感染症の影響により歯科疾患実態調査および国民健康栄養調査が中止され，評価指標を把握できず評価ができなかった．今後は，新興感染症拡大などの非常事態時においても安定して把握可能な指標設定が望まれる．

Ⅳ 地域保健活動の進め方

1 PDCA サイクル（図 8-4）

PDCA サイクルは，Plan（計画）―Do（実行）―Check（評価）―Action（改善）といった一連のサイクルを繰り返し行うことであり，これらの各ステップの頭文字をとって PDCA サイクルと称している．品質管理分野での改善方法を，地域保健分野に応用したものであり，地域保健計画を進めるうえでは有用な方法である．

1―地域診断

PDCA サイクルを用いた地域保健計画を作成するにあたり，地域が抱える健康問題を把握し，地域が取り組むべき健康課題として明確化する必要がある．この一連の段階を**地域診断**という．

地域診断を行う際には，①地域保健活動を通じて得られた専門家や住民の声（質的情報），②調査研究の実施，あるいは③既存の統計情報の分析（量的情報）などをもとに，地域住民の健康状態や日常の生活状況を正確に把握し，健康問題を抽出することから始まる．地域に存在する健康問題とは，現状とあるべき姿とのギャップで捉えることができる．さらに「健康問題」が生じている要因分析を通じて，地域として取り組むべき健康課題を明確にしていくことが重要である（**図 8-5**）．たと

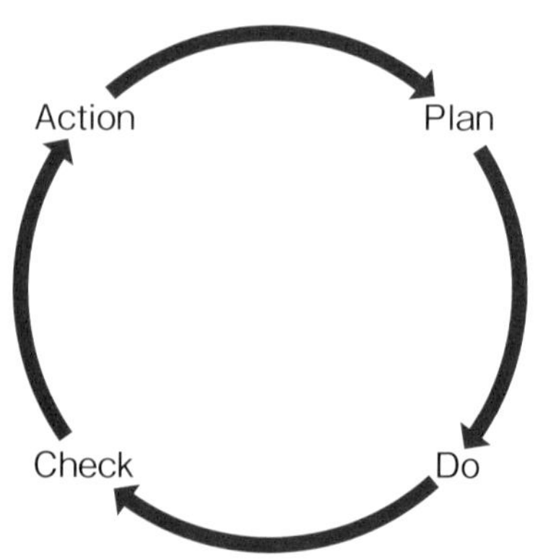

図 8-4　PDCA サイクル

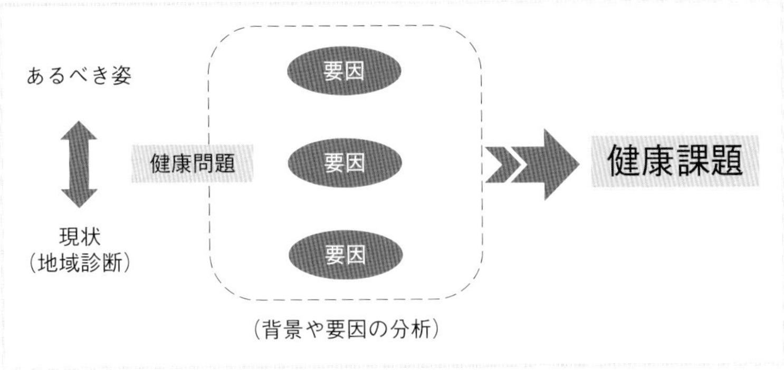

図 8-5　地域診断：健康課題の明確化

えば，3 歳児う蝕有病率が，全国値と比較して高いことが明らかなった．これは健康問題であると認識した場合，なぜ有病率が高いのかを考えていく過程が，要因分析である．他の市区町村と比較して「フッ化物応用を受けた幼児の割合が小さい」あるいは「仕上げ磨きを行う保護者の割合が小さい」などの要因が明らかになれば，対応する健康課題は，「3 歳までにフッ化物応用を受ける幼児の割合を高める」，あるいは「仕上げ磨きを行う保護者の割合を高める」と整理される．地域において取り組むべき具体的な健康課題が明確になることで，目標値が作成可能となり，かつ目標達成に向けた実施計画が策定可能となる．

通常，健康課題は複数得られるため，重要度や緊急度等を考慮して優先度を判断し，保健計画として解決されるべき健康課題を抽出することとなる．

2―Plan（計画）段階

質的情報や量的情報に基づき，健康問題を抽出し，その背景や要因分析を通じて，健康課題を明確化するとともに，その優先順位を判断し，PDCA サイクルを回しながら事業の展開を図ることになる．

健康計画を策定する Plan 段階では，取り組むべき健康課題に対して，適切な目標を設定し，目標ごとに「実施計画」と「評価計画」を策定する．

「実施計画」は，目標達成のために進むべき道標であり，誰が，いつまでに，何を，どうするという具体的な行動計画を記載することになる．併せて評価指標，評価方法，評価時期等を内容とする「評価計画」を策定する必要がある．評価の視点としては，アウトプット評価（実施回数や参加人数等の事業実施量評価）やアウトカム評価（事業実施したことで得られる効果・成果評価）だけではなく，ストラクチャー評価（実施体制の評価）やプロセス評価（目標達成のための計画・実施の過程や活動状況の評価）も組み入れるべきである．

3―Do（実行）段階

実施計画に沿って事業を実施する段階である．次のステップである Check（評価）段階にスムーズにつながるよう事業活動量や効果を記録しておくことが必要である．頻出する失敗事例として，Do 段階が繰り返しになることがあげられる．Plan 段階で「評価計画」が明確に策定できていないため，事業活動量や効果が記録されず，かつ評価タイミングを逃すことで，結果として次の Check 段階に進むことができないことが考えられる．Check 段階を意識した Plan 段階，特に「評価計画」が重要であることを認識すべきである．

4―Check（評価）段階

Plan 段階で作成した「評価計画」に基づき，目標達成のための取組みが成果に結びついたかを評価する．評価計画で示された目標を達成「できた」か「できなかった」かを評価するだけではなく，「なぜそうなったのか」の要因分析を合わせて実施する必要がある．その他，設定目標は，健康課題の解決の程度を適切に測定しているのか，事業内容やスケジュールは適切であったか等を検討し，次の Action 段階につなげてゆく．

5―Action（改善）段階

「評価計画」に基づいた評価結果をもとに，次期計画に向けた具体的な改善策を見出す段階である．具体的には，目標達成「できたこと」「できなかった」ことへの要因分析を通じて，改善策を検討し，新たな目標設定，達成に向けての実施計画・評価計画を立案する，すなわち新たな P 段階に移行することとなる．

地域保健活動は，地域で取り組むべき健康課題の抽出と優先順位を決定し，計画・実施・評価の段階を繰り返すことで，より実効性が高い活動として定着できる．PDCA サイクルは，地域保健活動を継続的に，かつ改善を加えながら実施するための重要な考え方である．地域保健活動に携わる専門家が習得すべき必須の知識と技術である．

2 地域保健活動を支える組織

地域保健活動を円滑に実施するには，保健活動に関わる利害関係者（**ステークホルダー**）の理解と協力・支援が必要である．特定の健康課題の解決に向けた地域保健活動への関心度は，すべての利害関係者にとって同程度であるとは限らない．そのため，地域保健活動に対する利害関係者の関心度，および影響力をもとに，その立ち位置を確認する必要がある．

地域には，以下のような利害関係者が存在する．

1―専門職，関連団体

地域の医師会，歯科医師会，薬剤師会，歯科衛生士会などの職能団体があげられる．地域保健活動における対象者のライフステージに応じて，学校教育関係者，産業保健関係者，各種保険者，介護福祉関係者，メディア関係者等，さまざまな団体や個人が存在する．

2―住民組織

地域住民によって組織されている自治会や老人会，あるいは食生活改善推進員等一定の目的をもって地域活動を行っている団体がある．地域保健活動を協議する会議などの構成員として参画することも少なくない．近年では，8020 運動推進員等と称して，地域の歯科口腔保健活動を支援・推進する団体もあり，これらの団体を育成・支援している地方公共団体も存在する．

また，特定の活動に賛同する者で構成されるボランティア団体，あるいは特定の健康課題の当事者や家族による自助グループなども存在する．

参考文献

1）政策統括官付参事官付人口動態・保健社会統計室：令和 3 年簡易生命表の概要．厚生労働省．2022．
https://www.mhlw.go.jp/toukei/saikin/hw/life/life21/index.html（2022/10/16 アクセス）
2）総務省統計局：人口推計（2021 年（令和 3 年）10 月 1 日現在）．総務省，2022．
https://www.stat.go.jp/data/jinsui/2021np/index.html#a05k01-a（2022/10/16 アクセス）
3）厚生労働省政策統括官（統計・情報政策担当）：令和 3 年（2021）人口動態統計（確定数）の概況．厚生労働省
https://www.mhlw.go.jp/toukei/saikin/hw/jinkou/kakutei21/index.html（2022/10/16 アクセス）
4）保健福祉部保健事業課特定健診係：2019 年度特定健康診査・特定保健指導の実施状況について．厚生労働省．
https://www.mhlw.go.jp/content/12400000/000755573.pdf（2022/10/16 アクセス）
5）保険局医療介護連携政策課保険データ企画室：第 7 回 NDB オープンデータ（特定健診質問票項目：2019（平成 31）年度実施分）．厚生労働省．
https://www.mhlw.go.jp/stf/seisakunitsuite/bunya/0000177221_00011.html（2022/10/16 アクセス）
6）厚生労働省：歯科口腔保健に関する調査
https://www.mhlw.go.jp/content/10900000/000601296.pdf（2022/10/16 アクセス）
7）厚生労働省：平成 30 年国民健康・栄養調査結果の概要．
https://www.mhlw.go.jp/content/10900000/000688863.pdf（2022/10/16 アクセス）
8）総務省統計局：人口推計．全国：年齢（各歳），男女別人口・都道府県：年齢（5 歳階級）男女別人口，2021．
https://www.stat.go.jp/data/jinsui/2021np/index.html#a05k01-a（2022/10/16 アクセス）
9）厚生労働省：地域包括ケアシステムの構築に向けた取組み．老健局 振興課，2018．
https://www.jri.co.jp/MediaLibrary/file/column/opinion/detail/20180330_1.pdf（2022/10/16 アクセス）
10）厚生労働省：地域保健，関係機関，市町村保健センター．健康局健康課地域保健室，
https://www.mhlw.go.jp/content/10900000/000762007.pdf（2022/10/16 アクセス）

9章

HYGIENE & PUBLIC HEALTH

母子保健

INTRODUCTION

多くの人が近い将来，父親・母親になるだろう．共働きが増えている昨今，配偶者あるいは自身が妊娠し出産，そして乳幼児がいる父母として子育てをする場合，地域や職場はどのようにサポートしてくれるだろうか．

またデンタルスタッフとして勤務している際に，歯科診療所に妊娠中あるいは乳幼児を連れた母親が来院したらどのように対応するだろうか．妊娠中の女性は，歯科治療時のエックス線撮影や使用される薬品に対し過敏になる人も多いといわれている．また核家族が増えているため，出産後に来院する母親の中には治療時に乳幼児を連れて受診しなければならない母親も多い．

妊娠・出産後も働く（働かなければならない）女性が増加している中，子育て支援のためわが国ではさまざまな対策が実施されている．しかし母子保健対策には「母親と子どもに対して」だけでは対処できない問題が残っており，父親の育児に対する考え方，職場における子育てに関する環境整備がまだまだ必要となっている．

この章では，少子化がますます進んできている日本におけるさまざまな子育て支援に対する環境や制度について考える．

Ⅰ 母子保健の意義

第２次世界大戦中は“産めよ，増やせよ”という言葉に象徴されるように，「子どもは戦力である」という考え方がなされていた．戦後 1947（昭和 22）年，厚生省に児童局が設置されたのが母子保健の始まりだが，当時の母子対策は児童福祉法に基づいて児童福祉行政の一貫として行われていた．しかし母と子の健康問題はお互いに密接に関連しており，小児に対する保健対策は生まれてからでは遅すぎる場合もある．そのため 1965（昭和 40）年に，妊婦のみならずその前段階の婦人の健康管理を含め，広く一貫した母性と乳幼児の保健を目的とした**母子保健法**が制定された．すなわち母子保健とは母と子の健康管理が不可欠のものであるとの考えのもとに，思春期から妊娠，分娩，新生児期，乳児期を通じて一貫して行う保健活動のことである．

近年のわが国は親と子だけの核家族が増加し，また親の離婚の増加，晩産化など，育児の社会環境が大きく変化してきている．妊娠・出産・育児は精神的にもかなりの負担となり，育児ノイローゼや虐待の増加が示されている．このような現状のもと，母子ともに身体的，精神的，社会的な健康を守る手段を講じる必要がある．

Ⅱ 母子保健の指標

ある地域や国の母子保健の水準を表す指標として，出生，乳児死亡，新生児死亡，周産期死亡，妊産婦死亡，死産，児童死亡などがある．

1 出生

出生数は 1947～1949 年（昭和 22～24 年）の第一次ベビーブーム期，1971～1974 年（昭和 46～49 年）の第二次ベビーブーム期に 200 万人を超えたのを除いて，減少している．平成半ばまでは 120 万人前後で推移していたが，2016（平成 28）年には 100 万人を切り，近年はさらに減少傾向に歯止めがかからず約 80 万人程度となっている（**図 9-1**）（2 章人口参照）．

2 乳児死亡および新生児死亡

乳児の生存は，母体の健康状態，一般的な環境衛生，生活水準，さらには文化水準の影響を受ける．乳児死亡率は出生 1,000 人当たりの子どもが 1 歳になるまでに死亡する率をいう．

乳児死亡の原因は大きく先天的なものと後天的なものに分けられる．出生後しばらくは環境に対する適応力が弱く，さらに妊娠・分娩の影響もあって先天的な原因によるものが多い．そこで乳児死亡を表す場合に，生後 4 週未満の死亡を**新生児死亡**として分けて扱う．これに対して新生児期以降になると，細菌感染や不慮の事故など後天的な原因による死亡が多くなる（**表 9-1**）．

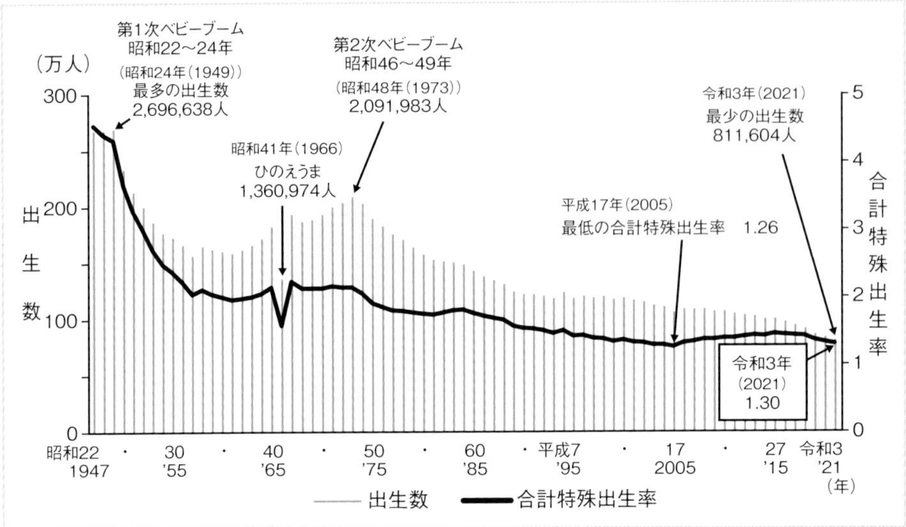

図 9-1　出生数および合計特殊出生率の年次推移

（厚生労働省「人口動態統計」より）

表 9-1　乳児の死因と死亡割合（2020 年）

	新生児死亡		乳児死亡	
	死　因	割合(%)	死　因	割合(%)
第 1 位	先天奇形，変形及び染色体異常	37.9	先天奇形，変形及び染色体異常	36.0
2	周産期に特異的な呼吸障害及び心血管障害	30.0	周産期に特異的な呼吸障害及び心血管障害	15.3
3	胎児及び新生児の出血性障害及び血液障害	7.7	乳幼児突然死症候群	6.1
4	妊娠期間及び胎児発育に関連する障害	5.1	胎児及び新生児の出血性障害及び血液障害	4.1
5	周産期に特異的な感染症	3.0	不慮の事故	3.8
6	敗血症	1.4	妊娠期間及び胎児発育に関連する障害	3.3
7	心疾患（高血圧性除く）	1.0	心疾患（高血圧性除く）	2.5
8	その他の新生物〈腫瘍〉	0.7	敗血症 周産期に特異的な感染症	1.5
9	不慮の事故	0.6		
10	出産外傷 乳幼児突然死症候群 他　殺	0.4	肺　炎	0.8

（厚生労働統計協会：国民衛生の動向 2022/2023 より）

明治，大正時代に出生 1,000 対 160～170 もあったわが国の乳児死亡率は，1960（昭和 35）年には 30.7 に，以後も改善され 2020（令和 2）年には 1.8 まで低下した．また新生児死亡も 1930（昭和 5）年の 49.9 から改善し，2020 年

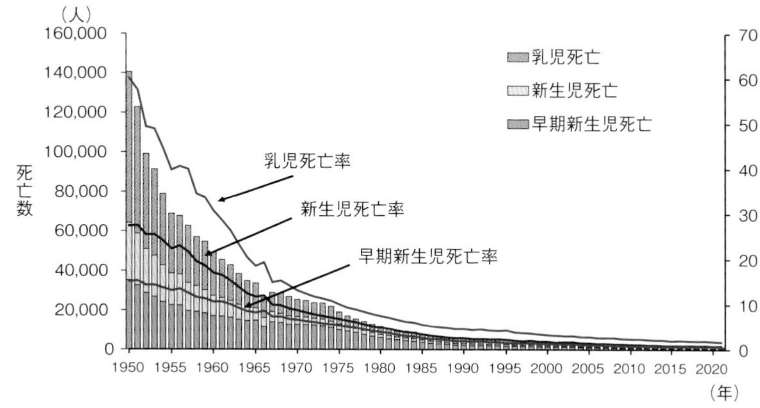

図 9-2　乳児死亡数の年次推移

（厚生労働統計協会：国民衛生の動向 2022/2023，厚生労働省「人口動態統計」より作成）

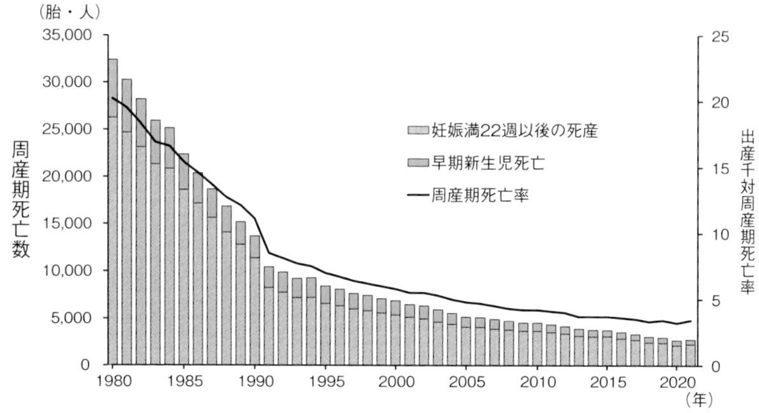

図 9-3　周産期死亡の年次推移

（厚生労働統計協会：国民衛生の動向 2022/2023，厚生労働省「人口動態統計」より作成）

には 0.8 を示した．乳児の死亡のリスクは出生時点で最も高く，次第に減少していく．

生存期間別に乳児死亡の年次推移をみると，1965（昭和 40）年頃までに，生後 4 週以上 1 年未満の乳児の死亡が著しく改善され，最近は生後 1 週未満の早期新生児死亡も改善されてきている（**図 9-2**）．

3 周産期死亡

妊娠満 22 週以後の死産と生後 7 日未満の早期新生児死亡をあわせたものを**周産期死亡**といい，出産 1,000 対で表す（**図 9-3**）．1994（平成 6）年までは妊娠週数 28 週以降の死産と早期新生児死亡をあわせたものと定義されていたが，ICD-10 が適用されて以降変更されている．

周産期死亡の原因は，児側の病態からみると，「周産期に発生した病態」と「先天

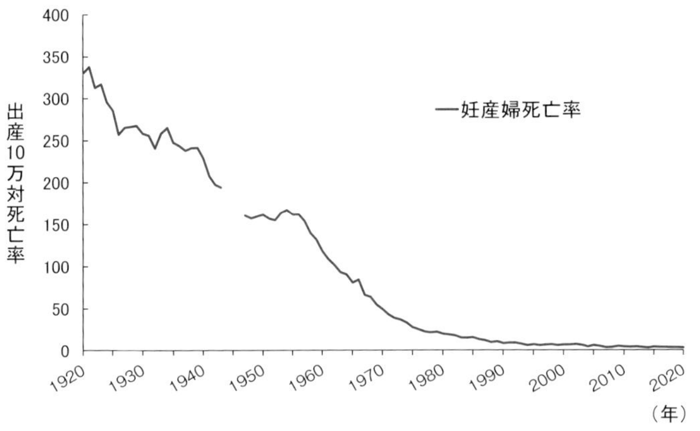

図 9-4　妊産婦死亡率の年次推移　（厚生労働統計協会：国民衛生の動向 2022/2023 より作成）

奇形・変形及び染色体異常」でほとんどを占めており，母側の病態からみると，「母体に原因なし」，「現在の妊娠とは無関係な場合もありうる母体の病態」，「胎盤・臍帯及び卵膜の合併症」で 90%を占めている．

妊娠満 22 週以後は胎児が母体外で生存可能であり，この時期の死産は母体の健康状態に強く影響を受けること，また一部の早期新生児死亡は死産として届けられている可能性があることから，周産期死亡は母子保健上重要な指標の 1 つとして 1950（昭和 25）年以降 WHO によって提唱されている．わが国では周産期死亡率は年々減少しており，諸外国と比べても低率である．また早期新生児死亡に比べて死産の割合が高いのが特徴である．

4 妊産婦死亡

妊産婦とは妊娠中または出産後 1 年以内の女子をいう．**妊産婦死亡**とは妊娠もしくはその管理に関連した，または悪化したすべての原因による妊娠中，または妊娠終了後満 42 日未満の死亡をいい，出生（出産）10 万（あるいは 1 万）当たりの死亡数として表される．妊娠・分娩に伴う母体の死亡は妊産婦の管理状態を示す指標となる．大正時代には妊産婦死亡率は 300（出産 10 万対）を超えていたが，1950 年代から大きく低下し，1988（昭和 63）年に一桁台となった．その後も緩やかな低下傾向にあり，現在 3 以下にまで低下している（**図 9-4**）．わが国の母子保健の諸指標がおおむね世界トップレベルの水準にある中で，以前は妊産婦死亡率は先進諸国と比較すると高率であったが，着実に改善している（**表 9-2**）．

5 死産

死産とは妊娠満 12 週以後の死児の出産のことで，**自然死産**と**人工死産**に分けられる（**図 9-5**）．また死産統計では，**母体保護法**による**人工妊娠中絶**のうち妊娠満 12 週から妊娠満 22 週未満までのものを含んでいる（p.24 図 2-10 参照）．死産

表 9-2　年次別妊産婦死亡率（出生 10 万対）の国際比較

	1975 年	1985 年	1995 年	2005 年	2020 年
日本	28.7	15.8	7.2	5.8	2.7
カナダ	7.5	4.0	4.5	‘04）5.9	‘17）6.6
アメリカ合衆国	12.8	7.8	7.1	18.4	‘17）31.3
フランス	19.9	12.0	9.6	5.3	‘16）4.4
イタリア	25.9	8.2	3.2	‘03）5.1	‘16）2.7
オランダ	10.7	4.5	7.3	8.5	‘17）1.8
スウェーデン	1.9	5.1	3.9	5.9	‘17）3.5
スイス	12.7	5.4	8.5	5.5	‘16）3.4
オーストラリア	5.6	3.2	8.2	‘04）4.7	‘17）1.6
ニュージーランド	23.0	13.5	3.5	10.4	‘15）9.8

（厚生労働統計協会：国民衛生の動向 2022/2023 より）

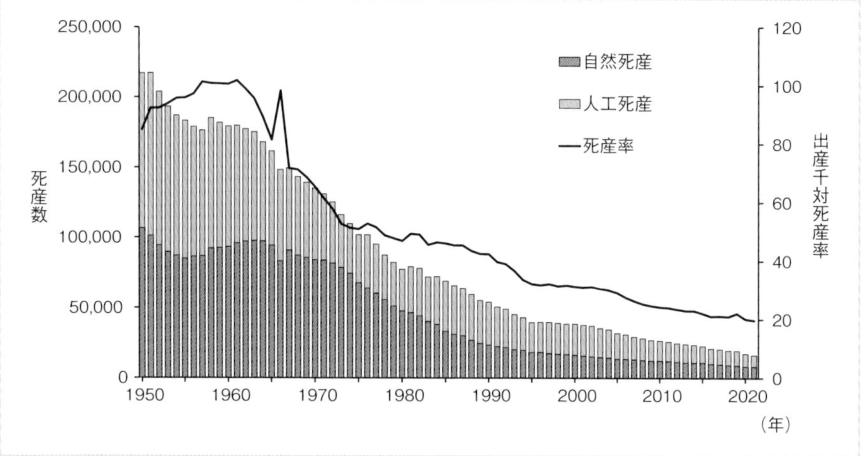

図 9-5　死産の年次推移　（厚生労働省「人口動態統計」より作成）

率は年々減少しているが，自然死産と人工死産を比較すると，1960（昭和 35）年頃より 1984（昭和 59）年までは自然死産が多かったが，それ以降は人工死産が上まわっている．母親の年齢階級別死産をみると，25 歳未満の若年層と 40 歳以上の年齢層で高くなっている（**表 9-3**）．自然死産は妊娠初期に多発し，その後は比較的安定し，分娩近くになるとまた増加する傾向がある．死産の原因は胎児側と母側の 2 つの側面がある．胎児側の原因としては，ほとんどが「周産期に発生した病態」であり，わずかに「先天奇形・変形及び染色体異常」がみられる．母側の原因では，記載のあったものでは，「現在の妊娠とは無関係の場合もありうる母体の病態」が多く，その中では母体の感染症及び寄生虫病によるもの，母体の腎及び尿路疾患によるものが多い．

母体保護法に基づく人工妊娠中絶の件数は，家族計画の普及や社会経済環境の変

表 9-3　自然-人工・母の年齢階級別にみた死産数と死産率（出産千対）　（2020 年）

	自然死産		人工死産	
	死産数	死産率	死産数	死産率
総　数*1	8,188	9.5	9,090	10.6
15～19 歳	85	10.6	986	123.5
20～24	581	8.4	2,147	30.9
25～29	1,674	7.6	1,642	7.4
30～34	2,596	8.4	1,698	5.5
35～39	2,346	11.7	1,674	8.4
40～44	856	17.3	837	16.9
45～49	47	26.9	73	41.9

資料　厚生労働省 「人口動態統計」
＊1　母の年齢が 15 歳未満，50 歳以上と年齢不詳を含む　（厚生労働統計協会：国民衛生の動向 2022/2023 より）

化などにより，1955（昭和 30）年の 117 万件をピークに減少し，1985（昭和 60）年には半減，現在はピーク時の 1/10 近くまで減少している．一方，10 代の人工妊娠中絶数は 2020（令和 2）年には約 11,000 件あり，適切な避妊方法と，人工妊娠中絶が心身に及ぼす影響などに関する正しい知識の普及が必要となっている．

6 児童死亡

満 1 歳から 6 歳の就学期までの児を**幼児**といい，児童死亡とは 1～14 歳までの幼児・学童期における死亡を示す．

5～14 歳時はわが国の死亡率が最も低値を示す時期である．しかしわが国の母子保健の指標のうち，ほとんどすべてが欧米諸国と比較すると良好な状態にあるのに対し，児童の死亡率に関してはまだ改善の余地を残す状態である．年齢階級別に死亡原因をみると，1～4 歳ではまだ先天的な理由による死亡が上位を示すが，不慮の事故が目立つようになってきている（**表 9-4**）．また 10～14 歳の死因の上位に自殺が入っている．これらは未然に防ぐことが可能なものなので，早期に対策を講じる必要がある．

7 乳幼児の体位

生後 1 年未満の乳児期は，1 年間で体重が約 3 倍，身長が 1.5 倍に成長する人生で最も発育する時期である．しかし発育の程度には個人差があり，出生体重や出生週数，栄養法，児の状態によって変わってくる．一般に生後半年の発育が急で，その後は緩やかになっていく．乳幼児の身体発育評価の基準には，厚生労働省が 10 年毎に調査している乳幼児身体発育値が用いられている．これは月齢別に体重，身長，頭囲のパーセンタイル値が記載されているため，発育の偏りを判定するのに

表 9-4　児童の死因と死亡率（人口 10 万対）　　(2021 年)

	第 1 位		第 2 位		第 3 位		第 4 位		第 5 位	
	死　因	死亡率	死　因	死亡率	死　因	死亡率	死　因	死亡率	死　因	死亡率
0 歳	先天奇形，変形及び染色体異常	60.4	周産期に特異的な呼吸障害等	26.0	乳幼児突然死症候群	8.4	不慮の事故	7.4	胎児及び新生児の出血性障害等	6.7
1～4	先天奇形，変形及び染色体異常	2.8	悪性新生物〈腫瘍〉	1.5	不慮の事故	1.4	心疾患	0.7	周産期に特異的な呼吸障害等	0.5
5～9	悪性新生物〈腫瘍〉	1.8	不慮の事故	0.9	先天奇形，変形及び染色体異常	0.9	その他の新生物〈腫瘍〉 心疾患			0.3
10～14	自　殺	2.4	悪性新生物〈腫瘍〉	1.5	不慮の事故	1.0	先天奇形，変形及び染色体異常	0.6	心疾患	0.4

（概数である）　　（厚生労働統計協会：国民衛生の動向 2022/2023 より）

用いられる．また身長と体重のバランスが年齢相応かを判断するものとして，乳幼児の発育状態の評価に**カウプ指数**，学童・思春期の評価に**ローレル指数**が用いられる．肥満度は幅広い年齢に用いられており，厚生労働省は幼児の健康診査などで使用する身体発育の評価基準に採用している．

III 母性保健管理

1 妊産婦の保健管理

1―正期産，早期産，流産，過期産

妊娠満 37 週から妊娠 41 週 6 日までの出産を**正期産**といい，妊娠満 22 週から妊娠 36 週 6 日までの出産を**早期産（早産）**とよぶ．また妊娠満 22 週未満の出産は**流産**といい，早期産とは区別される．流産の場合は死産が多い．早期産で生まれた新生児は体重が小さく，のちに重篤な障害が出現する可能性が高くなる．また妊娠満 42 週以降の出産は**過期産**とよばれる．

2―ハイリスク妊娠

ハイリスク妊娠とは妊娠から分娩の過程において，母体，胎児，新生児のいずれかを著しく危険な状態にする確率の高い因子にさらされている妊娠や妊婦をいう．

ハイリスク妊娠は早期に発見して対策を講じる必要がある．ハイリスク妊娠となる要因として，妊娠高血圧症候群，胎盤異常，胎位異常，羊水異常，多胎，子宮出血，母体側の心疾患や糖尿病，ウイルス感染症，梅毒，母児間血液型不適合，若年および高齢妊娠などがある．

表 9-5　妊婦の食事摂取基準

エネルギー		推定エネルギー必要量
エネルギー（kcal/日）	（初期）	+50
	（中期）	+250
	（後期）	+450

栄養素					推定平均必要量	推奨量	目安量
たんぱく質（g/日）				（初期）	+0	+0	—
				（中期）	+5	+5	—
				（後期）	+20	+25	—
脂質	n-6 系脂肪酸（g/日）				—	—	9
	n-3 系脂肪酸（g/日）				—	—	1.6
ビタミン	脂溶性	ビタミン A	（μgRAE/日）	（初期・中期）	+0	+0	—
				（後期）	+60	+80	—
		ビタミン D	（μg/日）		—	—	8.5
		ビタミン E	（mg/日）		—	—	6.5
		ビタミン K	（μg/日）		—	—	150
	水溶性	ビタミン B_1	（mg/日）		+0.2	+0.2	—
		ビタミン B_2	（mg/日）		+0.2	+0.3	—
		ビタミン B_6	（mg/日）		+0.2	+0.2	—
		ビタミン B_{12}	（μg/日）		+0.3	+0.4	—
		葉酸	（μg/日）		+200	+240	—
		パントテン酸	（mg/日）		—	—	5
		ビオチン	（μg/日）		—	—	50
		ビタミン C	（mg/日）		+10	+10	—
ミネラル	多量	ナトリウム	（mg/日）		600	—	—
		（食塩相当量）	（g/日）		1.5	—	—
		カリウム	（mg/日）		—	—	2000
		マグネシウム	（mg/日）		+30	+40	—
		リン	（mg/日）		—	—	800
	微量	鉄	（mg/日）	（初期）	+2.0	+2.5	—
				（中期・後期）	+8.0	+9.5	—
		亜鉛	（mg/日）		+1	+2	—
		銅	（mg/日）		+0.1	+0.1	—
		マンガン	（mg/日）		—	—	3.5
		ヨウ素	（μg/日）		+75	+110	—
		セレン	（μg/日）		+5	+5	—
		クロム	（μg/日）		—	—	10

（厚生労働省：日本人の食事摂取基準（2020 年版）より）

3　妊産婦の栄養

妊娠中および授乳中の食生活は，本人に加えて児のライフステージの栄養状態を形づくるものとして重要である．特に胎児期の栄養が成人後の健康状態に影響を及ぼす可能性が示唆されており，妊娠前の栄養状態や妊娠中の適切な体重増加を考慮した栄養管理が必要である．このような観点から妊婦の食事摂取基準について定められている（**表 9-5**）．推定エネルギー必要量は，妊娠中に適切な栄養状態を維持し正常な分娩をするために，妊娠前と比べて余分に摂取するべきと考えられるエネルギー量を妊娠期別に付加量として示している．また栄養素については，非妊娠時

表 9-6　体格区分別　妊娠全期間を通しての推奨体重増加量

妊娠前の体格*		推奨体重増加量
低体重（やせ）	BMI 18.5 未満	12～15 kg
普通体重	BMI 18.5 以上 25.0 未満	10～13 kg
肥満（1 度）	BMI 25.0 以上 30.0 未満	7～10 kg
肥満（2 度以上）	BMI 30.0 以上	個別対応　（上限 5 kg までが目安）

BMI（Body Mass Index）：体重（Kg）/身長（m）^{2}
＊日本肥満学会の肥満度分類に準じる

（厚生労働省：妊産婦のための食生活指針より）

の年齢階級別における食事摂取基準を踏まえたうえで，妊娠期特有の変化，すなわち胎児発育に伴う蓄積量と妊婦の体蓄積量を考慮し付加量を設定している．

4―妊娠期の体重増加量

肥満は妊娠糖尿病や妊娠高血圧症候群の発症リスクを高めるが，近年行き過ぎた妊娠中の体重増加抑制が，低出生体重児の増加を招いている可能性がある．妊娠適齢期といわれる近年の 20～30 代の女性は，肥満というよりむしろやせ形の者が増加している．厚生労働省は 2021（令和 3）年に「妊産婦のための食生活指針」を改訂し，BMI の区分別に推奨体重増加量を示した（**表 9-6**）．妊婦の体重増加は胎児の体重によるものだけでなく，胎盤や胎児に供給するエネルギーの貯蔵器官である脂肪細胞を増やすのにも必要である．

5―妊娠期の歯科治療

妊娠中の歯科治療は，安定期といわれる妊娠中期（16 週～27 週頃）であればほとんどの人が問題なくできる．妊娠初期や後期は基本的に応急処置のみ行う．妊娠初期の 4 週～11 週は非常に流産しやすい時期のため，過度の緊張や長時間にわたる歯科治療はなるべく避けたほうがよい．また出産後は育児に追われたり，子供の面倒をみてくれる人がいないなどの理由から，受診が遅れ症状を悪化させてしまうことがある．

歯科治療時のエックス線撮影は，防護エプロンを着用し腹部を遮蔽して行うため胎児への影響は心配しなくてもよい．また歯科麻酔は局部麻酔のため，通常量の使用では母子ともに全く影響がないといわれている．原則として妊娠中は投薬を勧めないが，傷みがひどいときなどは我慢することが逆に胎児へ影響を及ぼすことがあるため，産婦人科医と相談のうえ投薬をすることがある．このため受診時には必ず妊娠中ということを伝えておく必要がある．

2 就労と子育て支援

女性の社会進出により現在，就業者の 45%は女性である．しかし女性の場合，労働負担の量・質によっては流産，早期産，月経異常，貧血などの障害の出現頻度が高まる．そこで，①重労働については一定の制限を設ける，②化学物質が発散す

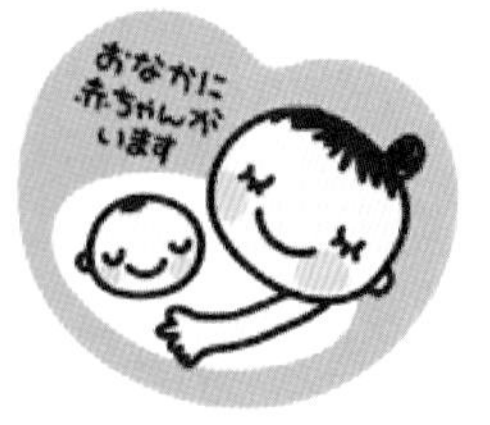

図 9-6　マタニテイーマーク
厚生労働省　http://www.mhlw.go.jp/bunya/kodomo/maternit

る場所での女性労働者の就業禁止は，妊娠の有無，年齢に関わらずすべての女性労働者が対象となる，③妊娠初期と後期の女性には特別の配慮をする，などの母性保護の立場に立った配慮が必要である．

労働環境においては，女性労働者が母子保健法に基づく妊産婦健診を受診するための通院時間を確保できるように定められている．また妊娠中および出産後の女性労働者が健康診断を受け，医師などから指導を受けた場合は，その指導を守ることができるように，事業主は勤務時間の変更，勤務の軽減など必要な措置を講じなければならない(男女雇用機会均等法)．さらに事業主は妊娠・出産・産前産後の休暇の取得，妊娠中の時差出勤などを理由に，解雇やその他不利益な扱いをしてはならない．産前 6 週（多胎妊娠時は 14 週）と産後 8 週の休業や，生後 1 年未満の乳児を育てる女性労働者は事業主に 1 日 2 回の育児時間を請求することができる(労働基準法)．しかし育児休業は有給でなくてもよいことになっている(育児・介護休業法)．

2006（平成 18）年に妊娠・出産に関する安全性と快適性の確保を目指し妊産婦に対する社会の理解と配慮を促すため，マタニティマークが発表された(**図 9-6**)．このマークは妊婦が交通機関などを利用する際に身につけ，周囲に妊婦であることを示し，妊産婦にやさしい環境づくりを推進するものである．

近年，父親の働き方の見直しや子育てへの積極的な関わりが少子化対策になるとの認識が強くなっており，父親の家事・育児時間が長いほど第 2 子以降の出生割合が高くなることも解っている．そこで子育てを積極的に楽しむ父親のために男性の育児休業取得が応援されている．これは妻が専業主婦の場合でも，育児休業中であっても取得でき，休業取得可能期間は事業主への申し出により一定の要件を満たす場合には，子が 2 歳に達するまで延長できる（育児・介護休業法）．しかし現在のところ，育児休業取得を希望する男性の割合が 30%以上といわれるなか，取得実態は約 13%であることから，父親の職場における子育てに対する環境整備もさらに必要となっている．

Ⅳ 小児保健管理

1 乳幼児の保健管理

女性就労者の増加，世帯人員の減少などにより家族構成が変化し，家庭外に保育が必要な乳幼児が増加し，「**保育所**」が必要になってきている．さらに女性の就労形態も多様化しており，多様な保育サービスも求められている．保育所は現在，保護者が保育所の保育情報により選択し，保育に関する負担金はこどもの年齢や保育施設の種類により異なる．さらに入所児だけでなく地域住民の子育て相談に応じるように運営されている．また 2006（平成 18）年には，待機児ゼロを目指して幼稚園と保育所の機能を一体化した**認定こども園**の制度が創設された．

2 低出生体重児・未熟児

出生時体重が 2,500 g 未満児を**低出生体重児**といい，市区町村への届出が義務づけられている．一方，**未熟児**とは身体の機能が未熟のまま出生した乳児であり，正常児が出生時に有する諸機能を得るに至るまでの児をよび（母子保健法），低出生体重児とは区別している．また出生時の体重が 1,500 g 未満の児を極低出生体重児，1,000 g 未満を超低出生体重児という．出生時の平均体重は男児で 3.25 Kg（1973（昭和 48）年），女児で 3.16 Kg（1974（昭和 49）年）となっていたが，以後減少に転じ，2020（令和 2）年は男児 3.05 Kg，女児 2.96 Kg となっている．低出生体重児の割合は上昇傾向にあり，男児の 8.2%，女児の 10.3%（2020年）となっている．一方近年，在胎期間のわりに出生時の体格が小柄な状態で出生した児を SFD 児（small for dates infant）とよび，胎児期の発達の遅れを重要視している．多くの場合 SFD 児は，出生後 6～12 か月頃には発育が追いつくが，約10%は 2 歳を過ぎても身長が追いつかない場合がみられる．

3 先天異常・心身障害児

乳児の死亡原因は，戦後から現在に至る間に感染症から**先天異常**へと転換してきた．現在乳児の死因の第一位は先天異常であるため，これからの母子・小児保健を考えるうえで先天異常対策は重要になってくる．

先天異常は大きく分けて**先天奇形**と**先天性代謝異常**がある．先天奇形には外表的に認められる外表奇形と，内臓の諸器官に生じた内臓奇形がある．先天性代謝異常は生体内における物質代謝が遺伝子異常のため障害されているものである．

先天異常はその原因により，①遺伝要因によるもの，②遺伝と環境の両要因によるもの，③環境要因によるものに分けられる．遺伝要因には単一あるいは複数の遺伝子の異常によるものと染色体異常によるものがあり，環境要因には病原微生物，放射線，薬物，重金属があげられる．

心身障害児とは身体または精神に相当程度の障害をもつ児をいうが，近年は心身障害児という表現はせず，単に障害児とする方向にある．心身障害の原因としては，先天性風疹症候群や染色体異常などの出生前の原因，分娩異常や低出生体重児などの出生時・新生児期の原因，脳炎やてんかんなど乳・幼児期の原因などがあげられる．心身障害の発生数は医療の進歩により減少するというよりむしろ増加している．その理由として超低出生体重児や重症仮死産などがあげられ，かつては死亡していた児が救命できるようになってきたことが大きな要因といわれている．

4 事故対策

乳幼児および学童期の死因の上位を占める不慮の事故は，0 歳児では嘔吐や誤嚥，布団などによる窒息死が最も多く，年齢が上がるにつれて交通事故や溺死が増加してくる．小児の事故はそのほとんどが保護者の責任にあるため，保護者に対する教育が必要となってくる．

V 母子保健対策

現在のわが国の母子保健対策は，思春期から結婚，出産，乳幼児期まで一貫した体系の下に実施されている（**図 9-7**）．従来は乳児死亡の減少を目標にした栄養改善や感染症対策が中心課題であったが，近年は障害の早期発見と予防や，病児の医療援護にも重点が置かれている．母子保健サービスの実施主体は市区町村である．

1 保健指導

1―妊娠の届出と母子健康手帳の交付

妊娠したものはすみやかに市区町村長に妊娠の届出をしなければならない．届出に基づいて市区町村は**母子健康手帳**を交付する（母子保健法）．届出は母子保健サービスを実施するための出発点として重要なものであるため，健やかな妊娠と出産のためには妊娠早期の届出が肝要である．母子健康手帳は母子保健法に基づいて市区町村が作成しており，前半部は厚生労働省が内容を定め全国共通であるが，後半部は市区町村が地域性を重視しながら作成している．母子健康手帳は，妊娠・出産・育児に関する母と子の成長の記録であるとともに，市区町村が行う健康診査や保健指導，予防接種などを受けた記録欄があり，妊娠や乳幼児の育児に関する行政からの情報提供の手段として，あるいは保健指導の際の参考資料として有用なものである．手帳内容は新たな科学・医学的知見や行政施策の動向などを踏まえ，適宜見直しがなされている．近年は予防接種についての詳しい説明や，子どもの食物アレルギー，職場における育休制度や不育症に対する妊婦健診や休業に対する措置，などについて情報が示されている．

2―妊産婦・乳幼児の保健指導・訪問指導

市区町村では，妊産婦や新生児・未熟児を対象に，必要に応じて医師，保健師や

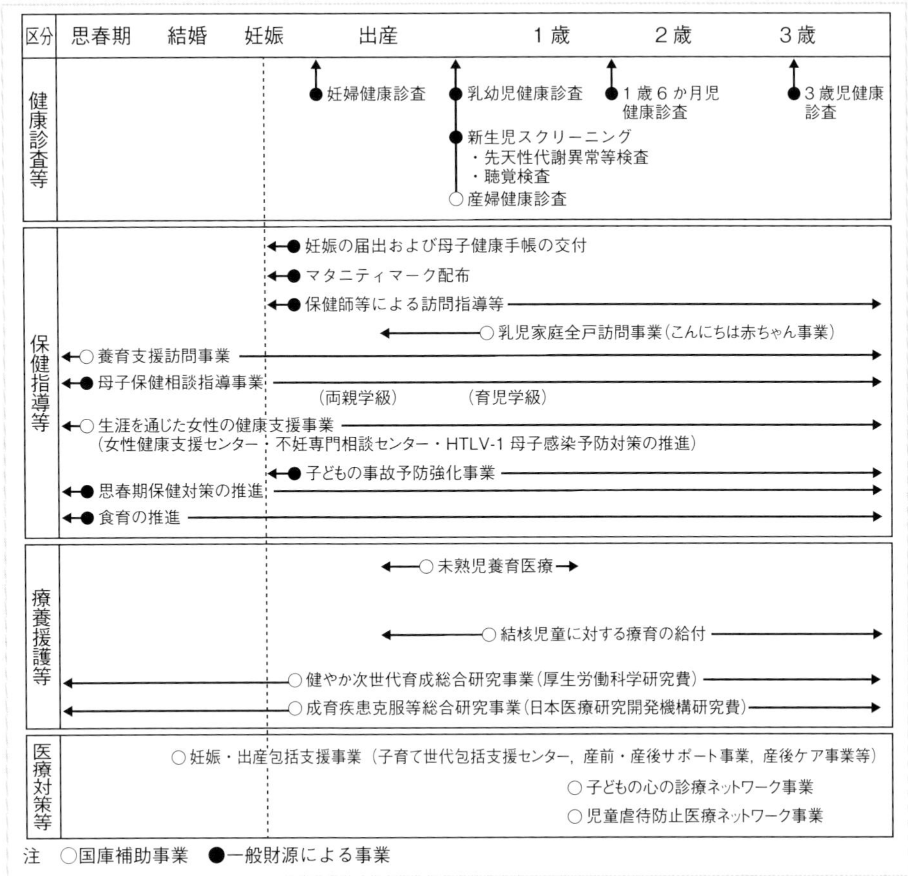

図 9-7　母子保健の体系　（厚生労働統計協会：国民衛生の動向 2022/2023 より）

助産師などがその家庭を訪問して保健や栄養，育児など個々の問題に個別に保健指導を行う（母子保健法）．また近年では「こんにちは赤ちゃん事業」として，生後 4 か月までの児がいる全戸に訪問指導を実施している（**児童福祉法**）．母子保健法では出生時の体重が 2,500 g 未満の新生児を低出生体重児として市区町村に届け出るが，これをもとに保健師や助産師が訪問指導を行う．

集団指導としては，両親学級や育児学級を開催するなど，母子保健に関する正しい知識の普及のために健康教育が行われている．ここでは栄養相談を行い，妊婦自身の健康維持，胎児や授乳中の乳児発育のためのバランスの取れた規則正しい食生活を指導する．さらに生活習慣改善のため，飲酒や喫煙，薬剤使用についても指導を行う．また妊娠中に安定した体調を保つために適度な運動の必要性についても助言する．

一方，2019（令和元）年より産後ケアを必要とする出産後 1 年を経過しない女子および乳児に対して，心身のケアや育児のサポート等を行う「産後ケア事業」が母子保健法に位置づけられ，市区町村に実施の努力義務が規定された．

2 健康診査

1—妊産婦健康診査

出産年齢の上昇やストレス等を抱える妊婦が増加傾向にあるとともに，就業などの理由により健康診査を受診しない妊婦がみられるため，妊産婦健康診査の重要性が高まってきている．このため，妊娠中に必要な健康診査 14 回を公費負担するよう予算配置されている．一般に妊娠 23 週までは 4 週に 1 回，24～35 週までは 2 週に 1 回，36 週以降は週 1 回の健診を行う．

また，産婦に対しては産後うつ予防や新生児への虐待予防等を図る観点から，出産後間もない時期の産婦に対する健康診査の重要性が指摘され，2017（平成 29）年度より各市町村で実施する 2 回分の費用を助成する産婦健康診査が開始されている．

2—B 型肝炎母子感染防止対策

母子感染によって子供がキャリアになるのを防ぐため，1985（昭和 60）年よりB 型肝炎母子感染防止事業が開始された．当初は HBe 抗原（＋）の妊婦のみを事業の対象としたが，HBs 抗原（＋）の妊婦から出生したすべての児を対象に出生直後に抗 HB ヒト免疫グロブリンと HB ワクチンを投与，さらに 2 回の HB ワクチン接種により，感染を予防するようになった．なお 2016（令和 28）年 10 月より，B 型肝炎ワクチンが定期接種化され，2016 年 4 月以降に生まれた児は誰もが接種するワクチンと位置づけられた．

3—マス・スクリーニング検査

先天性代謝異常の疾患の中には，早期に発見すれば特殊ミルクを与えるだけで心身障害を予防することが可能なものがある．そのため早期新生児を対象に，1977（昭和 52）年より新生児の微量採血による検査が開始され，現在フェニルケトン尿症，楓糖尿病（メープルシロップ尿症），ホモシスチン尿症，ガラクトース血症のマス・スクリーニング検査が公費で行われている．また先天性副腎過形成症，クレチン症（先天性甲状腺機能低下症）などの内分泌疾患についても同時にマス・スクリーニング検査が実施されている．

4—乳幼児健康診査

乳幼児の健康診査は成長・発育の状況を判断するために重要なものであり，さらに早期発見を目標とするものである．厚生労働省が定めている要綱に基づいて各市区町村が実施しているものとして，生後 1 か月以内の新生児期，3～6 か月・9～11 か月に各 1 回ずつ乳児健診を医療機関で受診させ，先天性心疾患，股関節脱臼などの先天異常や，脳性麻痺，成長障害の早期発見を行っている．また母子保健法で定められているものには **1 歳 6 か月児健康診査**と **3 歳児健康診査**の 2 つがあり，ともに市区町村が実施する.

1 歳 6 か月児健康診査は，満 1 歳 6 か月を超え満 2 歳に達しない児に対して実施されている．健康診査の内容としては，身体発育，栄養状態，精神発達，言語障害の早期発見，あるいは予防接種や歯・口腔の疾患などの項目があり，診査により異常が認められた場合には必要に応じて精密診査を実施している.

3 歳児健康診査は満 3 歳を超え満 4 歳に達しない児を対象に，1 歳 6 か月児健康診査項目に目の疾患と耳鼻咽喉疾患に関する診査を追加して，心身両面にわたる発達を総合的に評価するよう実施されている.

3 医療援助

妊娠高血圧症候群や糖尿病，貧血，産科出血，心疾患などの合併症をもつ妊産婦に対し個別訪問を行い，入院して治療が必要な場合・低所得者層の妊産婦に対して適切な医療が受けられるように医療援護が行われている（**療養の援護**―母子保健法）．また入院が必要である未熟児に対しては，その療養に必要な医療給付を実施している（**未熟児養育医療**―母子保健法）.

障害のある乳幼児に対しては，障害の軽減や回復だけでなく，その成長や発育を促し将来的に障害が大きくならないように対応が必要となる．このため心身の障害を除去・軽減するために手術などの治療で確実に効果が期待できる場合に，医療費の自己負担を軽減する目的で育成医療を行っている（自立支援医療：**育成医療**―障害者総合支援法）.

小児慢性疾患は長期の治療期間と医療費負担となるため，定められた特定疾患について医療費の援助と児童の自立や成長支援を行っている（小児慢性特定疾病児童等自立支援事業―児童福祉法）.

出産の現場では，児が健康で元気に生まれてくるために医師や助産師が大変な努力をしているが，それでも予期せぬことは起こってしまう．出産時に何らかの理由で重度脳性麻痺となった児とその保護者のために産科的医療補償制度がつくられた．これは子どもの出生年によって基準が一部異なるが，在胎週数 28 週以上で出生した児が先天性や新生児期などの要因によらない脳性麻痺になった場合で，その麻痺が身体障害者 1・2 級相当の脳性麻痺の場合に，看護・介護のために補償金が支払われる制度である.

4 母子保健の基盤整備

核家族化の進行，地域社会の連携意識の希薄化，女性の社会進出は子供の発育に与える影響が大きい.

1―児童虐待防止

近年，わが国では子どもに対する**虐待**が注目され，全国の児童相談所への虐待に関する報告は急増している．児童虐待とは保護者によって非偶発的に児童（18 歳未満）に加えられた行為で，①身体的虐待，②ネグレクト，③性的虐待，④心理的虐待の４つの行為をいう．2000（平成 12）年に「児童虐待の防止等に関する法律」が施行され，虐待を受けた子どもを発見した者はすみやかに市町村，福祉事務所もしくは児童相談所に通告する義務が課せられたが，いまだ十分には対応できていないのが現状である．要因としては，望まない出産や望まれない子どもへの苛立ち，配偶者への子育ての不協力や無理解に対する怒り，育児に対するストレス，再婚者の連れ子に対する嫉妬などがあげられている．児童虐待の多くは家庭内で行われるため，発見が遅れたり重症化する事例が多い．虐待を受けた子どもの多くは心身に傷を負い，情緒面や行動面に問題をかかえることが多いため，きめ細やかなケアを行う必要がある．

2―生涯を通じた女性の健康支援

これまでの母子保健対策は子どもを産むための女性の保健という考え方が主であったが，女性の価値観やライフスタイルが多様化する中で，子どもを産まない女性をも含めてリプロダクティブヘルス・ライフ（性と生殖に関する健康・権利）の観点から，思春期から妊娠，出産，更年期，老年期にいたる生涯を通じた女性特有の健康問題に関わる総合的な対応が求められている．このため生涯を通じた女性の健康支援事業として，更年期障害，不妊・不育症の専門相談などの事業も実施されている．なお 2022（令和 4）年より一般不妊治療については保険適用化されたが，適用される女性の年齢及び適用回数に制限があり，さらなる支援が望まれる．

3―児童の健全育成

児童が心身共に健全に育成されるために，1994（平成 6）年に「今後の子育て支援のための施策の基本的方向について」（エンゼルプラン），1999（平成 11）年「重点的に推進すべき少子化対策の具体的実施計画について」（新エンゼルプラン），2004（平成 16）年「少子化社会対策大綱に基づく具体的実施計画について」（子ども・子育て応援プラン），2010（平成 22）年「子ども・子育てビジョン」が策定された．また 2015（平成 27）年 4 月から子ども・子育て支援新制度が実施されている．これは市町村を実施主体として，認定こども園制度の改善や保育所などの施設給付の共通化を行うとともに，子育て中の親子が気軽に集い，相互交流や子育ての不安・悩みを相談できる場を提供し，子育て支援を実施することを目的としている．

4―健やか親子 21（第 2 次）

「健やか親子 21」が 2014（平成 26）年に終了し，次なる目標として「**健やか親子 21（第 2 次）**」（2015（平成 27）～2024（令和 6）年度）が策定された．ここでは，①日本全国どこで生まれても一定の質の母子保健サービスが受けられ，かつ生命が守られるという地域間での健康格差を解消する，②疾病や障害，経済状

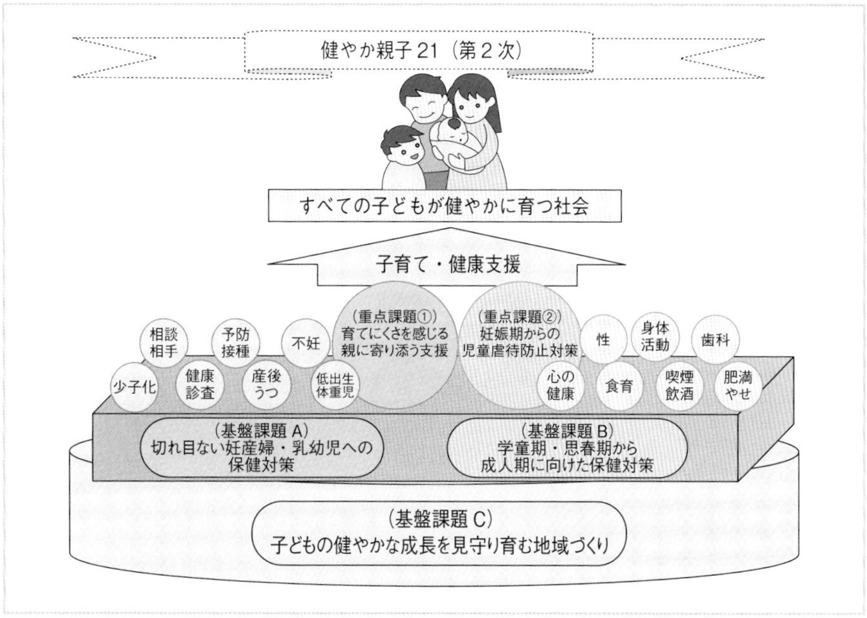

図 9-8　健やか親子 21（第 2 次）のイメージ図

（厚生労働省：「健やか親子 21（第 2 次）」について　検討会報告書より）

態などの個人や家庭環境の違い，多様性を認識した母子保健サービスを展開する，ことをあげている．そして 10 年後に目指す姿として「すべての子どもが健やかに育つ社会」をあげ，3 つの基盤的課題と 2 つの重点課題を設定している（**図 9-8**）．現在，策定時に目標として設定した 52 の指標のうち 34 指標は改善するなど一定の効果がでている．しかし妊産婦のメンタルヘルスケアや 10 代の自殺死亡，児童虐待による死亡などは改善しているとはいえず，引き続いての対策が求められている．

10 章

HYGIENE & PUBLIC HEALTH

学校保健

《 INTRODUCTION 》

学校教育の時期は，成長期にある子どもが親の手を離れ，集団の中で過ごす時間が 1 日の 4 分の 1 以上を占める時期であり，親や周囲による健康づくりからみずからの意思による健康づくりに移る時期である．このため，この時期には将来に向けての健康教育と現時点での健康管理を，どのように行い身につけるかたいへん大切な時期にある．

今までの学校生活で，自分自身の，また友人をはじめとする周囲の健康問題について，どんなことを感じ取っただろうか．病気やけがによる欠席あるいは一部の人に対するいじめ，周囲からの騒音や教室の照度など学校の環境など，学校保健にはさまざまな問題が含まれている．今までの学校生活での経験も踏まえ考えを新たにしてほしい．

I 学校保健の意義および概要

1 学校保健の意義

死因の中心疾患に位置づけられる悪性新生物，心疾患，脳血管疾患や，ほとんどの人が有病状態にあるう蝕や歯周病など，多くの疾病は人間の行動，習慣と関係していることがこれまでの研究で明らかにされてきた．これは，保健行動の変容により予防できる疾患が少なくないことを意味している．

ところで，生涯を通じた健康観が確立されていない人や，健康行動が身についていない人に対して，成人期に入ってから保健教育や指導を行っても，その後のライフスタイルを変容させることはきわめて困難である．それゆえに，一生涯を通じたライフスタイル，特に健康感の養成，保健行動の確立は10代までになされるべきであり，そのためには，乳幼児期からの習慣形成にはじまり，小・中学校を通じて健康習慣の形成が不可欠となる．

学校保健は幼稚園，小学校，中学校，高校，大学に通う園児，児童，生徒，学生，および教職員を対象としており，親や周囲からの他律的な健康づくりからみずからの意思による自律的な健康づくりに移行する時期での活動である．学校保健は，以下の理由からヘルスプロモーションの絶好の場と考えられ，その意義ははかりしれないものがある．

①学校はそもそも教育の場である

②学校保健の対象となる時期は，児童・生徒にとっては人間の成長，発達，さらに人格の完成に近づく重要な時期にあたる．

③教職員がみずから健康の保持・増進に努めることは，結果として自分の保健行動を通した保健教育を行えるという意味において重要な役割を担っている．

④学校はその地域環境に少なからず支配されており，地域と密接に連携することが可能である．

したがって，学校保健の目的としては，児童・生徒が（1）一生を通じた自分自身の健康の保持・増進をはかれるような能力を育成すること，それに不可欠な，（2）健康（保健）知識や生活習慣を身につけること，そのために，（3）**健康教育**，**保健管理**，さらに効率的に**組織活動**を運営すること，があげられる．

2 新しい学校保健への対応

近年，わが国では疾病構造の変化に伴い，感染症に関する健康問題から，いわゆる生活習慣病などの保健行動や精神的な健康問題に移行してきた．学校保健の分野でも，栄養不足や結核などの感染症の問題から，肥満，突然死，アレルギー，不登校に代表される神経症へと保健活動が変わってきた．また，集団検診の技術の進歩などによって，健康診断の役割や内容の再検討が必要になってきた．

1—学校保健安全法への変更

2009（平成 21）年に学校保健法は学校保健安全法と名称を変え，その内容が以下のように変わった．

①条文に「保健指導」が加わり，養護教諭と担任などの関係職員とが連携して，心身の健康状態を把握し，本人・保護者への必要な助言を行い，家庭との連携を強めた．

②救急処置や保健相談，保健指導を行う際は，地域の医療関係機関と連携に努めることが条文に加わった．

③学校保健計画とともに学校安全計画の策定と実施が定められ，災害などが発生した際の対処を策定し，的確な対処が求められた．

2—その他の新たな問題

①心身の健康問題が複雑・多様化しいじめや不登校が増加しており，学校が一体となった適切な指導・対応が必要である．

②未成年・20 歳代の若者に危険ドラッグなどの薬物乱用が広がっており，教職員に対する研修と生徒・学生に対する指導・啓発が必要となっている．

③アトピー性皮膚炎・食物アレルギーなどに対する対応として，ガイドラインに基づいた指導啓発を図る．

④食生活をとり巻く社会環境の変化に対する食育を推進する．このため，栄養教諭制度が設けられた．

3 学校保健の関係法規

学校保健行政の法的基盤として，次に示すようなものがあげられる．最も関連が深いのは**学校保健安全法**である．

日本国憲法第 25 条では，国はすべての生活面において，社会福祉，社会保障および公衆衛生の向上および増進に努めなければならない旨が規定されている．それを踏まえ，児童福祉法ではすべての国民は，児童が健やかに生まれ育つように努めることを示した．学校保健はこのような理念に基づいて整備されてきた．

教育基本法　1947（昭和 22）年

教育における基本方針が示されている法律である．教育理念が述べられ，各個別法はその理念にのっとった内容となっている．

学校教育法　1947（昭和 22）年

学校を定義するとともに，特に義務教育において，健康で安全な生活を達成するために必要な習慣を養うことを規定している．

学校保健安全法　1958（昭和 33）年，（2009（平成 21）年に学校保健法が学校保健安全法に改定）

学校における児童生徒や教職員の安全および健康保持のために，環境衛生，健康診断，健康相談，保健指導，感染症予防等について定められている．

学校給食法　1954（昭和29）年

学校における食育の推進を図ることを目的としている．学校給食を学校教育活動の一環と位置づけ，学校給食の目標，学校給食実施基準，学校給食衛生管理等について定められている．

厚生労働省関係においても，感染症の予防及び感染症の患者に対する医療に関する法律（注：感染症予防法の正式名称），予防接種法，食品衛生法，地域保健法，労働安全衛生法など，学校保健と重要な関わりがある法律がある．

Ⅱ 学校保健の活動と組織

学校保健とは，文部科学省設置法4条12項によって「学校における**保健教育**及び**保健管理**を行う」と定められており，これを円滑に運営するための保健組織活動を含めた，3分野から成り立っている（**図10-1**）．

学校保健の推進にあたっては，常勤職員として，学校長，教頭，保健主事，養護教諭，および栄養教諭等，非常勤職員として，学校医，学校歯科医，および学校薬剤師があげられる．**学校医**，**学校歯科医**，および**学校薬剤師**は**学校三師**と称される．

1 学校保健教育

学校での保健教育における指導は，関連教科（体育科，保健体育科，生活科，理科，家庭科，技術・家庭科，道徳科等）や総合的な学習の時間，特別活動などにおいて，それぞれの特質に応じて適切に行うことと示されている．児童生徒の心身の健康の保持増進に必要なことは，健康な生活を送るための基礎となる各教科等の知識や技能の習得，生涯にわたって自らの健康を適切に管理し改善していく思考力・判断力・表現力等の資質・能力，健康の大切さや健康の保持増進に向かう情意や態度等（学びに向かう力・人間性）を育てることである．

指導にあたっては，児童生徒の発達の段階を考慮し，指導計画に基づき共通理解を図って取り組むことが大切である．

1）特別活動

特別活動とは，教科を除いた教育課程をいい，学級活動（ホームルーム活動），児童・生徒会活動，クラブ活動，学校行事などを意味している．特別活動のうち，特に，学級活動（ホームルーム活動）と健康安全・体育的行事が，保健指導の場として活用されている．

2）教育課程以外の活動

養護教諭およびその他の職員には，健康上の問題が認められれば当該児童生徒等に指導を行うとともに，必要に応じ，その保護者に助言を行うことが求められている．

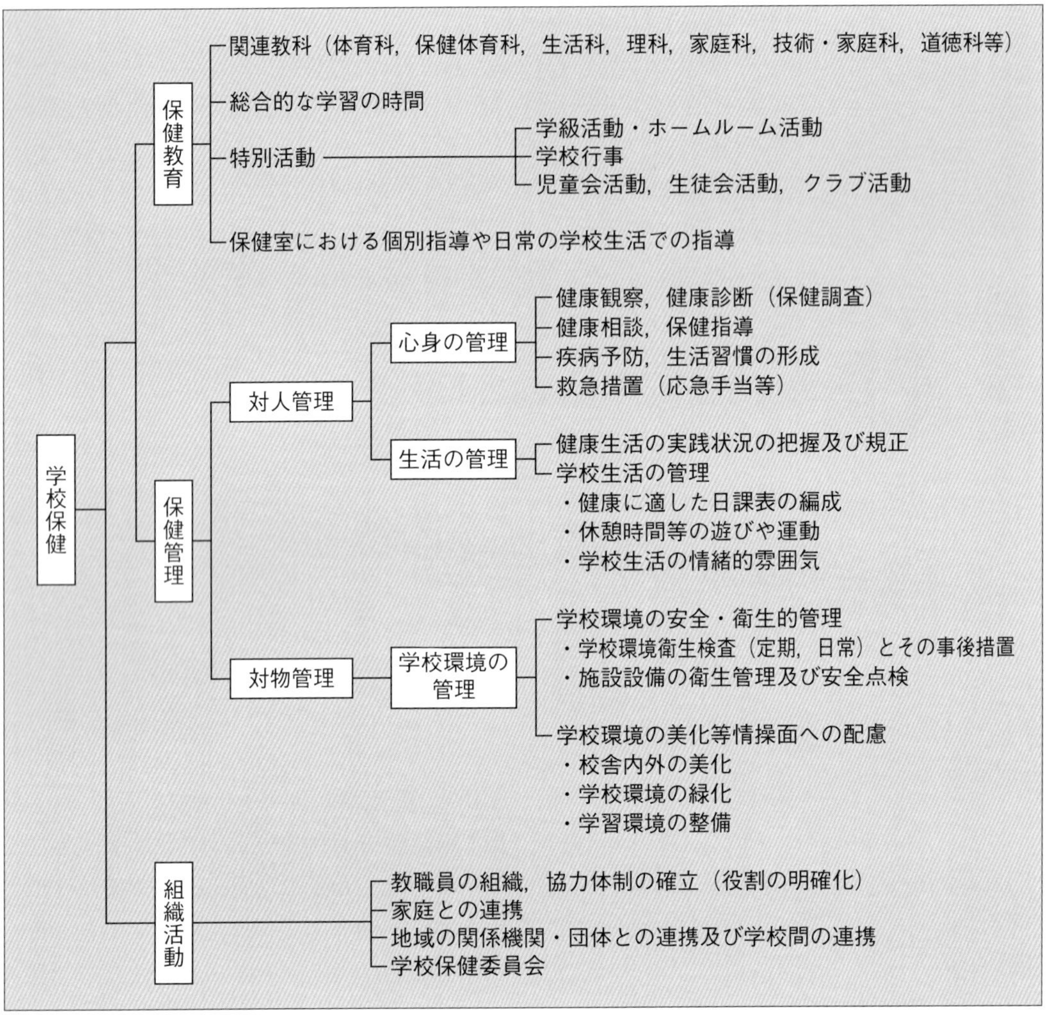

図 10-1　学校保健の領域構造

（平成 29 年度学校保健全国連絡協議会（平成 30 年 2 月 2 日資料より））

2 学校保健管理

保健管理は，幼児，児童，生徒，学生および職員の健康の保持・増進を図ることにより，学校教育の円滑な実施と教育効果を高めることを目的としている（学校保健安全法）．健康診断，学校環境衛生，健康相談，および感染症予防を含んでいる．

主な疾病・異常の被患率（学校保健では有病率をこのようによぶ）の推移を**表 10-1** に示す．う蝕は著しく減少しているが，鼻・副鼻腔疾患や耳疾患はわずかに増加している．

1―健康診断

学校保健でいう健康診断とは，確定診断ではなくスクリーニング（ふるい分け検

表 10-1　近年の主な疾病・異常被患率の推移

（%）

区分		むし歯（う歯）	アトピー性皮膚炎*1	ぜん息	裸眼視力1.0未満の者	心電図異常*2	蛋白検出の者	せき柱・胸郭・四肢の状態*3	耳疾患	鼻・副鼻腔疾患	口腔咽頭疾患・異常
幼稚園	平成 15 年度	58.8	…	1.5	25.3	…	0.3	…	2.2	3.0	3.2
	20	50.3	3.5	2.7	28.9	…	0.5	(0.2)	2.8	3.8	1.7
	25	39.5	2.4	2.1	24.5	…	0.9	(0.2)	2.6	3.4	1.4
	30	35.1	2.0	1.6	26.7	…	1.0	0.2	2.3	2.9	1.5
	令和 2	30.3	1.9	1.6	27.9	…	1.0	0.4	2.0	2.4	1.0
小学校	平成 15 年度	71.3	…	2.9	25.6	2.3	0.6	…	4.5	11.1	2.2
	20	63.8	3.5	3.9	29.9	2.7	0.7	(0.3)	5.2	11.9	1.8
	25	54.1	3.1	4.2	30.5	2.6	0.7	(0.4)	5.4	12.1	1.3
	30	45.3	3.4	3.5	34.1	2.4	0.8	1.1	6.5	13.0	1.3
	令和 2	30.3	3.2	3.3	37.5	2.5	0.9	0.9	6.1	11.0	1.0
中学校	平成 15 年度	67.7	…	2.3	47.8	3.5	1.9	…	2.7	10.1	1.2
	20	56.0	2.7	3.0	52.6	3.5	2.5	(0.9)	3.6	10.8	1.1
	25	44.6	2.5	3.2	52.8	3.4	2.5	(0.8)	3.9	11.1	0.7
	30	35.4	2.9	2.7	56.0	3.3	2.9	2.4	4.7	11.0	0.8
	令和 2	32.2	2.9	2.6	58.3	3.3	3.3	1.7	5.0	10.2	0.5
高等学校	平成 15 年度	77.9	…	1.3	60.0	3.3	1.7	…	1.2	7.4	0.8
	20	65.5	2.3	1.8	58.0	3.1	2.8	(0.6)	2.0	8.8	0.6
	25	55.1	2.1	1.9	65.8	3.2	2.7	(0.6)	2.2	8.7	0.5
	30	45.4	2.6	1.8	67.2	3.3	2.9	1.4	2.5	9.9	0.3
	令和 2	41.7	2.4	1.8	63.2	3.3	3.2	1.2	2.5	6.9	0.3

＊1「アトピー性皮膚炎」については，平成 18 年から調査を実施している　（厚生労働省：学校保健統計調査より作成）
＊2「心電図異常」については，6 歳，12 歳，15 歳のみ実施している
＊3「せき柱・胸郭・四肢の状態」については平成 27 年度までは「せき柱・胸郭のみを調査」
＊4 令和 2 年度の数値については，いずれの項目も調査時期の影響が含まれるため，令和元年度までの数値と単純に比較はできない．

査）であり，以下に述べる①**就学時健康診断**，②**定期健康診断**，③**臨時健康診断**，の 3 種類がある．学校保健安全法と局長通知に基づいて実施されている．

1）時期

①就学時健康診断

市町村教育委員会は就学 4 か月前（前年 11 月 30 日）（就学に関する手続きに支障がない場合にあっては 3 か月前）までに実施する．

②定期健康診断

学校においては，毎学年 6 月 30 日までに実施する．職員の健康診断については，児童，生徒に準じて行われる．

③臨時健康診断

学校においては，特に必要があるときに実施する．

2）検査項目

就学時健康診断，定期健康診断，職員の定期健康診断について**表 10-2** に示す．臨時健康診断については必要な検査の項目を実施する．

表 10-2　健康診断の種類と検査項目

【就学時健康診断】 栄養状態，脊柱，胸郭の疾病・異常の有無，視力・聴力，目の疾病・異常の有無，耳鼻咽頭疾患・皮膚疾患の有無，歯・口腔の疾病・異常の有無，その他の疾病・異常の有無 【定期健康診断】 栄養状態，脊柱，胸郭の疾病・異常の有無，骨・関節，視力・聴力，目の疾病・異常の有無，耳鼻咽頭疾患・皮膚疾患の有無，歯・口腔の疾病・異常の有無，身長・体重，結核，心臓の疾病・異常の有無，尿，四肢の状態，その他の疾病・異常の有無 【職員の定期健康診断】 身長・体重・腹囲，視力・聴力，結核の有無，血圧，尿，胃の疾病・異常の有無＊1，貧血検査＊2，肝機能検査＊2，血中脂質検査＊2，心電図検査＊2 ＊1　40 歳未満の職員では除くことができる ＊2　35 歳未満および 36 歳以上 40 歳未満の職員では除くことができる

3）事後措置

①就学時健康診断

・治療勧告
・保健上必要な助言
・就学義務の猶予・免除
・特別支援学校への就学に関する指導

②児童生徒等の定期健康診断

・疾患の予防処置
・治療の指示
・検査・予防処置等の指示
・特別支援学校への編入について指導・助言
・学習・運動・作業の軽減，停止等
・修学旅行等への参加の制限

特に，学校保健安全法第 24 条に規定する者（要保護・準要保護児童生徒）については，特定の疾患の治療のための医療費について必要な援助が行われる．

③職員の定期健康診断

・休暇や休職
・職務の変更，勤務の軽減
・超過勤務，休日勤務の制限
・治療の指示
・検査・予防接種等の指示

2─健康相談

毎月定期的および臨時に，校長の要請により学校医または学校歯科医が，以下に掲げる者に対し担任の立ち会いのもとで保健室にて行う．

①健康診断または日常の健康観察の結果，継続的な観察および指導を必要とする者
②病気欠席がちの者
③本人または保護者が健康相談の必要性を認めた者
④学校行事の参加の場合，必要性を認める者

3—学校病および感染症などの予防

1）学校病

学校保健安全法施行令において，児童・生徒に多発し，感染しやすく，学習に支障を生じるおそれがある疾病として規定されている．学校病には，①トラコーマ・結膜炎，②白癬・疥癬・膿痂疹，③中耳炎，④慢性副鼻腔炎・アデノイド，⑤う蝕，⑥寄生虫病（虫卵保有者を含む），がある，

2）感染症

学校において予防すべき感染症は３種類に分類されている．学校長は感染症に罹患している，もしくは罹患している疑いのある児童・生徒に対し，出席停止の措置をとることができる（**表 10–3**）．学校長は，出席停止の決定を行った場合，学校設置者に報告し，学校設置者は保健所に連絡する．学校設置者は，疾病の蔓延状況に応じて，臨時に学校の全部または一部の休業を行うことができる．学校設置者は臨時休業の決定を行った場合，保健所に連絡する．

4—学校の環境衛生管理

学校では，児童・生徒が健康的に教育を受けられるように，環境衛生の維持に努めなければならない．そのため，毎年定期的に以下の項目について環境衛生検査を行う．この結果に基づき，必要に応じ施設，設備の修理など，環境衛生の維持，改善を図る．本項目については学校薬剤師が担当する．
①飲料水，プールの水質ならびに排水の状況
②水道，水泳プールならびに学校給食用施設，および設備の衛生状態ならびに浄化消毒のための設備の機能
③教室その他，学校における採光および照明
④教室その他，学校における空気，暖房，換気方法，騒音
⑤その他，校長が必要と認めたもの

III 保健組織活動

1 学校保健行政組織

学校保健行政とは，児童・生徒らの健康の保持・増進を目的とする国，地方公共団体が行う公の活動を指す．学校保健行政は**図 10–2** に示す国–都道府県–市町村–

表 10-3　学校における感染症にかかっている者についての出席停止基準

	種類	出席停止期間の基準
第一種	エボラ出血熱，クリミア・コンゴ出血熱，重症急性呼吸器症候群（SARS，コロナウイルス），痘そう，南米出血熱，ペスト，マールブルグ病，ラッサ熱，急性灰白髄炎，ジフテリア，鳥インフルエンザ（H5N1 および H7N9） 中東呼吸器症候群（MERS）	治癒するまで
第二種	インフルエンザ（鳥インフルエンザ（H5N1）及び新型インフルエンザを除く）	発症した後５日を経過し，かつ解熱後２日（幼児にあっては３日）
	百日咳	特有の咳が消失又は５日間の適正な抗菌性物質製剤による治療が終了
	麻しん	解熱後３日
	流行性耳下腺炎	耳下腺，顎下腺，又は舌下腺の腫脹が発現後５日，かつ全身状態が良好
	風しん	発しんが消失
	水痘	すべての発しんが痂皮化
	咽頭結膜熱	主要症状消退後２日
	結核及び髄膜炎菌性髄膜炎	第三種の基準に準ずる
第三種	コレラ，細菌性赤痢，腸管出血性大腸菌感染症，腸チフス，パラチフス，流行性角結膜炎，急性出血性結膜炎，その他の感染症	病状により学校医その他の医師が感染のおそれなしと認めるまで

＊　感染症の予防及び感染症の患者に対する医療に関する法律第六条第七項から第九項までに規定する新型インフルエンザ等感染症，指定感染症及び新感染症は，前項の規定にかかわらず，第一種の感染症とみなす（2022 年現在）

（学校保健安全法施行規則より作成）

学校という系列で組織的活動が行われている．

1―学校保健委員会

学校現場では，対象集団の年齢や地域的特性に応じた独自の保健活動が要求されることから，校長は，①児童・生徒保健委員会，②教職員保健委員会，③PTA 保健委員会，④地域保健関係機関，および，⑤学校医，学校歯科医，学校薬剤師，から構成される**学校保健委員会**を設置し，効果的な保健活動を行っている．

学校保健委員会の協議内容は次の通りである．

①学校保健計画の立案および実施評価

②健康診断の事後処置，特に学校病の治療計画とその実施，評価

③疾病の予防方法

④学習能力向上についての保健研究と対策

⑤学校行事，長期休暇における保健問題

⑥環境の美化・緑化，清掃

⑦精神衛生上の問題点とその対策

なお，教職員保健委員会は，教職員の健康の保持増進のために行われる保健管理活動の中心であり，児童・生徒保健委員会は，児童・生徒による委員会活動の一部

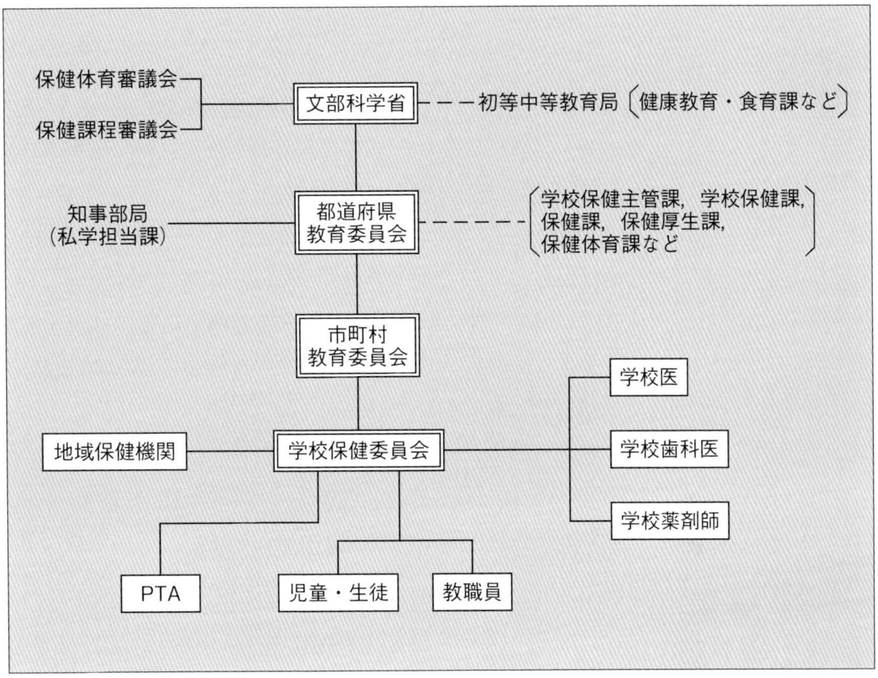

図 10-2　学校保健行政組織図

にあたり，教育活動としての要素が強い．

2 主な学校保健関係職員と役割

1―常勤職員

1）学校長

学校保健に関する総括責任者として，学校保健活動全体を総括する．

2）保健主事

保健主事は，指導教諭，教諭または養護教諭をもってあてる職である．

校長の監督下で保健活動の実施管理，運営，および諸活動間，諸委員会間，関係諸機関の間で連絡，調整を行う．

3）養護教諭

養護教諭は，専門的立場から学校保健組織活動の実務の中心的役割を担う．

4）栄養教諭

栄養指導，給食管理・指導，食育の推進等，食を通した保健管理，保健教育を推進する．

5）学級担任

学級担任は常に児童・生徒に接しているので，健康状態，体質などを十分把握することができ，細かな変化に対応できる立場にある．そのため自身の保健知識，健康管理について研鑽を積まなければならない．また直接教育，指導を行う機会が多いだけに，担任の健康観，健康習慣が児童・生徒に大きな影響を与える．

2―非常勤職員

1）学校医

すべての学校において学校医を置かなければならない．健康診断，疾病予防，保健指導，健康相談，救急処置などの保健管理に関する指導に従事する．学校医は職務の状況の概要を学校医執務記録簿に記入し，校長に提出する．

2）学校歯科医

大学以外の学校には，学校歯科医を置かなければならない．歯に関する検査，事後処置や健康相談，保健管理に関する指導に従事する．学校歯科医は職務の状況の概要を学校歯科医執務記録簿に記入し，校長に提出する．

3）学校薬剤師

大学以外の学校には，学校薬剤師を置かなければならない．学校環境衛生検査，学校環境衛生の維持および改善などに関する指導に従事する．学校薬剤師は職務の状況の概要を学校薬剤師執務記録簿に記入し，校長に提出する．

Ⅳ 学校保健活動の推進

児童・生徒の健康増進を図るため，保健教育と有機的な関連をはかりながら，健康診断，それに基づく事後措置，健康相談，感染症の予防，環境衛生の維持や改善を行うほか，次の事業などを実施している．

1 学校歯科保健活動の推進

乳歯から永久歯への転換期に当たる6～13歳の年齢期は，歯科保健上きわめて重要な時期であるため，学校における保健指導をいっそう充実し，よい歯科保健習慣を身につけさせるとともに，早期治療を励行させる必要がある．

歯は萌出後2～3年が最もう蝕発症リスクの高い時期であることを考慮すると，学齢期は永久歯のう蝕予防の時期としては最適である．このため，1978（昭和53）年から「小学校歯の保健指導の手引き」の趣旨の徹底を図るほか，小学校に「歯・口の健康づくり推進指定校」を設け，歯の保健指導の充実発展に務めてきた．さらに1987（昭和62）年，学習指導要領の改定が行われ，「生涯を通じて健康で安全な生活を送るための基礎が培われるように配慮しなければならない」という項目が追加され，学校生活以外の日常生活における健康の保持増進の実践指導も強調されている．また，学校保健法等の改正および学習指導要領の改訂等を踏まえ，2004（平成16）年8月に作成した『**「生きる力」をはぐくむ学校での歯・口の健康づくり**』が2011（平成23）年3月に改訂された．

関連することとして，2011年，**歯科口腔保健の推進に関する法律**（**歯科口腔保健法**）が施行された．2012（平成24）年には「歯科口腔保健の推進に関する基本的事項」が示された．

1―う蝕予防

疫学的な感染論に基づき，以下の予防体系が確立してきた．

1）糖の摂取制限

間食の種類の組み合わせや回数の減少を指導することが保健指導での中心となっている．一方で，**キシリトール**などの代用糖の使用も推奨されている．

2）歯口清掃

歯磨きによりプラークを機械的に除去することが指導されてきた．歯磨き指導を行う際には，機械的な除去方法の指導にとどまらず，**フッ化物配合歯磨剤**の併用を指導したほうがよい．

3）歯質強化

う蝕予防における歯質強化法としては，**フッ化物応用法**と**小窩裂溝塡塞法**がある．

フッ化物応用法については，わが国の学齢期では局所応用法が普及している．

2―歯周病の予防

学齢期では，歯周病の中でも歯肉炎の増加が認められる．歯肉の発赤，腫脹，出血が主な症状である．予防方法は歯に付着したプラークの除去であり，歯ブラシやデンタルフロスによるブラッシングが有効である．また，かかりつけ歯科医への定期受診も推奨される．

3―健康教育

う蝕が高い有病率を示していることや，小学校の高学年以降，歯肉炎の有病率が高くなることを踏まえると，う蝕や歯肉炎は学童・生徒における重要課題といってよい．う蝕や歯肉炎の発症・進行の背景には生活環境や個人の生活様式などさまざまな問題が関連している．保健指導においても単に知識の伝達だけでなく，子どもたちが自分の口の健康に関心をもち，自分たちの問題として捉え，自分の力で解決できる力を養うことが重要である．

2 がん教育の推進

2016（平成 28）年に改正・施行されたがん対策基本法において，学校でのがん教育が法律上に位置づけられた．2017（平成 29）年に公示された新中学校学習指導要領および 2018（平成 30）年に公示された新高等学校学習指導要領の「保健体育」では，がんを取り扱うことが新たに明記された．

がん教育の目標は以下の通りである．

①がんについて正しく理解することができるようにする．

②健康と命の大切さについて主体的に考えることができるようにする．

3 エイズ教育の推進

1987（昭和 62）年，小・中・高校生を対象とした「エイズに関する指導の手引き」が作成され（1992（平成 4）年に全面改訂された），各学校で保健体育等の教科や学級活動，ホームルーム等の特別活動など，学校教育活動全体を通じてエイズ教育を推進するよう指導が行われている．また，エイズ患者や HIV 感染者の急増や 10 代，20 代の若い世代への感染の広がりなど，近年の状況変化を踏まえて，エイズ教育のいっそうの充実が図られるよう，①指導資料などの充実，②教職員を対象とする研修の充実，③指導方法の工夫・改善が行われている．

4 要保護，準要保護の児童・生徒の医療費補助

学校保健安全法により，公立の義務教育小学校の児童・生徒が感染性または学習に支障の生じるおそれのある一定の疾病（学校病）にかかり，学校からの指示により治療を受けた場合に，経済的理由によって支払い困難な要保護者および市町村に対して医療費を補助する．

5 へき地学校保健管理費補助

へき地教育振興法により，へき地の小・中学校のうち医療機関に恵まれない学校において，健康診断，学校環境衛生検査などを行うため，市町村が医師，歯科医師および薬剤師を派遣するための経費を補助する．

6 その他

こころの健康，いじめや虐待，喫煙・飲酒・薬物乱用，感染症などについて，保健学習および保健指導を実施するにあたり，効果的な指導および自己学習が行えるよう，補助資料を作成し，普及をはかっている．

V 学校安全の推進

国は，各学校における安全に係る取り組みを総合的かつ効果的に推進するため，学校安全の推進に関する計画の策定その他所要の措置を講じることとなっている．実証的で科学的な学校安全の取り組み推進を目指している．

1 安全教育

安全教育による安全文化の構築を目指している．安全に関する知識，行動する力が課題であり，指導時間の確保と教育手法，指導体系の整理を行う必要がある．

2 安全管理

学校管理下の事故は増加傾向にある．不審者侵入，交通事故への対応も課題．学校内の安全体制の確立（施設設備・組織的取り組み），および地域や家庭と連携した安全体制の確立が位置づけられている．

参考文献

1）厚生労働統計協会編：国民衛生の動向 2021/2022．厚生労働統計協会，東京，2021，370-384．

11 章

HYGIENE & PUBLIC HEALTH

成人・高齢者保健

《 INTRODUCTION 》

ヒトは加齢に伴い老年症候群を発症する可能性が高まるため，高齢社会では健康が大きな課題となる．また，社会の高齢化に伴う生産年齢人口の減少は経済活動にも大きな影響を及ぼす．これらのことから，成人・高齢者の健康は，保健医療分野の問題であるとともに社会経済的な問題でもある．本章では成人期から高齢期にみられる老年症候群，フレイルについて概説し，口腔機能が低下するオーラルフレイルがこれらの状態に及ぼす影響についても学ぶ．また，わが国における成人・高齢者に対する保健医療福祉に関する施策の沿革と現状について概説する．

I 成人・高齢者保健の意義と特徴

1 人口の高齢化

「日本の将来推計人口（2017（平成 29）年 4 月，国立社会保障・人口問題研究所）」によると，出生中位・死亡中位の推計モデルでは，65 歳以上人口の実数（老年人口）は，2042（令和 24）年に 3935 万人でピークとなり，そのあと減少する．一方，高齢化率（老年人口割合）は実数が減少してもなお増加し続け，2065（令和 47）年には 38.4%に達する見込みである．人口の高齢化の要因として，年齢調整死亡率の低下による老年人口の増加と，少子化の進展による年少人口の減少があげられる．高齢化は先進国以外を含め，世界で急速に進展している．日本を含め平均寿命は延長しているが，最長年齢はほとんど延長しておらず 120 歳前後である．高齢化に関する統計の目安の年齢である 65 歳は WHO の高齢者の定義に基づいている．老人福祉法第 5 条の 4 で老人福祉の措置の対象を 65 歳以上の者と定義しているが，高齢社会対策大綱（2018（平成 30）年 2 月閣議決定）では，「65 歳以上を一律に『高齢者』とみる一般的な傾向は，現状に照らせばもはや現実的なものではなくなりつつある」としている．

2 老化と健康

老化は生殖年齢に達したあたりから始まるが，ヒトでは 20～30 歳頃から起こる．老化とは加齢に伴い進行する生体機能の低下で，加齢は老化の最大の危険因子といえる．ヒトの死亡率に関する Gompertz の法則では，35～40 歳以降，加齢に伴い死亡率は指数関数的に増大し，8 年ごとに 2 倍となる．個体単位の老化（**個体老化**）が起こると，**老年症候群**（Geriatric syndrome）として知られる症状・所見が認められ，①主に急性疾患に付随する症候群（若年者でもみられる），②主に慢性疾患に付随する症候群（65 歳以上で徐々に増加）③日常生活活動度の低下と関連する症候群（75 歳以上の後期高齢者に急増）の 3 つに分類され，症状は 50 以上にのぼる（**図 11-1**）．個体老化の重要な要素として**細胞老化**（Cellular senescence）がある．DNA 損傷，がん遺伝子の活性化，異常タンパク質（酸化，糖化）の蓄積，ストレスなどが原因で細胞が持続的に細胞増殖を停止した状態になり，炎症性タンパク質などを合成・分泌し，慢性の炎症を起こすことで組織，個体を老化させる(細胞老化関連分泌現象，Senescence-Associated Secretory Phenotype：SASP)．細胞老化はエピゲノム★の制御によりプログラム化されているが，個体老化の度合いは環境要因（感染，栄養状態，ストレスなど）への曝露の程度に個人差が大きいため，進行は一律でない．

★エピゲノム：染色体（ゲノム）DNA 中の遺伝子を RNA に転写する度合いを制御する，ゲノム DNA の可逆的な化学修飾の仕組み

日本老年医学会は，2014（平成 26）年に健康な状態と要介護状態の中間に位置し，身体的機能や認知機能の低下がみられる状態を**フレイル**（Frailty）と定義した．フレイルは①身体的要素（低栄養，ロコモティブシンドローム，サルコペニアな

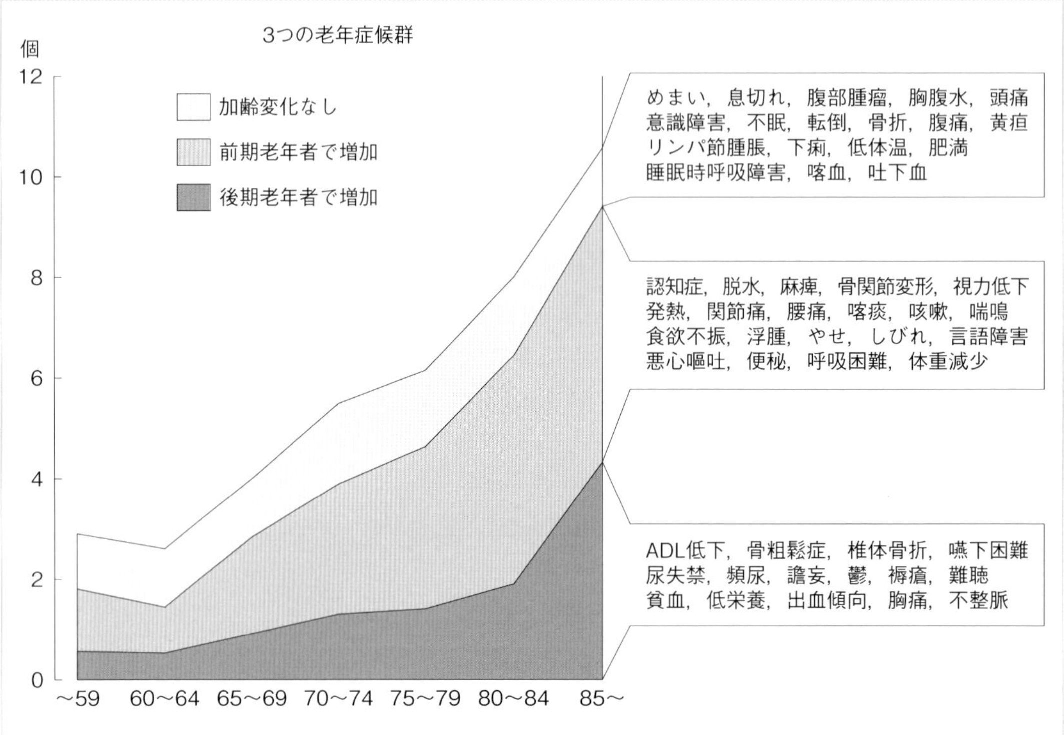

図 11-1　老年症候群と加齢の関係（鳥羽研二：老年症候群と総合的機能評価．日本内科学会生涯教育講演会，日内会誌，98（3）：589-594，2009[3)]．）

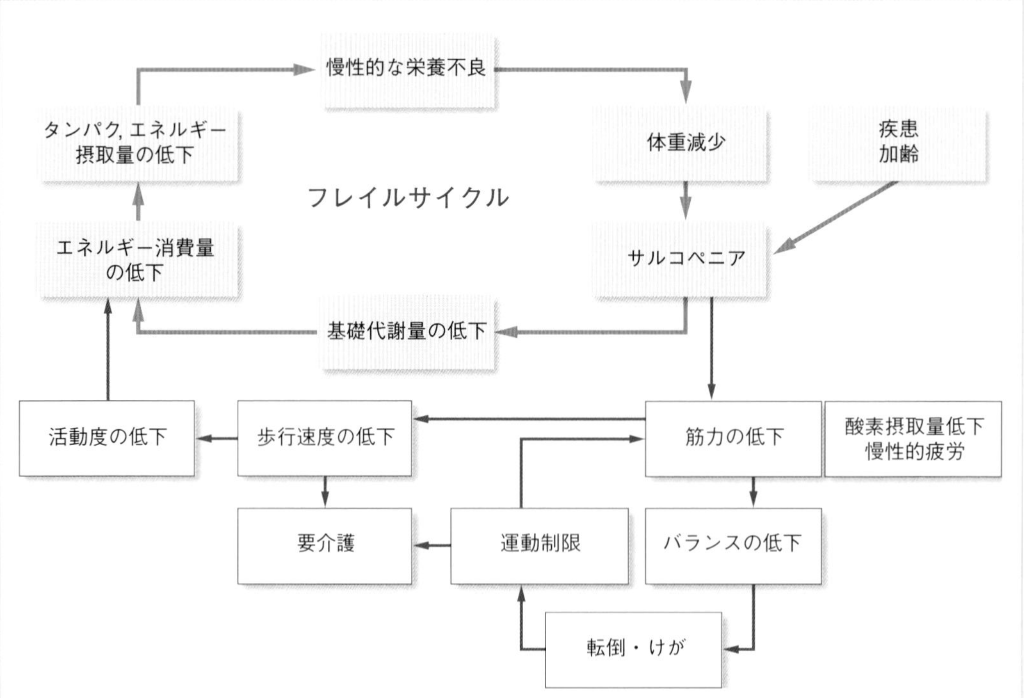

図 11-2　フレイルサイクル（Qian-Li Xue, et al.：Initial manifestations of frailty criteria and the development of frailty phenotype in the Women's Health and Aging Study Ⅱ．J Gerontol A Biol Sci Med Sci, 63：984-90, 2008[4)]，より改変）

ど)，②精神的・心理的要素（うつ，認知機能低下など)，③社会的要素（独居，閉じこもり，経済的困窮など）から構成される．**サルコペニア**（Sarcopenia)★を起点としてフレイルサイクルに陥ると要介護状態になる可能性が高まる（**図 11-2**）．また，高齢者で多くみられる多剤併用も食欲減退につながり，栄養状態の悪化を招く可能性がある．

★サルコペニア：進行性の全身の骨格筋量の低下と，筋力の低下や身体能力の低下を特徴とする．

3 成人，高齢者の健康と歯科保健

歯科口腔保健の推進に関する法律を根拠に策定した歯科口腔保健の推進に関する基本的事項の中間評価が 2018（平成 30）年に報告された★．60 歳で 24 歯以上自分の歯を有する者の割合，80 歳で 20 歯以上自分の歯を有する者の割合はともに増加し目標を達成した．40 歳代と 60 歳代の未処置歯を有する者の割合，および 40 歳で喪失歯のない者の割合は目標に未達であったものの減少した．

★ 2022（令和 4）年 10 月に最終評価が公表されたが，新型コロナウイルス感染症の影響でデータソースとなる調査が中止となった項目が多いため，本書では 2018（平成 30）年度の報告に基づき記載した．

一方，40 歳と 60 歳で進行した歯周炎を有する者の割合は増加しており，悪化していた（**表 11-1**）．う蝕や歯周疾患は多くの生活習慣病と共通の危険因子を有しており，食生活や喫煙などの影響を受けるため，生活習慣病の改善には，共通の危険因子に対するアプローチが有効である（**コモンリスクファクターアプローチ**，**図 11-3**）．また，歯周疾患は糖尿病と双方向の合併症であるのをはじめ，多くの合併症があり，成人期以降の健康に大きな影響を及ぼす（**表 11-2**）．口腔機能は高齢者で低下しやすく，口腔が脆弱な状態を表す概念として**オーラルフレイル**（Oral frailty）が提唱された．日本歯科医師会はオーラルフレイルを「老化に伴うさまざまな口腔

表 11-1　歯科口腔保健の推進に関する基本的事項の中間評価報告

項目	策定時の現状値（平成 17 年）	実績値（平成 28 年）	目標値（令和 4 年度）	評価
40 歳の未処置歯を有する者の割合	54.1%	73.4%	75%	a2
40 歳代における進行した歯周炎を有する者の割合の減少	37.3%	44.7%	25%	c
40 歳で喪失歯のない者の割合の増加	54.1%	73.4%	75%	a2
60 歳の未処置歯を有する者の割合の減少	37.6%	34.4%	10%	a2
60 歳代における進行した歯周炎を有する者の割合の減少	54.7%	62.0%	45%	c
60 歳で 24 歯以上の自分の歯を有する者の割合の増加	60.2%	74.4%	70%	a1
80 歳で 20 歯以上の自分の歯を有する者の割合の増加	25.0%	51.2%	50%	a1

a1：目標達成，a2：改善（目標未達)，c：悪化

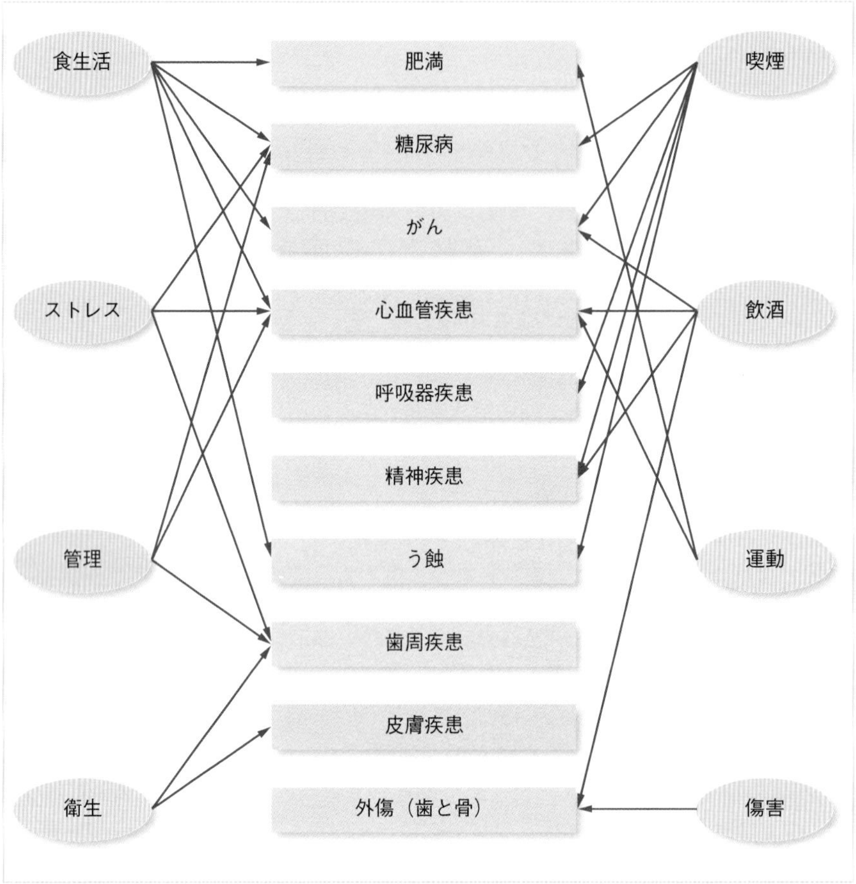

図 11-3　コモンリスクファクターアプローチ（A Sheiham, R G Watt：The common risk factor approach：a rational basis for promoting oral health. Community Dent Oral Epidemiol. 28（6）：399-406, 2000[5]より改変）

表 11-2　歯周疾患の合併症

歯周病原性細菌の播種様式	歯周疾患と合併症を結びつける宿主反応	歯周疾患の合併症
口腔咽頭経路 口腔消化管経路 菌血症 脳血管関門	内皮の機能不全（心血管） 軽度の炎症反応（全身） 急性期反応（肝臓） 代謝の変化（肝臓） 骨髄細胞への分化刺激（骨髄） 破骨前駆細胞への予備的刺激（骨髄）	アルツハイマー病 誤嚥性肺炎 非アルコール性脂肪肝 炎症性腸疾患 大腸がん ２型糖尿病 心血管疾患 リウマチ 妊娠時の悪影響

（George Hajishengallis, Triantafyllos Chavakis：Local and systemic mechanisms linking periodontal disease and inflammatory comorbidities. Nature Reviews Immunology, 21：426-440, 2021[6]，より改変）

の状態（歯数・口腔衛生・口腔機能など）の変化に，口腔健康への関心の低下や心身の予備能力低下も重なり，口腔の脆弱性が増加し，食べる機能障害へ陥り，さらにはフレイルに影響を与え，心身の機能低下にまでつながる一連の現象及び過程」

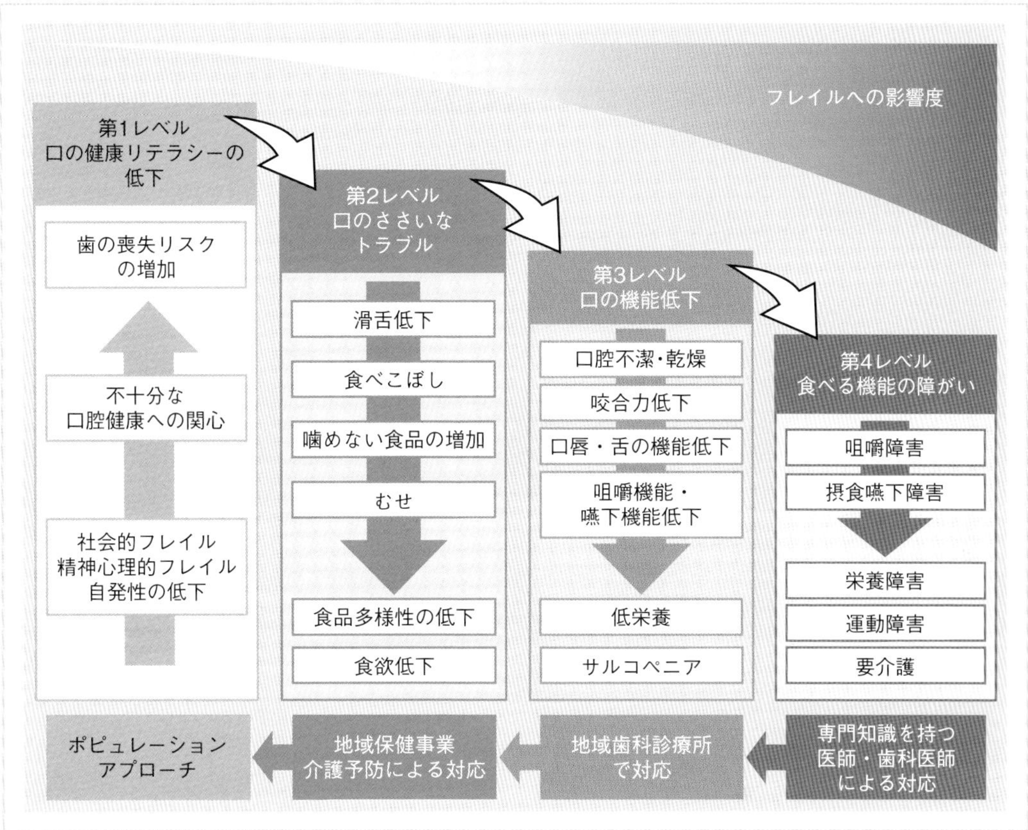

図 11-4　オーラルフレイル概念図
（日本歯科医師会：歯科診療所における オーラルフレイル対応マニュアル 2019 年版[7] より）

と定義している．オーラルフレイルは 4 段階で進行する．第 1 レベル：口の健康リテラシーの低下，第 2 レベル：口のささいなトラブル，第 3 レベル：口の機能低下，第 4 レベル：食べる機能の障害，と進み，フレイルへの影響が増大するとしている（**図 11–4**）．

Ⅱ 成人・高齢者保健対策の現状

1 保健事業の推進

高度経済成長期（1955（昭和 30）年頃から 1973（昭和 48）年頃まで）に，都市化，運動不足，栄養の偏りや人口の高齢化により疾病構造は大きく変化し，成人病（今でいう生活習慣病）による死者数の全死亡者数に占める割合は，1960（昭和 35）年の 44.2%から 1980（昭和 55）年の 61.9%に増加した．感染症から成人病に疾病構造の中心が移行したことを受け，国は積極的な健康増進対策の推進を図るため，第 1 次国民健康づくり対策（1978（昭和 53）年からの 10 年計画）では成人病予防のための一次予防の推進，第 2 次国民健康づくり対策（アクティブ 80

ヘルスプラン，1988（昭和 63）年からの 10 年計画）では運動習慣の普及に重点が置かれた．2000（平成 12）年からは第 3 次国民健康づくり対策として「21 世紀における国民健康づくり運動（**健康日本 21**）」が策定され，壮年期死亡の減少，健康寿命の延伸および生活の質の向上を実現することを目的とし，健康課題 9 分野に 2010（平成 22）年度を目処とした数値目標を設定した．2002（平成 14）年に健康日本 21 の法的根拠として**健康増進法**が制定され，翌年施行された．2013（平成 25）年からは健康日本 21（第二次）が開始され，健康寿命の延伸と健康格差の縮小の実現を目指した．

高齢者の健康については，1983（昭和 58）年施行の老人保健法により市町村の保健事業として 40 歳以上を対象とした健康診査，機能訓練，がん検診などが実施された．老人保健法が高齢者の医療の確保に関する法律に改正（2008（平成 20）年施行）されたことを受け，それまで老人保健法で実施していた市町村の保健事業は健康増進法を根拠として引き継がれ，歯周疾患検診，がん検診，骨粗鬆症検診，肝炎ウイルス検診，健康手帳の交付，健康教育，健康相談，機能訓練および訪問指導が実施されている．一方，老人保健法で実施していた 40 歳以上の健康診査事業は高齢者の医療の確保に関する法律を根拠に，特定健康診査，特定保健指導として引き継がれた．高齢者に対する保健事業としては，高齢者の医療の確保に関する法律を根拠とする事業と，介護保険法を根拠とする地域支援事業などがあるが，医療保険制度の適正かつ効率的な運営を図るための健康保険法等の一部を改正する法律（2020（令和 2）年施行）で，これらの事業を一体化するとともに，各高齢者の医療・健診・介護情報等を一括して把握できるよう環境整備が図られている．

2 高齢者医療制度

1961（昭和 36）年に国民皆保険制度が実現したが，老人の自己負担額は 3 割ないし 5 割で負担が大きかった．これを受け，老人に対する医療保険制度として，昭和 40 年代には被用者保険の被扶養者や国民健康保険の一部負担に関して，老人の自己負担分の全部または一部を公費で負担する措置が普及した．

1973（昭和 48）年には，老人福祉法を根拠とした老人医療支給制度が創設され，市町村が実施主体となり，70 歳以上の被用者保険被扶養者と国民健康保険加入者を対象に医療保険の自己負担金額分を支給することとなり，実質無料化となった．

1983（昭和 58）年に老人保健法を根拠とした老人保健制度が創設され，外来・入院の患者一部負担金をそれぞれ定額とした．

1984（昭和 59）年に退職者医療制度が創設され，老人保健制度の対象年齢になるまでの間，国民健康保険の被保険者となった．

2001（平成 13）年には自己負担を原則定率 1 割とするとともに，高額医療費支給制度を導入した．

2007（平成 19）年に老人保健制度の対象年齢を 75 歳に引き上げ，2008（平成 20）年には老人保健法が高齢者の医療の確保に関する法律に改正され，75 歳以上の後期高齢者に対して独自の医療制度を創設するとともに，退職者医療制度を廃止した．保険者は**後期高齢者医療広域連合**で，これまで分かれていた保険料賦課の主体と医療給付の主体を統合した．保険料の徴収は市町村が行う．保険料の年額は被保険者全員が負担する「均等割額」と被保険者の所得に応じて負担する「所得割額」の合計を納付する．保険料は都道府県ごとに異なり，基本的には年金から差し引かれる（特別徴収）．被保険者は世帯単位から個人単位となる．

2022（令和 4）年の改正で自己負担割合は，現役並み所得の者（同一世帯内に住民税課税所得が 145 万円以上の者がいる被保険者）は 3 割，一定所得以上の者は 2 割（課税所得が 28 万円以上かつ「年金収入＋その他の合計所得金額」が単身世帯の場合 200 万円以上，複数世帯の場合合計 320 万円以上の者），それ以外は 1 割となった．医療給付費の財源は，約 5 割を公費（税金），約 4 割を後期高齢者支援金（現役世代の保険料）で負担し，残りの約 1 割を被保険者の保険料で負担する．

Ⅲ 成人保健対策

成人保健対策にかかる事業は，高齢者の医療の確保に関する法律と健康増進法を根拠に実施される．また各医療保険者が行うデータヘルス計画がある．

1 特定健康診査・特定保健指導

高齢者の医療の確保に関する法律を根拠として，各医療保険者の保健事業として実施される．40 歳から 74 歳の医療保険加入者（保険者の義務）および 75 歳以上（保険者の努力義務）を対象として，年に 1 回，**特定健康診査**と**特定保健指導**を実施する．内臓肥満の蓄積によるメタボリックシンドロームの発症予防を目的に，腹囲および体格指数（Body mass index：BMI）で内臓脂肪の蓄積を推定し，血糖，脂質，血圧の 3 項目の結果および喫煙歴により，生活習慣病のリスク判定を行う（**図 11-5**）．リスク判定に基づき，受診者を情報提供レベル，動機づけ支援レベル，積極的支援レベルの 3 段階に振り分け保健指導を行う（**図 11-6**）．従来の健診が早期発見による 2 次予防を目的としているのに対して，診査基準を生活習慣病の予備群となる基準値に設定することで一次予防も目指している．

2020（令和 2）年度では，特定健康診査の対象者数 5,420 万人に対して受診者数 2,890 万人（実施率：53.4%），特定保健指導の対象者数は 522 万人に対して特定保健指導を終了した者は 119 万人（実施率：22.7%）であった．特定健康診査受診者数に占めるメタボリックシンドローム該当者および予備群の人数は 854 万人（29.5%）で，男性で 43.0%，女性で 13.0%だった．特定保健指導を受けた者（推定値）では，メタボリックシンドローム該当者および予備群は 10.9%減少した．

2 健康増進対策

2013（平成 25）年から始まった健康日本 21（第二次）における基本方針とし

特定健康診査

特定健康診査は，メタボリックシンドローム（内臓脂肪症候群）に着目した健診で，以下の項目を実施する．

基本的な項目	○質問票（服薬歴，喫煙歴等）　○身体計測（身長，体重，BMI，腹囲） ○血圧測定　○理学的検査（身体診察）　○検尿（尿糖，尿蛋白） ○血液検査 ・脂質検査（中性脂肪，HDLコレステロール，LDLコレステロール） ・血糖検査（空腹時血糖またはHbA1c） ・肝機能検査（GOT，GPT，γ-GTP）
詳細な健診の項目	※一定の基準の下，医師が必要と認めた場合に実施 ○心電図　○眼底検査　○貧血検査（赤血球，血色素量，ヘマトクリット値）

特定保健指導

特定健康診査の結果から，生活習慣病の発症リスクが高く，生活習慣の改善による生活習慣病の予防効果が多く期待できる者に対して，生活習慣を見直すサポートをする．

特定保健指導には，リスクの程度に応じて，動機付け支援と積極的支援がある（よりリスクが高い者が積極的支援）．

動機付け支援	積極的支援

初回面接：個別面接20分以上，または8名以下のグループ面接で80分以上
専門的知識・技術をもった者（医師・保健師・管理栄養士等）が，対象者に合わせた実践的なアドバイス等を行う．

↓

自身で，行動目標に沿って，生活習慣改善を実践

（積極的支援）面接・電話・メール・ファックス・手紙等を用いて，生活習慣の改善を応援する（約3か月以上）．

↓

実績評価：面接・電話・メール等で健康状態・生活習慣（改善状況）を確認（6か月後）

図 11-5　特定健康診査・特定保健指導の概要（厚生労働統計協会：国民衛生の動向 2022/2023 厚生労働統計協会，東京，2022[8]より）

ステップ 1　○内臓脂肪蓄積に着目してリスクを判定

・腹囲　男≧85cm，女≧90cm　→（1）

・腹囲　男＜85cm，女＜90cm　かつ　BMI≧25　→（2）

ステップ 2

①血糖　ⓐ空腹時血糖 100mg／dL 以上又はⓑHbA1c（NGSP）の場合 5.6% 以上又はⓒ薬剤治療を受けている場合

②脂質　ⓐ中性脂肪 150mg／dL 以上又はⓑHDL コレステロール 40mg／dL 未満又はⓒ薬剤治療を受けている場合

③血圧　ⓐ収縮期血圧 130mmHg以上又はⓑ拡張期血圧 85mmHg以上又はⓒ薬剤治療を受けている場合

④質問票　喫煙歴あり（①から③のリスクが 1 つ以上の場合のみカウント）

ステップ 3　○ステップ 1，2 から保健指導対象者をグループ分け

（1）の場合　①～④のリスクのうち追加リスクが
2 以上の対象者は……積極的支援レベル
1 の対象者は…………動機づけ支援レベル
0 の対象者は…………情報提供レベル　とする．

（2）の場合　①～④のリスクのうち追加リスクが
3 以上の対象者は……積極的支援レベル
1 又は 2 の対象者は…動機づけ支援レベル
0 の対象者は…………情報提供レベル　とする．

ステップ 4

○服薬中の者については，医療保険者による特定保健指導の対象としない．

○前期高齢者（65 歳以上 75 歳未満）については，積極的支援の対象となった場合でも動機づけ支援とする．

図 11-6　保健指導対象者の選定と階層化（厚生労働統計協会：国民衛生の動向 2022/2023 厚生労働統計協会，東京，2022[8]より）

て，①健康寿命の延伸と健康格差の縮小，②生活習慣病の発症予防と重症化予防の徹底（非感染性疾患の予防），③社会生活を営むために必要な機能の維持および向上，④健康を支え，守るための社会環境の整備，⑤栄養・食生活，身体活動・運動，休養，飲酒，喫煙，歯・口腔の健康に関する生活習慣の改善および社会環境の改善，の 5 項目を掲げ，各項目は数値目標が設定されており，歯科口腔保健の推進に関する法律を根拠とする基本方針はこれと連携する（**表 11-3**）.

2018（平成 30）年に健康増進法を改正し，望まない受動喫煙の防止を図るため，施設の類型・場所ごとに対策を実施し，罰則規定を設けて対象施設の一定の場所を除き喫煙を禁止した．第一種施設（学校，病院など）は敷地内禁煙，第二種施設（第一種以外の施設）は原則屋内禁煙となった．屋外や家庭は規制の対象外である．また，喫煙をする場合，望まない受動喫煙を生じさせることがないよう周囲の状況に配慮する義務が課されており，子供や患者等，特に配慮が必要な人が集まる場所や近くにいる場合等では喫煙を控えることが求められる.

3 健康増進事業

健康増進法第 17 条第 1 項に基づく健康増進事業は，市町村を実施主体として，当該市町村に居住地を有する者の年齢に応じて，以下の項目を実施する.

1—健康手帳の交付

40 歳以上の者を対象に，特定健康診査・保健指導等の記録，その他健康の保持のために必要な事項の記載を目的として交付する.

2—健康教育

40 歳から 64 歳の者を対象に，集団健康教育（一般，歯周疾患，ロコモティブシンドローム，慢性閉塞性肺疾患，病態別，薬）および個別健康教育（高血圧，脂質異常症，糖尿病，喫煙）を行う．特定保健指導等の対象者は除外する.

3—健康相談

40 歳から 64 歳の者を対象に，重点健康相談（高血圧，脂質異常症，糖尿病，歯周疾患，骨粗鬆症，女性の健康，病態別（肥満，心臓病等））と総合健康相談（心身の健康に関する一般的事項）を実施する.

4—機能訓練

40 歳から 64 歳の者のうち，身体，精神機能の障害等に対する訓練が必要な者を対象に，機能障害（麻痺や拘縮など），能力障害（食事や衣服の着脱の不自由など），社会的障害（閉じこもりや孤立など）の回復のための訓練を行う．ただし，医療におけるリハビリテーションを要する者等は対象としない.

表 11-3　健康日本 21（第二次）　歯と口腔の健康の目標項目

項目	策定時の ベースライン	目標
①口腔機能の維持・向上（60 歳代における咀嚼良好者の割合の増加）	73.4% （平成 21 年）	80% （令和 4 年度）
②歯の喪失防止		
ア　80 歳で 20 歯以上の自分の歯を有する者の割合の増加	25.0% （平成 17 年）	50% （令和 4 年度）
イ　60 歳で 24 歯以上の自分の歯を有する者の割合の増加	60.2% （平成 17 年）	70% （令和 4 年度）
ウ　40 歳で喪失歯のない者の割合の増加	54.1% （平成 17 年）	75% （令和 4 年度）
③歯周病を有する者の割合の減少		
ア　20 歳代における歯肉に炎症所見を有する者の割合の減少	31.7% （平成 21 年）	25% （令和 4 年度）
イ　40 歳代における進行した歯周炎を有する者の割合の減少	37.3% （平成 17 年）	25% （令和 4 年度）
ウ　60 歳代における進行した歯周炎を有する者の割合の減少	54.7% （平成 17 年）	45% （令和 4 年度）
④乳幼児・学齢期のう蝕のない者の増加		
ア　3 歳児でう蝕がない者の割合が 80%以上である都道府県の増加	6 都道府県 （平成 21 年）	23 都道府県 （令和 4 年度）
イ　12 歳児の一人平均う歯数が 1.0 歯未満である都道府県の増加	7 都道府県 （平成 23 年）	28 都道府県 （令和 4 年度）
⑤過去 1 年間に歯科検診を受診した者の割合の増加	34.1% （平成 21 年）	65% （令和 4 年度）

5―訪問指導

40 歳から 64 歳までの者のうち，心身の状況，環境等に照らして療養上の保健指導が必要と認められる者を対象に，保健師，看護師，管理栄養士，歯科衛生士，理学療法士，作業療法士等が訪問指導を行う．

6―総合的な保健推進事業

市町村が実施する各健診等の一体的実施および追加の健診項目の企画・検討を行う．なお，65 歳以上の者について健康教育，健康相談，機能訓練，訪問指導（p.173）は地域支援事業で実施する．

4 健康増進法による健康診査

健康増進法第 19 条の 2 に基づく健康増進事業は，市町村を実施主体として，当該市町村に居住地を有する者の年齢に応じて，以下の健康診査等を行う．

表 11-4　歯周疾患検診結果の判定

区分	判定基準
異常なし	未処置歯・要補綴歯・その他の所見が認められず，CPI 個人コードが歯肉出血 0，歯周ポケット 0 の者
要指導	未処置歯・要補綴歯・その他の所見が認められず，下記の項目に 1 つ以上該当する者 ・CPI 個人コード：歯肉出血 1，歯周ポケット 0 ・口腔清掃状態が不良 ・歯石の付着あり（軽度，中等度以上） ・生活習慣や基礎疾患，歯科医療機関等の受診状況等指導を要する
要精検	以下の項目に 1 つ以上該当し，さらに詳しい検査や治療が必要な者 ・CPI 個人コード：歯周ポケット 1 または 2 ・未処置歯あり ・要補綴歯あり ・生活習慣や基礎疾患等，さらに詳しい検査や治療を要する ・その他の所見あり（さらに詳しい検査や治療が必要な場合）

1―歯周疾患検診

40 歳，50 歳，60 歳および 70 歳の者を対象に，原則年に 1 回，問診と歯周組織検査を行う．検診結果から「異状なし」「要指導」「要精検」の 3 つに区分し，「要指導」は問診の結果から，歯磨きの方法など特に改善を必要とする日常生活について指導し，「要精検」は医療機関において精密検査を受診するよう指導する（**表 11-4**）．

2―骨粗鬆《しょう》症検診

40 歳，45 歳，50 歳，55 歳，60 歳，65 歳および 70 歳の女性を対象に，問診と骨量測定行う．検診結果から「異状なし」「要指導」「要精検」の 3 つに区分し，「要指導」は食生活指導や運動指導等日常生活上の注意を促すとともに，生活習慣行動の改善指導等の保健事業への参加を指導し，「要精検」は医療機関において精密検査を受診するよう指導する．

3―肝炎ウイルス検診

40 歳および 41 歳以上で受診していない者を対象に，問診と B 型肝炎ウイルス検査（HBs 抗原検査）と C 型肝炎ウイルス検査（HCV 抗体検査，HCV 核酸増幅検査）を行う．陽性者に医療機関への受診を勧奨するとともに，同意の上，受診・診療状況等のフォローアップを行う．

4―がん検診

国が定める「がん予防重点健康教育及びがん検診実施のための指針」に基づき，がん検診（**表 11-5**）を推進している．

表 11-5　がん検診の内容

がんの種類	検査項目	対象者	受診間隔
胃がん	問診，胃部エックス線検査	40 歳以上	1 年に 1 回
肺がん	問診，胸部エックス線検査，喀痰細胞診	40 歳以上	1 年に 1 回
大腸がん	問診，便潜血検査	40 歳以上	1 年に 1 回
子宮がん	問診，視診，子宮頸部の細胞診，内診	20 歳以上	2 年に 1 回
乳がん	問診，視診，触診，乳房エックス線検査（マンモグラフィ）	40 歳以上	2 年に 1 回

5―特定健康診査・特定保健指導の対象外の者に対する健康診査・保健指導

妊娠中および出産後 1 年以内の者，6 か月以上継続して入院している者，障害者支援施設や高齢者施設の入所者を対象に，特定健康診査・特定保健指導に準ずる事業を実施する．また家族の介護を担う者に対して必要に応じて訪問健診を行う．

5 データヘルス計画

「日本再興戦略（2013（平成 25）年閣議決定）」の重要な柱である「国民の健康寿命の延伸」の課題として，「保険者は，健康管理や予防の必要性を認識しつつも，個人に対する動機づけの方策を十分に講じていない」ことが指摘された．この課題を解決するため，「予防・健康管理の推進に関する新たな仕組みづくり」として，「すべての健康保険組合に対し，レセプト等のデータの分析，それに基づく加入者の健康保持増進のための事業計画として“データヘルス計画”の作成・公表，事業実施，評価等の取り組みを求めるとともに，市町村国保が同様の取り組みを行うことを推進する」ことを掲げた．科学的なアプローチのため，①特定健診・レセプトデータの活用，②身の丈に応じた事業範囲，③事業主との協働（コラボヘルス），④外部専門事業者の活用を行い，PDCA サイクルを実践，の 4 項目を推進する．

Ⅳ 高齢者保健福祉対策

1 高齢者保健福祉対策の変遷

高度経済成長期に入ると，産業構造が大きく変化し，労働力人口が地方から都心へ流出するに伴い核家族化が進行したため，地方における家族内の互助機能（生活課題をお互いが解決し合う機能）が低下し，高齢者の介護が困難な家庭が増えた．このことを受け，1963（昭和 38）年に老人福祉法が施行され，養護老人ホーム，特別養護老人ホーム，軽費老人ホームなど施設中心の介護施策および老人家庭奉仕員（ホームヘルパー）の法制化などの老人福祉制度が開始された．1973（昭和 48）年に老人医療費を実質無料化したが，老人の医療費の増大を受け，1979（昭和 54）年に在宅福祉の三本柱（ショートステイ，ホームヘルプ，デイサービス）が制度化

表 11-6　新オレンジプランの 7 つの柱

①認知症への理解を深めるための普及・啓発の推進
②認知症の容態に応じた適時・適切な医療・介護等の提供
③若年性認知症施策の強化
④認知症の人の介護者への支援
⑤認知症の人を含む高齢者にやさしい地域づくりの推進
⑥認知症の予防法，診断法，治療法，リハビリテーションモデル，介護モデル等の研究開発及びその成果の普及の推進
⑦認知症の人やその家族の視点の重視

され，居宅での介護の充実を図った．1986（昭和 61）年に社会的入院の解消のため老人保健施設を制度化した．

1989（平成元）年に高齢者保健福祉推進十か年戦略（ゴールドプラン）を発表し，介護に必要な人員の確保，施設の整備の推進を図った．1994（平成 6）年には「新ゴールドプラン」を策定し，ホームヘルパーの増員，デイサービス施設の増設，特別養護老人ホームの増床，老人訪問介護ステーションの新設等が行われ，後の介護保険制度に備えた．また，1999（平成 11）年に「ゴールドプラン 21」が策定され，①活力ある高齢者像の構築，②高齢者の尊厳の確保と自立支援，③支えあう地域社会の形成，④利用者から信頼される介護サービスの充実，を目指した．わが国の税収の落ち込みや，高齢者に関連する社会保障費の増大を受け，高齢者の介護は福祉の措置から社会保険へ移行することとなり，2000（平成 12）年に介護保険法が施行された．介護予防やリハビリテーションの重視，利用者本位のサービス提供，居宅介護の推進などが図られ，介護給付は介護サービス事業者と利用者の契約に基づき提供されることとなった．自己負担割合は当初の 1 割から，所得に応じて 2 割（2015（平成 27）年），3 割（2018（平成 30）年）と上限が引き上げられた．

2005（平成 17）年の介護保険法の改正で「**地域包括ケアシステム**」が登場し，2011（平成 23）年に自治体の義務として地域包括ケアシステムを推進することとなった．2014（平成 26）年に「地域における医療及び介護の総合的な確保を推進するための関係法律の整備に関する法律（医療介護総合確保推進法）」が制定され，消費税を財源として地域包括ケアシステムの構築を推進することとなった．同法では，①地域における効率的かつ効果的な医療提供体制の確保（医療），②地域包括ケアシステムの構築と費用負担の公平化（介護），③地域医療介護総合確保基金を都道府県に設置し，①②の実施と医療・介護の連携強化，などを行うとした．認知症高齢者の増加に対応するため，2012（平成 24）年に認知症 5 か年計画（オレンジプラン）を策定したが，2015（平成 27）年には新たに認知症施策推進総合戦略（新オレンジプラン）を策定し，認知症の者の意思が尊重され，できる限り住み慣れた地域で自分らしく暮らし続けることができる社会を実現するための 7 つの柱（**表 11-6**）を提示した．

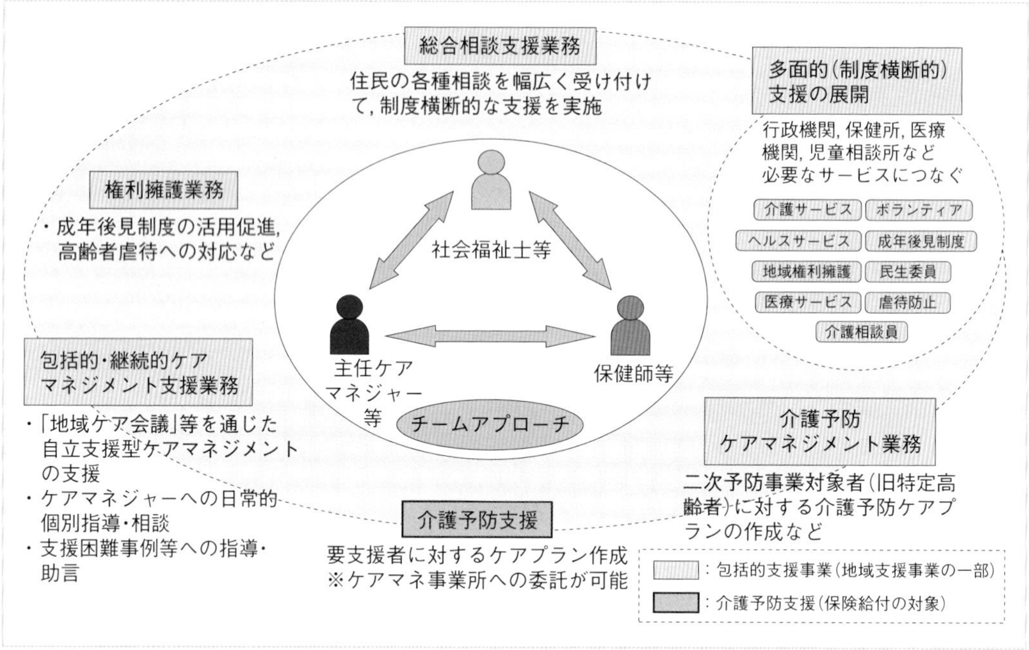

図 11-7　地域包括支援センターの概要

(厚生労働省："2. 地域包括支援センターについて　地域包括支援センターの概要". https://www.mhlw.go.jp/content/12300000/000756893.pdf. [10] より)

1─地域包括支援センター

市町村を設置主体として，人口 2～3 万人程度の**日常生活圏域**（中学校区に相当）に 1 か所設置される．2021（令和 3）年現在全国に 5,351 か所設置されている．保健師・社会福祉士・主任介護支援専門員等の職員がチームアプローチにより，住民の健康の保持や生活の安定のために必要な援助を行うことを目的に，主な業務として介護予防支援と包括的支援事業（①介護予防ケアマネジメント業務，②総合相談支援業務，③権利擁護業務，④包括的・継続的ケアマネジメント支援業務）を行う（**図 11-7**）．

2─地域ケア会議

高齢者個人に対する支援の充実と，支援のための社会基盤を整備することを目的に，地域包括支援センター等が主催する．自治体職員，地域包括支援センター職員，ケアマネジャー，介護事業者，民生委員，医師，歯科医師，薬剤師，看護師，管理栄養士，歯科衛生士，リハビリテーション関連職種その他必要に応じて参加し，多職種協働のもと，困難事例等の個別事例の支援を通じた地域支援ネットワークの構築，高齢者の自立支援のためのケアマネジメント支援，および地域課題の把握を行う．

3―共生型サービス

同一事業所で，介護保険サービスと障害福祉サービスの両方を提供することで，多様化・複雑化している福祉ニーズに対応することを目指す．

4―社会福祉連携推進法人

複数の社会福祉法人が相互に連携しあって，多様化・複雑化している福祉ニーズに対応することができるよう創設された．業務内容として，①地域共生社会の実現に資する業務の実施に向けた職種を超えた連携支援，②災害対応にかかる連携体制の整備，③社会福祉事業の経営に関する支援，④社員である社会福祉法人への資金の貸付，⑤福祉人材不足への対応（福祉人材の確保や人材育成），⑥設備，物資の共同購入，などを行う．

5―地域包括ケアシステム

団塊の世代（1947（昭和 22）年～1949（昭和 24）年生まれ）が 75 歳以上となる 2025（令和 7）年を目途に，要介護状態になっても住み慣れた地域で自分らしい暮らしを人生の最後まで続けることができるよう，住まい，医療，介護，予防，生活支援が一体的に提供できる社会的システムのこと．介護保険事業計画に基づき日常生活圏域を単位として市区町村が実施する．専門職の資質向上等の人材育成は都道府県が関与する．

2 介護予防と口腔機能向上

2005（平成 17）年の介護保険改正では，介護予防に重点が置かれ，①運動器の機能向上，②栄養改善，③口腔機能の向上，④閉じこもり予防・支援，⑤認知症予防・支援，⑥うつ予防・支援の 6 項目が介護予防サービスとして実施された．高齢者の口腔機能を向上させることで，食べる楽しみによる生活意欲の高揚，会話による社会参加の継続，日常生活動作の維持向上，低栄養や脱水の予防，誤嚥・肺炎・窒息の予防，う蝕，歯周病，義歯不適合の予防，経口摂取の質と量の向上などの効果がある．介護予防における口腔機能向上プログラムのための口腔機能向上マニュアル 2009（平成 21）年では，いつまでもおいしく，楽しく，安全な食生活の営みを目指し，①口腔機能向上の必要性についての教育，②口腔清掃の自立支援，③摂食・嚥下機能等の向上支援，の 3 つを軸として支援することとしている．

介護認定に用いる基本チェックリストでは，口腔機能の項目として咀嚼機能，嚥下機能，口腔乾燥に関する設問があり（**表 11-7**），介護予防・日常生活支援総合事業の口腔機能向上プログラムの対象者の選定基準として，①これら 3 項目のうち 2 項目以上に該当する者，②視診により口腔内の衛生状態に問題を確認した者，③反復嚥下テストが 3 回未満の者，のいずれかとしている．また，介護認定審査において市町村の調査員が訪問調査を行う際に用いる認定調査票のうち，概況調査の項目に嚥下，食事介助，口腔清潔に関する項目がある（**表 11-8**）．

表 11-7　介護認定時の基本チェックリスト（口腔機能関連項目を抜粋）

No.	質問項目・回答
13	半年前に比べて固いものが食べにくくなりましたか 0：はい，1：いいえ
14	お茶や汁物等でむせることがありますか 0：はい，1：いいえ
15	口の渇きが気になりますか 0：はい，1：いいえ

表 11-8　介護認定調査票における概況調査項目（口腔機能関連項目を抜粋）

No.	質問項目・回答
2-3	えん下について，あてはまる番号に一つだけ○印をつけてください. 1. できる　2. 見守り等　3. できない
2-4	食事摂取について，あてはまる番号に一つだけ○印をつけてください. 1. 介助されていない　2. 見守り等　3. 一部介助　4. 全介助
2-7	口腔清潔について，あてはまる番号に一つだけ○印をつけてください. 1. 介助されていない　2. 一部介助　3. 全介助

高齢期の口腔機能に関する系統的レビューの結果によれば，地域在住高齢者に対する口腔機能向上プログラムにおいて効果が確認できた知見の共通要素として，①嚥下体操や口腔体操などの運動プログラムの指導・実施と口腔保健に関する講話，②介入期間は３か月を標準として週１回から隔週でプログラムを提供，③口腔機能の評価項目にオーラルディアドコキネシスを使用，④運動プログラムの基本的要素は舌運動，口唇運動，頬部運動等，をあげることができるとしている.

V 要介護者保健福祉対策

介護保険制度における保険給付は，要支援者に対する予防給付，要介護者に対する介護給付および市町村が条例で定める市町村特別給付の３種類がある. 介護保険制度は３年ごとに見直しが行われるため，給付内容も変更されることがある.

1 介護保険制度の概要

財源はそれぞれ国庫 25%，都道府県 12.5%，市町村 12.5%，および保険料 50%の負担割合である. 保険者は市町村および特別区である. 被保険者は市区町村に住所を有する 65 歳以上の者（第一号被保険者）と市町村に住所を有する 40 歳以上 65 歳未満の医療保険加入者（第二号被保険者）がある. 第二号被保険者の受給要件は老化に起因する特定疾病（がん，関節リウマチなど 16 疾病）による場合に限定されている.

表 11-9　要支援・要介護認定の目安

区分	認定の目安
要支援 1	基本的に一人で生活ができるが家事などの支援が必要. 適切な支援があれば，要介護状態を予防できる.
要支援 2	基本的に一人で生活ができるが，要支援 1 よる支援範囲が広い. 適切な支援があれば，要介護状態を予防できる.
要介護 1	基本的に日常生活は自立しているが，要支援 2 よりも身体能力や思考力の低下がみられ，日常的に介助が必要.
要介護 2	食事，排泄などは自立しているが，生活全般で見守りや介助が必要.
要介護 3	日常生活にほぼ全面的な介助が必要.
要介護 4	介助なしに日常生活を送ることができない．認知症への対応が必要.
要介護 5	介助なしに日常生活を送ることができない．会話など意思疎通が困難で，基本的に寝たきりの状態.

2 予防給付

市町村が行う介護認定で要支援と認定された者に対して提供される給付で，給付区分は 2 段階（要支援 1，2）に分かれる（**表 11-9**）．都道府県・政令市・中核市が指定監督を行うサービスと，市町村が指定監督を行うサービスに分かれる（**表 11-10**）.

3 介護給付

市町村が行う介護認定で要介護と認定された者に対して提供される給付で，給付区分は 5 段階（要介護 1～5）に分かれる（**表 11-9**）．都道府県・政令市・中核市が指定監督を行うサービスと市町村が指定監督を行うサービスに分かれる（**表 11-10**）．予防給付にはない施設サービスがある.

4 市町村特別給付

要介護者または要支援者に対して，市町村が条例を根拠に行う給付である．要介護状態の軽減，もしくは悪化の防止または要介護状態になることの予防を目的とした事業を行う．配食サービス，紙おむつの支給，寝具乾燥サービスなどがある.

5 要介護高齢者に対する歯科医療対策

地域包括ケアシステムを推進する中で，医療と介護の両方を必要とする状態の高齢者が，住み慣れた地域で自分らしい暮らしを続けるためには，地域における医療・介護の関係機関が連携して，包括的かつ継続的な在宅医療・介護を提供することが重要であり，歯科医療従事者は在宅医療を提供する役割を担う.

高齢者の残存歯数が増加したが，残存した歯は根面う蝕や歯周疾患に罹患しているため，高齢者のう蝕や歯周疾患は増加している．また口腔機能低下症が医療保険

表 11-10　介護サービスの種類

	都道府県・政令市・中核市が 指定・監督を行うサービス	市町村が指定・監督を行う サービス
介護給付	＜居宅介護サービス＞ 訪問サービス ●　訪問介護（ホームヘルプサービス） ●　訪問入浴介護 ●　訪問看護 ●　訪問リハビリテーション ●　居宅療養管理指導 通所サービス ●　通所介護（デイサービス） ●　通所リハビリテーション 短期入所サービス ●　短期入所生活介護（ショートステイ） ●　短期入所療養介護 特定施設入居者生活介護 福祉用具貸与 特定福祉用具販売 ＜施設サービス＞ 介護老人福祉施設 介護老人保健施設 介護療養型医療施設（介護医療院） ＜居宅介護住宅改修＞	＜地域密着型介護サービス＞ 定期巡回・随時対応型訪問介護看護 夜間対応型訪問介護 地域密着型通所介護 認知症対応型通所介護 小規模多機能型居宅介護 認知症対応型共同生活介護（グループホーム） 地域密着型特定施設入居者生活介護 地域密着型介護老人福祉施設入所者生活介護 複合型サービス（看護小規模多機能型居宅介護） ＜居宅介護支援＞
予防給付	＜介護予防サービス＞ 訪問サービス ●　介護予防訪問入浴介護 ●　介護予防訪問看護 ●　介護予防訪問リハビリテーション ●　介護予防居宅療養管理指導 通所サービス ●　介護予防通所リハビリテーション 短期入所サービス ●　介護予防短期入所生活介護（ショートステイ） ●　介護予防短期入所療養介護 介護予防特定施設入居者生活介護 介護予防福祉用具貸与 特定介護予防福祉用具販売 介護予防住宅改修	＜地域密着型介護予防サービス＞ 介護予防認知症対応型通所介護 介護予防小規模多機能型居宅介護 介護予防認知症対応型共同生活介護（グループホーム） ＜介護予防支援＞ ＜介護予防・日常生活総合支援事業＞

に収載されたことから，要介護者の歯科医療ニーズは潜在的に高まっている．在宅医療の推進のため，2008（平成 20）年に在宅療養支援歯科診療所にかかる制度を設け，かかりつけ歯科医として一元的に療養管理することが求められる．2018（平成 30）年の在宅療養支援歯科診療所数は 11,261 施設であった．施設入所者に対しては，口腔管理とともに栄養管理にかかる取組みとして，摂食・嚥下機能の低下等により食事の経口摂取が困難となっても，自分の口から食べる楽しみを得られるよう，多職種協働による支援のもと，栄養摂取の経口維持支援を行うことで，必要な栄養の摂取，体重の維持，誤嚥性肺炎の予防等が期待できる．

また，多職種連携のもと，在宅での歯科訪問診療を推進するとともに，入院した場合，退院後の在宅医療を担う医療機関と連携できるよう，歯科医や歯科衛生士が退院時に他職種とともに指導できる体制や，在宅患者の病状の急変に対応できるようカンファレンスに参加できるような体制が整備されている．

参考文献

1）三浦宏子ら：系統的レビューに基づく「歯科口腔保健の推進に関する基本的事項」に寄与する口腔機能評価法と歯科保健指導法の検証　平成 30 年度分担研究報告書　口腔機能向上に寄与する介入方法に関する系統的レビュー（第二報）―口腔機能評価と機能低下者に対する標準的保健指導の検討―．2018，13–33. https://mhlw-grants.niph.go.jp/system/files/2018/183011/201821004A_upload/201821004A0004.pdf（2022/9/7 アクセス）

2）植田耕一郎：口腔機能向上マニュアル～高齢者が一生おいしく，楽しく，安全な食生活を営むために～（改訂版）．2009，3–4．https://www.mhlw.go.jp/topics/2009/05/dl/tp0501-1f.pdf（2022/9/7 アクセス）

3）鳥羽研二：老年症候群と総合的機能評価．日本内科学会生涯教育講演会，日内会誌，98（3）：589–594，2009.

4）Qian-Li Xue, et al.：Initial manifestations of frailty criteria and the development of frailty phenotype in the Women's Health and Aging Study Ⅱ. J Gerontol A Biol Sci Med Sci, 63：984–90, 2008.

5）A Sheiham, R G Watt：The common risk factor approach：a rational basis for promoting oral health. Community Dent Oral Epidemiol. 28（6）：399–406, 2000.

6）George Hajishengallis, Triantafyllos Chavakis：Local and systemic mechanisms linking periodontal disease and inflammatory comorbidities. Nature Reviews Immunology 21：426–440, 2021.

7）公益社団法人日本歯科医師会：歯科診療所における オーラルフレイル対応マニュアル 2019 年版．https://www.jda.or.jp/dentist/oral_flail/pdf/manual_all.pdf（2022/9/7 アクセス）

8）厚生労働統計協会：国民衛生の動向2022/2023．厚生労働統計協会，東京，2022.

9）健康局：健康増進法の一部を改正する法律（平成 30 年法律第 78 号）概要．厚生労働省．https://www.mhlw.go.jp/content/12602000/000345655.pdf（2022/9/7 アクセス）

10）老健局：“2．地域包括支援センターについて　地域包括支援センターの概要”．厚生労働省．https://www.mhlw.go.jp/content/12300000/000756893.pdf.（2022/9/7 アクセス）

12章

HYGIENE & PUBLIC HEALTH

産業保健

INTRODUCTION

産業保健の中心的な活動場所である職場では，就業中の事故による受傷のみならず，労働環境や業務内容の様態によって健康障害が生じることがある．職場における健康問題への対応は，労働者やその家族の人生や生活に大きな影響を及ぼす可能性があることから，産業保健では，労働者の健康障害を予防し，健康増進を図るとともに，労働者の権利や生活を守ることを目的に活動を展開している．また，健全な職場環境を保持する観点から，近年，メンタルヘルス対策にも重点が置かれている．医療従事者の場合も病原微生物を原因とする感染症に罹患する可能性があるなど，職務上，産業保健とは強い関わりがある．このような実態を踏まえ，本章では，関係法令を含め，産業保健をめぐる課題や施策の現状について示したい．

I 産業保健の概念

1 労働者保護に関係する法律

わが国の労働力人口（15 歳以上人口のうち就業者と完全失業者を合わせた人口）は 2021（令和 3）年平均で 6,860 万人であり，そのうち 6,667 万人が仕事に就いている．また，労働者災害補償保険（労災保険）の適用労働者数は 2021（令和 3）年 3 月現在で 6,134 万人となっている．労働力人口の多くが労働者として仕事に従事しているが，事業者（使用者）と労働者の雇用関係は必ずしも同等ではなく，労働力需供は景気などに影響されることから，労働者が弱い立場となることも考えられる．そのため，1947（昭和 22）年に「**労働基準法**」が制定され，労働者を保護する観点から，労働契約，労働時間，賃金，年少者・妊婦などに関する労働条件の最低基準が定められた．当初は職場の安全衛生も対象としていたが，1972（昭和 47）に同法の安全衛生に関する規定や労働安全衛生規則などを集大成し，新たな法律として「**労働安全衛生法**」が制定された．労働基準法などに規定する主な用語の定義を**表 12-1** に示す．その他，労働者の立場を保護する法律には，失業した場合などに必要な給付を行う「雇用保険法」，業務中や通勤中の事故などに起因して生じる負傷や疾病を補償する「労働者災害補償保険法」などがある．

2 労働安全衛生法の制定後の動向

労働者の職業性疾病の減少を図るため，1972（昭和 47）年に制定された労働安全衛生法に基づき，当初，労働衛生の 3 管理（作業環境管理，作業管理，健康管理），安全衛生管理体制の整備および安全衛生教育が積極的に進められた．その後，有害因子の把握などを行う作業環境測定の充実が図られ，1975（昭和 50）年には「作業環境測定法」が制定された．また，1977（昭和 52）年には，化学物質の有害性調査が制度化され，職業がん対策が強化された．1985（昭和 60）年以降になると労働者の健康保持増進を進めることが求められ，1988（昭和 63）年の労働安全衛生法の改正で，事業者の努力義務として「健康保持増進措置の実施」が規定された．労働者も事業者が実施する措置を利用して心身の健康を確保する努力が求められるようになった．この法律改正は疾病の早期発見と事後措置を目的とした従来

表 12-1　産業保健に関わる主な用語の定義

労働者	職業の種類を問わず，事業又は事務所に使用される者で賃金を支払われる者（労働基準法第 9 条）
使用者	事業主又は事業の経営担当者その他その事業の労働者に関する事項について，事業主のために行為をするすべての者（労働基準法第 10 条）
事業者	事業を行う者で労働者を使用するもの（労働安全衛生法第 2 条）
事業場	工場，事務所，店舗等のごとく一定の場所において相関連する組織のもとに継続的に行われる作業の一体（昭和 47 年労働事務次官通達）

の健康管理に加え，労働者全員の健康状態の把握と日常生活での健康保持増進が行われる契機となった．その後も 1992（平成 4）年の「快適な職場環境の形成のための措置」，1999（平成 11）年の「深夜労働者の健康管理」，2015（平成 27）年の「ストレスチェック制度施行」など，新たな対策が導入されてきた．

3 産業保健の特徴

産業保健は，事業者に使用されている労働者の生活や健康を保護するための施策として進められてきたことから，一定の年齢集団を対象とする母子保健などとは異なる特徴がある．その内容は，①産業保健対策は事業者に義務と責任があり，義務や責任を果さない場合は罰則の対象となること，②産業保健対策に関する規則は全国一律で課す必要があることから，厚生労働省の地方機関である**労働局**（都道府県単位）と地域の**労働基準監督署**が事業者を監督していること，③労働者の作業条件や作業環境は技術革新などで変化が著しいことから，変化に対応した安全衛生管理体制を整備する必要があること，④事業者には法的な義務として実施する産業保健対策のほか，努力義務も課されていることなどである．

II 職業性疾病

1 職業性疾病とは

職業性疾病とは，ある特定の職業に従事することで発生する病気や外傷をいい，その職業に従事する者すべてに発生する可能性がある．労働上の特定の要因とは直接の因果関係はないものの，作業条件などさまざまな要因が健康状態に影響すると考えられている**作業関連疾患**（心因性疾患，不眠症など）も職業性疾病に含まれている．職業性疾病の発生要因は，作業環境要因（物理的要因，化学的要因，生物的要因），作業態様要因，社会的要因に区分されるが，具体的な発生要因と生じる健康障害の内容は**表 12-2** に示すようになっている．なお，労働基準法では，労働者が業務上負傷したり疾病にかかった場合は，使用者が治療に要する費用を負担すべきことや休業補償すべきことが規定されている．

2 職業性疾病の発生状況

わが国の産業保健統計では，**労働災害**と**業務上疾病**に区分して報告されている．労働災害とは，作業環境や作業行動などの業務に起因して，労働者が負傷したり，疾病に罹患したり，あるいは死亡することをいう．また，業務上疾病とは労働者への補償を必要とする労働災害をいう．労働災害による死傷者数は，1961（昭和 36）年をピークに減少を続け，近年は横ばいから微増傾向を示していた．しかし，2020（令和 2）年および 2021（令和 3）年は新型コロナウイルス感染症への罹患による影響を受け，大きく増加した．業務上疾病発生者数も労働災害による死傷者数と類

表 12-2　要因別にみた職業性疾病

要因因子	健康障害
物理的要因	
温熱条件（異常温湿度，気流，輻射熱）	熱中症，凍傷，偶発性低体温症
異常気圧	潜函病，高山病
騒　音	騒音性難聴
振動（全身振動，局所振動）	動揺病，白ろう病
非電離放射線（赤外線，紫外線，マイクロ波，レーザー光線）	眼疾患，皮膚障害
電離放射線（X 線，γ 線，α 線，β 線，中性子線）	電離放射線障害
化学的要因	
粉じん（ケイ酸，石綿，ベリリウムなど）	じん肺病，皮膚障害
有毒ガス（一酸化炭素，亜硫酸ガス，塩素ガスなど）	呼吸器障害
酸素欠乏	酸素欠乏症
有機溶剤（トルエン，キシレン，ノルマルヘキサンなど）	有機溶剤中毒，皮膚障害
金属類（水銀，カドミウム，鉛など）	金属中毒，職業がん，皮膚障害
生物学的要因	
病原微生物（ウイルス，リケッチア，細菌など）	感染症（ウイルス性肝炎，つつが虫病）
衛生害虫（ダニ，シラミなど）	皮膚障害
有機粉じん（花粉，木材など）	アレルギー性疾患
作業態様要因	
人間工学的因子（重量物，作業姿勢，オートメーション化など）	腰痛症，鼠径ヘルニア，椎間彎曲症，腱鞘炎，頸肩腕障害
時間的因子（交替制勤務，深夜業など）	不眠症，心因性疾患
社会的要因	
通勤条件，住居条件，家庭環境，経済的条件など	神経症，慢性疲労，運動不足症，心因性疾患，自律神経失調症

（吉川　博：今日の職業性疾病．中央労働災害防止協会，1990[1]より）

似の傾向にある（**表 12-3**）．なお，2021（令和 3）年の死傷者数には新型コロナウイルス感染症への罹患による 19,332 人（このうち保健衛生業 12,032 人）が含まれる．死傷者数を職種別にみると，保健衛生業が 29,153 人（19.4%）と最も多く，以下，製造業 28,605 人（19.1%），商業 22,408 人（14.9%），陸上貨物運送業者 16,732 人（11.2%），建設業 16,079 人（10.7%）の順となっている．保健衛生業の死傷者数うち，社会福祉施設従事者が 6 割以上を占めている．新型コロナウイルス感染症への罹患を除く発生原因としては，保健衛生業では「動作の反動・無理な動作」や「転倒」が多く，製造業では「機械へのはさまれ・巻き込まれ」や「転倒」が多い．第三次産業では非正規雇用者も多く，事業場で十分な安全衛生教育が実施されていないことなどから，労働災害に遭遇するケースの増加が危惧されている．

また，過重な仕事が原因で発症した脳・心臓疾患や仕事による強いストレスが原因で発病した精神障害が「業務上疾病」と認定された場合は補償の対象となる．脳・心臓疾患に関する労災保険支給決定件数は，近年，減少傾向にあり，2021（令和 3）年度は 172 件であった．一方，精神障害に関する労災保険支給決定件数は，近

表 12-3　労働災害および業務上疾病の推移　（単位：人）

年	労働災害		業務上疾病
	死傷者数	死亡者数	発生者数
1975（昭和 50）	322,322	3,725	24,953
1985（昭和 60）	257,240	2,572	14,588
1995（平成 7）	167,316	2,414	9,230
2005（平成 17）	120,354	1,514	8,226
2010（平成 22）	107,759	1,195	8,111
2015（平成 27）	116,311	972	7,368
2020（令和 2）	131,156	802	15,038
2021（令和 3）	149,918	867	28,071

（厚生労働省：「労働災害発生状況」および「業務上疾病発生状況等調査」[2),3)] より抜粋）

年，増加傾向にあり，2021（令和 3）年度は 629 件であった．

III 労働衛生管理

1 労働衛生管理体制（安全衛生管理体制）

労働衛生管理の基本は，**作業環境管理**，**作業管理**および**健康管理**の 3 管理（**労働衛生の 3 管理**）である．この 3 管理が円滑かつ効果的に推進されるためには，各事業場で安全衛生管理体制を確立し，労働者の健康障害を防ぐための知識を深め，健康障害防止についての実践可能性を高める安全衛生教育が重要となる．

2 衛生委員会（安全衛生委員会）

衛生委員会は，常時 50 人以上の労働者を使用する事業場に設けられ，月 1 回以上開催される．衛生委員会での調査審議事項は，①労働者の健康障害防止のための基本対策，②労働者の健康保持増進のための基本対策，③労働災害の原因と再発防止対策（安全衛生委員会に属するものは除く），④その他，労働者の健康障害および健康保持増進に関する重要事項とされている．安全面に関しては安全委員会があり，両者を合同し安全衛生委員会とすることもできる．なお，衛生委員会の委員は，事業者から指名された総括安全衛生管理者，衛生管理者，産業医，保健管理に経験のある労働者で構成されるが，総括安全衛生管理者以外の委員の半数は労働組合の推薦に基づき指名される．

3 産業医，産業歯科医

常時 50 人以上の労働者を使用する事業場では，事業者は医師である**産業医**を選任し，健康診断をはじめとする労働者の健康管理を行うことを義務づけている．産業医は職務を行うため，月 1 回以上職場を巡回し実態を把握する．産業医には，労働者の健康障害を防止するための措置を講じるよう，事業者あるいは総括安全衛生管理者に勧告する権限が与えられている．産業医の資格は，医師であって厚生労働大臣が定める研修を修了した者や労働衛生コンサルタント試験に合格した者などに与えられる．通常の場合，産業医は非常勤で勤務するが，常時 1,000 人以上の労働者を従事させる事業場や特定の業務に常時 500 人以上の労働者を従事させる事業場では専任者が必要となる．また，産業歯科医は，塩酸，硝酸，硫酸，亜硫酸，フッ化水素，黄リンを扱う業務に従事する労働者に対して，歯科健康診断などを行い，事業者あるいは総括安全衛生管理者に必要な勧告をすることができる．

4 総括安全衛生管理者，衛生管理者

総括安全衛生管理者は，事業場の業種によって選任の義務が異なる．工場長など事業場の実質の責任者があたり，安全面も含めた最高責任者である．一方，**衛生管理者**は，常時 50 人以上の労働者を使用する事業場で，その規模により選任数が定められており，労働者の健康管理，保健教育，産業保健上の調査，産業保健統計の作成などに携わる．衛生管理者には，週 1 回以上の職場巡視と健康障害防止のための措置を講じる権限が与えられている．衛生管理者の資格は，医師，歯科医師あるいは第 1 種または第 2 種の衛生管理者免許をもつ者に限られる．事業場に勤務する保健師や看護師は，この資格をもつ者が多い．

常時 10～49 人の労働者を使用する事業場では，衛生管理者ではなく，産業保健業務を担当する衛生推進者の選任が義務づけられている．なお，衛生推進者については，特別の資格を必要としない．

5 地域産業保健センター

都道府県単位で設置されている産業保健総合支援センターの地域窓口となっているのが地域産業保健センターであり，労働基準監督署と概ね同様の地域に設けられている．同センターは，産業医の配置が必要でない小規模事業場を対象に，労働安全衛生法で定められた保健指導などの産業保健サービスを提供している．具体的には，労働者数 50 人未満の事業場の事業者や労働者に対して，①長時間労働者への医師による面接指導に関する相談，②健康診断結果に基づく医師・保健師による健康相談窓口の開設，③訪問指導を希望する事業場に医師が個別に訪問し産業保健指導を実施，④産業保健情報の提供などを行っている．

Ⅳ 産業保健活動

1 産業保健対策

事業場の中で労働衛生の 3 管理（作業環境管理，作業管理および健康管理）を円

滑かつ効果的に推進するためには，労働者に３管理の重要性を認識させる安全衛生教育が重要となる．

1―作業環境管理

作業環境中のさまざまな有害要因を取り除き，適正な作業環境を確保するために行われる．業務上疾病は，作業環境では高熱などの異常温度，粉じん，アスベスト，さまざまな化学物質などによって多く発生している．作業環境を定期的に測定し有害因子を一定濃度以下にコントロールする必要があるため，換気装置や保護具を用いて労働者が有害因子との接触を防ぐことや遠隔操作や作業を自動化することによって，良好な作業環境の維持などが図られている．また，小売業や医療福祉施設では 4S（整理，整頓，清潔，清掃）が指導されている．

2―作業管理

作業中の負荷や作業姿勢などで生じる身体への悪影響を軽減するために行われる．一般に作業方法の改善や作業機器の活用などが行われるが，業務上疾病の発生要因が作業強度（作業の激しさ）から作業密度（単位時間内の作業量）へ移行する傾向にあり，筋肉労働者に限らず，単調労働者の場合も作業姿勢などの作業形態や精神的な疲労が影響し，業務上疾病が発生している．人間工学的な対策とともに，作業時だけでなく日常生活全般を含めた対策のほか，前述の 4S も必要とされている．

3―健康管理

労働者の健康状態を継続的に観察し，業務上疾病の発生と進行を防ぐために行われる．また，生活習慣病の発生を予防し休業を減らすため，生活習慣の改善も対策に含まれている．健康管理の一環で行われた 2020（令和 2）年の一般健康診断で何らかの所見があった者の割合は 58.5%となっており，血中脂質，血圧，肝機能などの有所見率が高い．一方，特に有害な業務に従事する労働者が受診した同年の特殊健康診断における有所見の割合は 5.7%であった．なお，職場における健康管理の具体的な内容は**表 12-4** のようになっている．

4―安全衛生教育

労働者が自分の健康を自主的に保つ態度行動を身につけるように教育が行われる．労働者は作業に関する知識や経験の不足によって労働災害などに遭遇することが多いことから，取り扱う物質の危険性や有害性，機械設備の操作方法などについて十分な知識技能を身につけるよう教育訓練を行う．また，職場の 4S（整理，整頓，清潔，清掃）についても注意を促す．安全衛生教育は，労働者の雇い入れ時，作業内容の変更時などに事業者によって実施される．また，事業者は，事業場における安全衛生の水準の向上を図るため，衛生管理者などの労働災害防止業務に従事

表 12-4　職場における健康管理の具体的内容

1．労働衛生診断に基づく健康管理の目標設定
2．その健康管理の目標を達成するための長期計画と年間計画の策定
3．健康管理の実務
    - 救急対策
        - 平常時からの準備
        - 事故発生時の救急処置
    - 健康診断
        - 雇い入れ時の健康診断
        - 一般定期健康診断
        - 特定業務従事者の健康診断
        - 海外派遣労働者の健康診断
        - 給食従業員の検便
        - 特殊健康診断
    - 健康診断の事後の措置
        - 医療上の措置（適正医療と継続管理）
        - 就労上の措置（就業制限・適正配置・就業禁止）
        - 保健指導（療養指導・生活指導）
        - 疫学的解析
        - 環境測定および作業分析結果との照合
        - 報告（安全衛生委員会・労働基準監督署）
    - 疾病管理（適正医療，継続管理・リハビリテーション，職場復帰）
    - 疾病予防（予防体操・パッチテスト，予防接種）
    - 保健指導（療養指導・生活指導）
    - 健康相談（情報機能・心理機能）
    - 健康保持・増進
        - 健康測定に基づく運動指導・保健指導・栄養指導・メンタルヘルスケア

4．健康管理業務の評価（健康指標）
5．衛生委員会における審議（評価，計画）

（旧・労働省安全衛生部労働衛生課「新衛生管理・管理編」中央労働災害防止協会より一部改変）

する者に対し，教育，講習などを行うように努めることとされている．

2 健康診断

労働安全衛生法で，健康診断は事業者には実施義務が，また，労働者には受診義務が規定されている．健康診断の実施内容などは労働安全衛生規則で定められている．なお，多くの事業場では健康診断を外部の労働衛生機関に委託して実施している．

1—一般健康診断

一般健康診断は労働者の健康状態を把握し，職場でのさまざまな因子による健康異常や疾病発生を早期発見するだけではなく，その結果は，医療上の措置，就業上の措置（就業制限，適正配置など）および保健指導などにも活用される．一般健康診断には以下の 5 種類がある．

1）定期健康診断

すべての労働者を対象に年 1 回実施する．健康診断の項目（①既往歴および業務歴，②自覚症状および他覚症状，③身長，体重，腹囲，視力および聴力，④胸部エックス線および喀痰，⑤血圧，⑥貧血，⑦肝機能，⑧血中脂質，⑨血糖，⑩尿，⑪心電図）は，労働安全衛生規則に定められている．

2）雇い入れ時の健康診断

労働者を雇い入れる直前あるいは雇い入れ直後に行う．健康診断の項目は定期健康診断と同様である．

3）特定業務従事者の健康診断

労働安全衛生規則で定める特定業務（坑内業務や深夜業など 14 種の業務）に配置替えする際に行い，その後は 6 か月以内ごとに 1 回定期的に行う．健康診断の項目は定期健康診断と同様である．

4）海外派遣労働者の健康診断

海外に 6 か月以上派遣する労働者に対して，派遣する際と帰国後の国内業務に就く際に行う．定期健康診断の項目に加え，B 型肝炎ウイルス抗体検査など医師が必要とする事項について行う．

5）給食従業員の検便

事業に附属する食堂または炊事場で給食業務に従事する労働者に対して，雇い入れ時や配置替えの際に行う．

2—特殊健康診断

労働安全衛生法で，産業保健対策上，特に有害とされる業務（高気圧業務，放射線業務，特定化学物質業務，石綿業務，鉛業務，四アルキル鉛業務，有機溶剤業務）に常時従事する労働者に対して，雇い入れ時，配置替えの際と 6 か月以内ごとに 1 回，特定項目について行われる．さらに，粉じん作業に従事する労働者にはじん肺法に基づき，また，VDT 作業や振動業務などに従事する労働者には厚生労働省の指導勧奨に基づき，特定項目について健康診断が行われる．

なお，塩酸，硝酸，硫酸，亜硫酸，黄リンなどを発散する場所で業務に常時従事する労働者に対しては，歯科医師による健康診断が行われる．

3 健康診断実施後の措置

労働安全衛生法で，健康診断実施後の措置が定められており，事業者には，①健康診断の結果を受診労働者に通知すること，②異常所見がある労働者に関して医師から必要な措置などの意見を聴取すること，③健康診断の結果に基づき配置転換や労働時間の短縮など適切な措置をとること，④健康保持に努める必要がある労働者に医師や保健師などによる保健指導を受けるよう指導すること，⑤常時 50 人以上の労働者が従事する場合は健康診断の結果報告書を労働基準監督署に提出することなど，一定の義務が課されている．なお，就業区分と就業上の措置の内容は，**表 12-5** に示す通りとなっている．

4 健康保持増進対策

1988（昭和 63）年に労働安全衛生法に基づいて，「**事業場における労働者の健康保持増進のための指針（THP 指針**，**THP：Total Health promotion Plan）**」が策

表 12-5　就業区分と就業上の措置の内容

就業区分		就業上の措置の内容
区分	内容	
通常勤務	通常の勤務でよいもの	
就業制限	勤務に制限を加える必要のあるもの	勤務による負荷を軽減するため，労働時間の短縮，出張の制限，時間外労働の制限，作業転換，就業場所の変更，深夜業の回数の減少，昼間勤務への転換等の措置を講じる。
要休業	勤務を休む必要があるもの	療養のため，休暇，休職等により一定期間勤務させない措置を講じる。

定され，事業者はTHP指針に沿って，労働者の健康保持増進に取組んできた．その一方で，高齢化の進展や働き方改革など社会経済情勢の変化に対応し，健康保持増進対策も見直す必要が生じたことから，THP指針は改正を重ねてきた．本書では2021（令和3）年の改正内容を踏まえ，労働者の健康保持増進対策の概要を述べる．

1―基本的な考え方

職場には労働者自身では取り除けない疾病増悪要因，ストレス要因等が存在している．労働者の健康を保持増進するためには，労働者の自助努力に加えて，事業者の行う健康管理の積極的推進が必要である．その健康管理は健康障害防止の観点だけでなく，心身両面の健康保持増進を目指して保健事業を実施している医療保険者との連携の推進が求められる．なお，次のような対策を推進する際の留意事項が示されている．

①健康保持増進措置は，労働者個々の健康状態の改善を目指すものと事業場全体の健康増進などのために実施するものがあり，事業者はそれぞれの措置の特徴を理解したうえで，効果的に組み合わせて対策に取り組む．

②健康増進に関心を持たない労働者も一定数存在するので，労働者が抵抗なく健康保持増進に取り組んでもらえるための環境づくりや楽しみながら参加できる仕組みづくりなどに取り組む．

③高齢者の就業を継続するためには，心身両面の健康維持が必要であり，筋量の低下などによる健康状態の悪化を防ぐためには，若年期からの運動の習慣化などの健康保持増進が有効である．

2―対策の推進方法

事業者は，中長期的視点に立って健康保持増進対策を継続的・計画的に行う必要があることから，労働者などの意見を聴きつつ事業場の実態に即した取り組みを行う．そのため，衛生委員会などを活用して，順次，所要の過程（健康保持増進方針の表明→推進体制の確立→課題の把握→健康保持増進目標の設定→健康保持増進措置の決定→健康保持増進計画の作成→健康保持増進計画の実施→実施結果の評価）を進めていく．さらに，実施結果の評価は，新たな目標や措置等に反映させる必要があることから，基本的に健康保持増進対策は**PDCA サイクル**の手法に基づき行われる．PDCA サイクルについては，8 章の「地域保健活動の進め方」に詳述している．

3―推進体制

健康保持増進対策の推進に際し，事業場内では，産業医，衛生管理者，人事労務管理担当者などを活用し体制を構築する．また，運動プログラムを作成・指導できる者やメンタルヘルスケアを行える者などの活用も有効である．さらに，事業場外資源として，労働衛生機関，中央労働災害防止協会，医療保険者，地域の医師会や歯科医師会，産業保健総合支援センターなどの活用も考えられる．

4―健康保持増進措置の内容

事業者が実施する措置には，健康指導のほか，健康教育，健康相談，健康保持増進に関する啓発活動や環境づくりなども含まれる．健康指導は，健康診断や健康測定などで労働者の健康状態を把握し，その結果に基づき実施する．健康測定は健康指導を行うために実施される調査や測定であり，産業医が中心となって行い，その結果に基づき各労働者の健康状態に応じて必要な指導を決定する．健康指導の内容は，①運動指導，②メンタルヘルスケア，③栄養指導，④口腔保健指導，⑤睡眠，喫煙，飲酒などに関する健康的な生活に向けた保健指導とされている．

5 心の健康保持増進対策

職場における過重労働，心理的負担やハラスメントなどによって，強い不安とストレスを感じる労働者も少なくない．労働者のメンタルヘルス対策は重要な課題であることから，国は 2006（平成 18）年に「労働者の心の健康の保持増進のための指針（メンタルヘルス指針）」を策定し，職場での対策を推進してきた．事業者が実施するメンタルヘルス対策では，ストレスチェック制度（労働者の心理的な負担の程度を把握する検査）の活用や職場環境の改善等を通じて，メンタルヘルスの不調を未然に防止する「一次予防」，早期に発見し適切な措置を行う「二次予防」，不調となった場合に職場復帰支援などを行う「三次予防」が円滑に行われる必要がある．そのためには，4 つのケア（個人：セルフケア，職場：ラインによるケア，会社：事業場内産業スタッフ等によるケア，会社外：事業場外資源によるケア）が継続的かつ計画的に行われることが重要とされている．なお，ストレスチェック制度は，精神障害による労災保険支給決定件数が増加していることなどを踏まえ，2014（平成 26）年の労働安全衛生法の改正で導入されたものであり，常時 50 人以上の労働者が従事する事業所には，検査の実施が義務づけられている．

参考文献

1）吉川　博：今日の職業性疾病．中央労働災害防止協会，1990．
2）厚生労働省：労働災害発生状況．労働基準局安全衛生部安全課．
https://www.mhlw.go.jp/bunya/roudoukijun/anzeneisei11/rousai-hassei/（2022/8/25 アクセス）
3）労働基準局安全衛生部安全課：業務上疾病発生状況等調査．厚生労働省．
https://www.mhlw.go.jp/stf/newpage_27177.html（2022/8/25 アクセス）
4）労働省安全衛生部労働衛生課：新衛生管理・管理編　第 1 種用．中央労働災害防止協会，2000．

13章

HYGIENE & PUBLIC HEALTH

精神保健

INTRODUCTION

こころの健康を保つことは，いきいきと自分らしく生きるための重要な条件であり，生活の質にも大きく影響する．こころの健康には，個人の資質，身体状況，社会経済状況，住居や職場の環境，対人関係など多くの要因が影響し，中でも，身体状況とこころは相互に強く関係するといわれている．心身症という診断名があるように，ある種の疾病の発症や進行に心理的な要因が影響することが知られている．また，適度な運動やバランスのとれた食生活は身体的な健康だけでなく，こころの健康においても重要である．さらに，十分な睡眠をとり，ストレスと上手につきあうことも，こころの健康に欠かせない要素となっている．たとえば，うつ病は，こころの病気の代表的なもので多くの人がかかる可能性をもつ精神疾患であり，自殺のうち，かなりの数はうつ病が背景にあると考えられている．

こころの健康に関する課題を改善するためには，社会全体で対策に取り組むことが重要であり，多くの国民がこころの病気への対応を理解することが望まれる．精神疾患は誰でもかかる可能性のある病気であり，適切な治療の継続により，その症状はある程度安定化し，軽快または治癒する病気であるといわれている．しかし，国民の間で，精神疾患を含むこころの健康問題に関する認識は十分とはいえない状態であることから，国は正しい理解の促進を図るため，さまざまな施策を展開している．

Ⅰ こころの健康問題への取組み

1 うつ病対策

国ではうつ病を重要な健康問題として捉えており，健康づくり，早期発見，うつ病にかかったときの治療や社会的支援に至るまでの対策を進めている．その一環として，2013（平成 25）年度に開始された**健康日本 21（第二次）**における「こころの健康」の目標に，**自殺者の減少**，気分障害・不安障害に相当する心理的苦痛を感じている者の割合の減少等が示されている．うつ病等の気分障害の患者数は，2020（令和 2）年の患者調査によると 172.1 万人（**表 13-1**）となっているが，現状では，うつ病に罹患していても医療機関を受診していない場合が多いことから，本人が不調に気づき，専門医に適切に受診できる対策が重要となっている．

国では各種研修会等の場において，うつ病についての普及啓発，早期発見，受診促進等を推進している．普及啓発の一環として，うつ病患者が適切な治療を受けることができるように，2010（平成 22）年に「うつ病の認知療法・認知行動療法治療者用マニュアル」が作成された．なお，うつ病等の精神疾患を有する場合は，各種の障害者福祉サービス，医療費の助成などを受けることができることとなっている．

表 13-1　精神障害者数の推移　（単位　千人）

	平成 20 年 (2008)	23 ('11)	26 ('14)	29 ('17)	令和 2 年 ('20)
精神障害者数	3,233	3,201	3,924	4,193	6,148
Ⅴ　精神及び行動の障害					
血管性及び詳細不明の認知症	143	146	144	142	211
アルコール使用〈飲酒〉による精神及び行動の障害	50	43	60	54	60
その他の精神作用物質使用による精神及び行動の障害	16	35	27	22	29
統合失調症，統合失調症型障害及び妄想性障害	795	713	773	792	880
気分［感情］障害（躁うつ病を含む）	1,041	958	1,116	1,276	1,721
神経症性障害，ストレス関連障害及び身体表現性障害	589	571	724	833	1,243
その他の精神及び行動の障害	164	176	335	330	805
Ⅵ　神経系の疾患					
アルツハイマー病	240	366	534	562	794
てんかん	219	216	252	218	420

（厚生労働省：患者調査（総患者数）より）

＊1　精神障害者数は，「Ⅴ精神及び行動の障害」から「精神遅滞」を除外し，「Ⅵ神経系の疾患」の「アルツハイマー病」と「てんかん」を加えた数である．

＊2　平成 23 年は，東日本大震災の影響により，宮城県の一部と福島県を除いた数値である．

＊3　令和 2 年から総患者数の推計に用いる平均診療間隔の算出において，前回診療日から調査日までの算定対象の上限を変更．平成 29 年までは 31 日以上であったが，令和 2 年からは 99 日以上を除外して算出．

2 薬物依存症対策

薬物依存症とは，薬物（麻薬や覚せい剤など）の効果が切れてくると薬物に対する強い欲求が生じ，その欲求をコントロールできずに薬物を使ってしまう状態をいう．

国では薬物依存症の回復に有効と考えられている自助団体（薬物乱用防止に取り組む団体）の活動支援や，地域における薬物依存症対策の推進，薬物依存症回復施設の職員研修等を行っている．精神保健福祉センターや保健所等においては薬物問題に関する相談指導を行うとともに，医療機関や自助団体等の紹介にも取り組んでいる．

また，薬物依存者の家族を啓発・支援するために，国は薬物依存に関する情報等を記載した家族読本や薬物相談に対応するためのマニュアル作成を行っている．さらに，薬物依存症者の家族に対する研修の実施等により，正しい理解や知識の習得を推進している．

3 ひきこもり対策

ひきこもりとはさまざまな要因の結果として，就学，就労および家庭外での交遊などを回避し，原則6か月以上にわたって概《おおむ》ね家庭にとどまり続けている状態と定義されている．

2015（平成27）年の内閣府の調査では，15～39歳で外出機会が近所のコンビニ等の範囲に限定されるひきこもりは全国で17.6万人と推計されている（**表13-2**）．保健所や精神保健福祉センターでは，ひきこもりに関する相談が行われている．また，近年，都道府県や指定都市の相談窓口として「ひきこもり地域支援センター」の整備も行われている．ひきこもりの当事者や家族の相談に対応するため，各センターの「ひきこもり支援コーディネーター」を中心に，地域における関係機

表13-2　ひきこもり群の定義と推計数

<table>
<tr><th></th><th>有効回収数に
占める割合（%）</th><th colspan="2">全国の推計数（万人）</th></tr>
<tr><td>ふだんは家にいるが，近所のコンビニなどには出かける</td><td>0.35</td><td>12.1</td><td rowspan="2">狭義のひきこもり
17.6万人</td></tr>
<tr><td>自室からは出るが，家からは出ない
または，自室からほとんど出ない</td><td>0.16</td><td>5.5</td></tr>
<tr><td>ふだんは家にいるが，自分の趣味に関する用事のときだけ外出する</td><td>1.06</td><td colspan="2">準ひきこもり
36.5万人</td></tr>
<tr><td>計</td><td>1.57</td><td colspan="2">広義のひきこもり
54.1万人</td></tr>
</table>

（内閣府：若者の生活に関する調査報告書．2016より）

注1　15～39歳の5,000人を対象として，3,115人（62.3%）から回答を得た．
　2　上記ひきこもり群に該当する状態となって6か月以上の者のみを集計．「現在の状態のきっかけ」で統合失調症または身体的な病気と答えた者，自宅で仕事をしていると回答した者，「ふだん自宅にいるときによくしていること」で「家事・育児をする」と回答した者を除く．
　3　全国の推計数は，有効回収数に占める割合に，総務省「人口推計」（2015年）における15～39歳人口3,445万人を乗じたもの．

関（児童相談所，学校，医療機関，福祉事務所等）とのネットワークの構築や情報提供等が行われている．

2021（令和 3）年 4 月現在のひきこもり地域支援センター設置数は，厚生労働省調べで 79 か所となっている．また，きめ細かで継続的な相談支援や早期の把握が可能となるように「ひきこもりサポーター」の養成に併せて，ひきこもりを抱える家族や当事者に対するひきこもりサポーターの派遣事業が行われている．

なお，内閣府では 2018（平成 30）年 12 月に 40～64 歳の男女を対象にひきこもりの調査を初めて行った．その結果，広義のひきこもり（**表 13-2** 参照）に相当する者が，全国で 61.3 万人と推計されており，15～39 歳の 54.1 万人（2015 年 12 月調査）を上回っていた．ひきこもりの高齢化や長期化が浮き彫りになったことから，中高年層に対する支援策の検討が必要となっている．

4 PTSD（心的外傷後ストレス障害）対策

PTSD は生死に関わるような危険への遭遇や死傷の現場を目撃するなどの体験によって強い恐怖を感じた場合に生じる．恐怖体験が記憶に残ってこころの傷（トラウマ）となり，何度も思い出されて当時と同じような恐怖を感じ続けるという障害である．

地域保健対策として，保健所や精神保健福祉センターでは，大地震等の自然災害や犯罪，事故などの人為災害によって生じる「こころの健康問題」に関する相談を行っている．また，必要に応じて医療機関への受診を勧めるなどの取り組みも行っている．

国では PTSD 対策として「こころのケア」に関する基本的な知識や支援方法を広く周知するために，医師，保健師，看護師および行政職員等を対象とする「災害時地域精神保健医療活動ガイドライン」を 2003（平成 15）年に作成した．また，PTSD 患者等に対するこころの相談活動の質の向上を図るため，病院，精神保健福祉センター等に勤務する医師，保健師などを対象とする PTSD 対策専門研修を開催している．

5 児童虐待対策

児童虐待への対応については，2000（平成 12）年の**児童虐待の防止等に関する法律**（略称：児童虐待防止法）の制定や関係機関の体制強化等により充実がはかられてきた．しかし，深刻な児童虐待事件が後を絶たず，依然として社会全体で取り組むべき重要な課題となっている．

全国の児童相談所における児童虐待相談対応件数は，年々増加しており，2020（令和 2）年度は 205,044 件と報告されている（**図 13-1**）．児童虐待は，**身体的虐待**，**性的虐待**，**ネグレクト**，**心理的虐待**に分類されているが，2020 年度は心理的虐待が 121,334 件で最も多く，身体的虐待 50,035 件，ネグレクト 31,430 件，性的虐待 2,245 件となっている．虐待者別では，実母が 47.4%と最も多く，

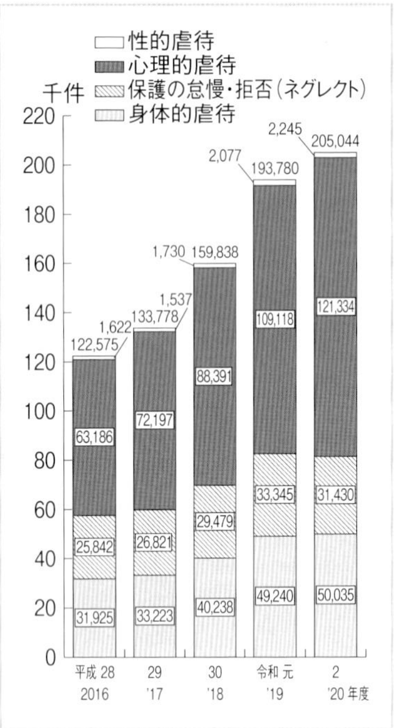

図 13-1　児童虐待の相談種別件数の年次推移

（厚生労働省：福祉行政報告例より）

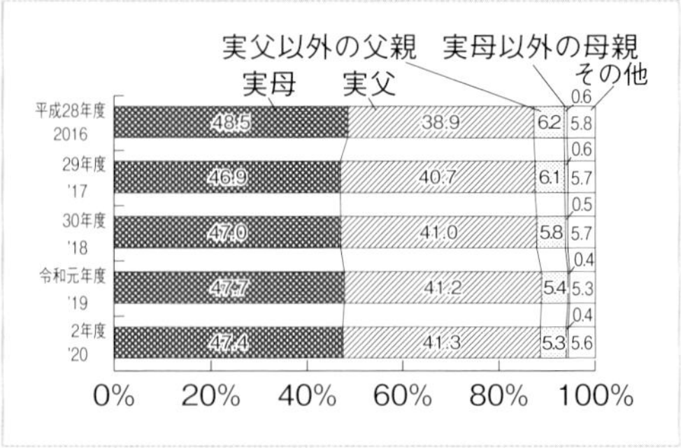

図 13-2　児童虐待相談における主な虐待者別構成割合

（厚生労働省：福祉行政報告例より）

次いで実父 41.3%となっている（**図 13-2**）．虐待を受けた子どもを年齢別でみると，3 歳が 14,195 件（6.9%）と最も多く，次いで 2 歳が 13,885 件（6.8%），1 歳が 13,376 件（6.5%）となっており，乳幼児の件数が多い状況にある．

厚生労働省では児童虐待防止に向け，①児童虐待の発生予防，②児童虐待が深刻化する前の早期発見・早期対応，③子どもの保護・支援および保護者支援の取組みを進めている．また，毎年 11 月を児童虐待防止推進月間と位置づけ，児童虐待のない社会の実現を目指す**オレンジリボン運動**等を展開し集中的に広報・啓発活動を実施している．

6 DV（家庭内暴力）対策

DV（ドメスティック・バイオレンス Domestic Violence）は同居関係にある配偶者や内縁関係の間で起こる家庭内暴力のことである．近年では DV の概念は婚姻の有無を問わず，元夫婦や恋人など近親者間に起こる暴力全般を指す場合もある．

DV の種類は身体的なもの，精神的なもの，性的なものに分類される．暴力は，その対象の性別や加害者，被害者の間柄を問わず，決して許されるものではないが，特に女性に対する暴力について対応する必要があることから，2001（平成 13）年に配偶者からの暴力の防止及び被害者の保護に関する法律（略称：DV 防止法）が制定された．同法では配偶者からの暴力の被害者である女性の保護を目的とするとともに，婦人相談所が配偶者暴力支援センターとしての機能を果たすこととなった．

女性に対する暴力の根絶は重要課題であることから，内閣府を中心として「女性に対する暴力をなくす運動」が毎年 11 月に実施されている．また，DV 相談ナビ

(相談窓口案内サービス)による案内，配偶者からの暴力被害者支援情報の提供等も行われている.

7 認知症対策

1―中核症状と周辺症状

認知症に罹患すると，脳の働きが悪くなることによってさまざまな症状が起こり，生活に多くの支障が生じてくる.

認知症には「中核症状」と「周辺症状」の2つの症状があり，認知症の直接の原因である脳の細胞が破壊されることで生じる症状を中核症状という．**中核症状**として，記憶障害，判断力低下，見当識障害，失語，失行などがみられるが，この中で，見当識障害とは日時・場所の理解や方向感覚などが失われることをいう．また，失行とは身体は動くにも関わらず，目的に合った動作が的確に行えない状態であり，たとえば，ズボンの履き方を忘れたり，歯磨きができないなどの現象が生じる．一方，**周辺症状**は，行動・心理症状ともいわれており，幻覚，妄想，抑うつなどの精神症状と徘徊，弄便《ろうべん》，暴力・暴言などの行動異常がみられる．この周辺症状は，BPSD(Behavior and Psychological Symptoms of Dementia)ともよばれている.

2―対策の概要

わが国における認知症者高齢者数は，厚生労働省の調査によると2012(平成24)年現在で約462万人であり，65歳以上高齢者の約7人に1人と推計されている．高齢化の進展に伴い，2025(令和7)年には700万人前後になり，65歳以上高齢者に対する割合は，約5人に1人になることが見込まれている.

国の認知症対策は2012(平成24)年に公表された**「認知症施策推進5か年計画」(オレンジプラン)**に基づいて，実施がはかられてきた．その後，団塊の世代が75歳以上となる2025(令和7)年を目指して計画の充実がはかられることとなり，2015(平成27)年に新たに**「認知症施策推進総合戦略」(新オレンジプラン)**が策定され，認知症の予防・治療のための研究開発の推進等の対策が組み込まれた．オレンジプランで示された早期診断・早期対応についても体制整備の観点から，歯科医師や薬剤師の認知症対応力の向上を推進することとされており，関係団体の協力を得ながら研修を実施することが示されている．なお，2017(平成29)年には数値目標の更新等の改訂が行われている.

歯科領域では認知症高齢者の口腔機能管理等に関与する機会が増加することが見込まれるが，前述したように，認知症の症状は多岐にわたるため，歯科医師や歯科衛生士は，中核症状のみならず，周辺症状(BPSD)についても十分理解したうえで，歯科医療や口腔ケア等に対応することが必要となる．国の新オレンジプラン策定を踏まえ，日本歯科医師会では現場での認知症対応の参考に資するため「歯科における認知症対応について」と題した報告書を公表している．また，日本老年歯科学会からも2015(平成27)年に「認知症患者の歯科的対応および歯科治療のあり方」と題した学会の考え方が公表されており，認知症患者が抱える課題として，口腔衛生状態の悪化に伴う専門的口腔ケアおよび歯科治療の必要性の増加，義歯着脱の困難化などが示されている．

2019（令和元）年に**「認知症施策推進大綱」**がとりまとめられたことから，新オレンジプランで進められてきた施策も含めて，本大綱に基づき推進が図られることになった．

8 自殺対策

1─自殺者数の動向

わが国では1999（平成11）年から2011（平成23）年にかけて年間自殺者数が3万人を超えていた．自殺対策を強化する観点から2006（平成18）年に**自殺対策基本法**が制定され，翌年には同法に基づき**自殺総合対策大綱**が策定された．2021（令和3）年の自殺者数は警察庁の統計によると21,007人であり，対前年比では74人減であったものの，新型コロナウイルス感染症まん延の影響等によって，コロナ禍以前の状況には戻っていない．自殺者数は依然高い水準にあり，同年の交通事故死者数2,636人の約8倍となっている．また，人口動態統計によると自殺は2021（令和3）年の国内死因別順位で第10位までに入っていないが，10～39歳においては自殺が死因別順位の第1位となっている．

2─対策の概要

自殺既遂者に対する調査によると，**うつ病等の気分障害**が特に重要な自殺の要因であることが明らかになっている．うつ病に早期に気づき，専門的な医療機関にかかることができるよう，国はうつ病に関する一般住民への普及啓発や職場のメンタルヘルス対策等での早期発見を進めている．また，うつ病患者の治療，支援についても施策を講じている．

うつ病とともに自殺の大きな要因となるのは，**アルコール依存症**が含まれる物質関連障害である．うつ状態に陥った際に不眠や抑うつ気分解消のためにアルコールを飲用することは，うつ状態の悪化につながる行為としてきわめて有害であり，自殺対策の観点からアルコール飲用についての対策が必要である．そのため，アルコールとうつ病および自殺との関連について，リーフレット等を用いた普及啓発活動が積極的に行われている．

また，労働者のメンタルヘルスや自殺対策も重要な課題となっている．国は「職場における自殺の予防と対応」（自殺予防マニュアル）を作成し，うつ病の症状，早期発見のための方法，産業医や専門医へ紹介する時期や方法等を示している．また，職場における対策として，自殺に関する悩み等に対して，カウンセラーによるメール相談も実施されている．さらに，民間団体においても自殺を防止するための電話相談活動等が行われており，ボランティア等で先駆的・試行的な自殺対策の取り組みを行う団体には国から財政的支援が行われている．

Ⅱ 精神保健福祉対策の現状

1 精神疾患の定義と患者数

精神保健及び精神障害者福祉に関する法律（略称：精神保健福祉法）では，精神障害者を医学的観点から「統合失調症，精神作用物質による急性中毒又はその依存症，知的障害，精神病質その他の精神疾患を有するもの」と定義している．

精神疾患により医療機関にかかっている患者数は，近年増加しており，2020（令和 2）年の患者調査によると 614.8 万人となっている（p.197 表 13–1 参照）．その内訳は患者数の多い順に，**うつ病等の気分障害**，**神経症性障害等の不安障害**，**統合失調症**，**認知症**となっている．

精神疾患に対する治療薬の開発等によって新規患者の入院期間は短縮傾向にあるが，依然として 1 年以上の長期入院患者は多く，2017（平成 29）年の調査によると約 17 万人となっている．このような入院患者の中には，地域での支援体制等が整えば退院できる精神障害者も多いとされており，厚生労働省では「入院医療中心から地域生活中心へ」という方針に基づいて施策を推進している．

2 精神保健福祉法

1―法の制定経緯と目的

精神障害者に対する適切な医療や保護の確保等を目的として，1950（昭和 25）年に精神衛生法が制定された．1987（昭和 62）年の法律改正で法律名が精神保健法に改められ，**人権擁護**や**適正な医療の確保**を推進することとされた．さらに 1995（平成 7）年の法律改正に際して，精神保健法の名称は，現行の**精神保健及び精神障害者福祉に関する法律**（略称：精神保健福祉法）に改められた．

また，2005（平成 17）年の障害者自立支援法（現在の障害者の日常生活及び社会生活を総合的に支援するための法律〈略称：障害者総合支援法〉）の制定に伴い，同法において障害の種別（身体障害，知的障害，精神障害）に関わらず，一元的に市町村が障害福祉サービスを提供すること等が規定された．なお，現在の精神保健福祉法は，①精神障害者の医療及び保護を行うこと，②障害者総合支援法とともに，精神障害者の社会復帰の促進，自立と社会経済活動への参加の促進のために必要な援助を行うこと，③精神疾患の発生の予防や，国民の精神的健康の保持及び増進に努めることによって，精神障害者の福祉の増進及び国民の精神保健の向上を図ることを目的としている．

2―精神保健福祉法の主な規定

1）精神保健福祉センターの役割等

人権擁護や適正な医療の確保を推進する観点から，精神保健福祉法にはさまざまな規定が設けられている．対象となる精神障害者は，統合失調症，精神作用物質に

表 13-3　障害等級

	障害の程度
1 級	精神障害があって日常生活の用を弁ずることを不能ならしめる程度のもの（日常生活において常時援助を必要とするもの）
2 級	精神障害があって日常生活が著しい制限を受けるか，または著しい制限を加えることを必要とする程度のもの
3 級	精神障害があって日常生活もしくは社会生活が制限を受けるか，または制限を加えることを必要とする程度のもの

（厚生労働省：精神障害者保健福祉手帳障害等級判定基準より）

よる急性中毒又はその依存症，知的障害，精神病質その他の精神疾患を有する者とされている（第 5 条）．また，都道府県は，精神保健の向上及び精神障害者の福祉の増進を図るため，精神障害に関する相談や知識の普及等を行う**精神保健福祉センター**を設置することとされている（第 6 条）．

この精神保健福祉センターは保健所を中心とする地域精神保健活動を技術面から指導・援助する機関である．同センターは，すべての都道府県及び指定都市に設置されており，技術指導や教育研修のほか，精神保健に関する広報普及，精神保健福祉相談，協力組織の育成等を行っている．精神保健福祉センターの業務に必要な職員として精神科医，精神科ソーシャルワーカー（精神保健福祉士），臨床心理技術者，保健師等の専門技術職員が配置されている．また，精神保健及び精神障害者の福祉に関する事項を調査審議させるための**地方精神保健福祉審議会**（第 9 条），措置入院や医療保護入院等の判定を行う**精神保健指定医**（第 18 条）等の規定がある．

2）精神障害者の入院形態

精神障害者の入院形態は，任意入院，措置入院，緊急措置入院，医療保護入院及び応急入院に区分されている．**任意入院**（第 22 条の 3）は自らの意思による入院である．

措置入院（第 29 条）は警察官等からの通報等により都道府県知事が精神保健指定医に診察をさせ，自傷他害のおそれがあると認めた場合に行うものである．急速を要し手続をとることができない場合は緊急措置入院（第 29 条の 2）が適用される．医療保護入院（第 33 条）及び応急入院（第 33 条の 4）についても，精神保健指定医による診察の結果に基づき入院させる規定である．いずれも本人の同意は必要としないが，応急入院は家族等の同意が得られない場合に適用するため，入院は 72 時間に限られている．

3）その他の規定

精神障害者（知的障害者を除く）は，その居住地の都道府県知事に精神障害者保健福祉手帳の交付を申請することができる．都道府県知事は，申請者が一定の精神障害の状態にあると認めたときは，申請者に**精神障害者保健福祉手帳**を交付しなければならない（第 45 条）．障害等級は精神障害の状態の程度によって 1～3 級に区分されており，手帳の交付を受けた者は 2 年ごとに精神障害の状態の認定を受けることとなっている（**表 13-3**）．

表 13-4　精神障害者保健福祉手帳交付者数の推移（各年度末）

（単位　人）

	総　数	1　級	2　級	3　級
1996 年度（平成 8 ）	59,888	17,150	31,746	10,992
2000 年度（平成 12）	185,674	47,849	105,464	32,361
2005 年度（平成 17）	382,499	71,960	233,313	77,226
2010 年度（平成 22）	594,504	93,908	368,041	132,555
2015 年度（平成 27）	863,649	112,347	519,356	231,946
2019 年度（令和 元 ）	1,135,450	127,453	670,107	337,890
2020 年度（令和 2 ）	1,180,269	128,216	694,351	357,702

（厚生労働省：衛生行政報告例より）

注 1　各年度末交付者数から有効期限切れのものを除いた数である．
　2　平成 22 年度は，東日本大震災の影響により，宮城県のうち仙台市以外の市町村を除いて集計した数値である．

精神障害者保健福祉手帳が交付されると，さまざまなサービスを受けやすくなるが，具体的な支援策としては，**通院医療費の公費負担**，各種税制の優遇措置，公共交通機関の運賃割引等がある．2020（令和 2）年度末の手帳交付者数は約 118 万人となっている（**表 13-4**）．

また，都道府県及び市町村は，精神保健福祉センターや保健所等の施設に，職員として**精神保健福祉相談員**を置くことができると規定されている（第 48 条）．この精神保健福祉相談員には精神保健福祉士等の資格を有する者が任命されている．

3 地域精神保健医療対策

地域保健法に保健所業務として「**精神保健に関する事項**」が定められており，保健所は地域における精神保健活動の第一線の行政機関として位置づけられている．保健所では，管内の精神保健福祉に関する実態調査や精神保健福祉相談のほか，精神障害者に対する訪問指導，患者家族会等の活動に対する援助，教育・広報活動と協力組織の育成，関係諸機関との連携，医療と保護に関する事務等を行っている．保健所の精神保健福祉業務には，医師，保健師，精神保健福祉相談員等が主に携わっている．なお，保健所を中心とする地域精神保健活動を技術面から指導・援助する機関として，既述した精神保健福祉センターがその役割を担っている．

地域における医療の提供については，医療資源を有効に活用し，質の高い医療を提供する体制を整備するため，都道府県は**医療法**に基づき**医療計画**を作成している．精神疾患患者数の増加等を踏まえ，2013（平成 25）年度から精神疾患が医療計画に位置づけられ，5 疾病（がん，脳卒中，急性心筋梗塞，糖尿病，精神疾患）・5 事業（救急医療，災害医療，へき地医療，周産期医療，小児医療）として重点的に対策が進められている．精神障害者の医療については，厚生労働省の「入院医療中心から地域生活中心へ」という基本理念に基づいた啓発活動等を通じ，精神障害者の退院促進および地域定着に向けた事業が実施されてきたところであり，入院患者については引き続き地域移行の推進を図っていくこととされている．

4 障害者総合支援法（旧・障害者自立支援法）

精神障害者に対する福祉サービスは，2006（平成 18）年の障害者自立支援法の施行に伴い，地域における障害者の自立した生活を支援する観点から，他の障害（身体障害，知的障害）と一元化され，利用者本位のサービス体系への再編，就労支援の強化等が行われることとなった．

その後，精神障害者の障害福祉サービス利用者数は年々増加しており，近年，新たなサービスとして，地域移行支援（入院中から住居の確保や新生活の準備等を行う）及び地域定着支援（地域生活者に 24 時間の連絡相談等を行う）が追加された．

なお，2013（平成 25）年 4 月に障害者自立支援法の名称は，**障害者の日常生活及び社会生活を総合的に支援するための法律**（略称：障害者総合支援法）に変更された．

5 精神保健福祉士

精神障害者の社会復帰を促進するにあたって，精神科ソーシャルワーカーの役割の重要性が認識され，必要な人材と資質の確保を図るため，1998（平成 10）年に**精神保健福祉士法**が施行された．精神保健福祉士は，精神科病院等で精神障害の医療を受けている者や精神障害者福祉施設等を利用している者の社会復帰に関する相談に応じ，助言，指導，日常生活への適応のために必要な訓練等の援助を行っている．2022（令和 4）年 6 月現在の精神保健福祉士の登録者数は 98,882 人となっている．

参考文献

1）藤内修二：オタワ宣言とヘルスプロモーション．公衆衛生，61（9）：636–641，1997．

2）鈴木庄亮，久道　茂編：シンプル衛生公衆衛生学　改訂第９版．南江堂，東京，2000，103–106．

3）米満正美他編著：新予防歯科学．第４版補訂，医歯薬出版，東京，2013．

4）柳川洋編：疫学マニュアル．南山堂，東京，1988．

5）島内憲夫編訳：21 世紀の健康戦略３ヘルスプロモーション―戦略・活動・研究施策．垣内出版，東京，1992．

6）日本健康教育学会編：健康教育―ヘルスプロモーションの展開．保健同人社，東京，2003．

7）厚生労働省：みんなのメンタルヘルス，http://www.mhlw.go.jp/kokoro/（2015/3/10 アクセス）

8）厚生労働省：児童虐待防止対策，http://www.mhlw.go.jp/stf/seisakunitsuite/bunya/kodomo/kodomo_kosodate/dv/index.html（2016/3/1 アクセス）

9）内閣府男女共同参画局：女性に対する暴力の根絶，http://www.gender.go.jp/policy/no_violence/（2015/1/30 アクセス）

10）認知症の中核症状と周辺症状（BPSD）：認知症ねっと，https://info.ninchisho.net/symptom/s10（2015/8/5 アクセス）

11）厚生労働省：認知症施策推進総合戦略（新オレンジプラン）～認知症高齢者等にやさしい地域づくりに向けて～（概要），https://www.mhlw.go.jp/file/06-Seisakujouhou-12300000-Roukenkyoku/nop1-2_3.pdf（2021/9/26 アクセス）

12）厚生労働省：認知症施策推進大綱について，https://www.mhlw.go.jp/stf/seisakunitsuite/bunya/0000076236_00002.html（2021/9/26 アクセス）

14章

HYGIENE & PUBLIC HEALTH

国際保健

INTRODUCTION

世界には日本を含む 196 か国が存在しており，国際的視点から見るとこれら国々での健康水準には大きな格差がみられる．WHO 等が提供するさまざまな資料をもとに，開発途上国における健康課題の現状を確認するとともに，その背景要因について理解する．また口腔領域の疾患は，世界中で最も一般的な疾患であり，世界人口のほぼ半分の者に影響を与えていることを再認識する必要がある．

国際保健分野における資金や技術に関する協力体制を理解するとともに，国家間の健康格差の是正に向けた国際的な仕組みとそれを支える WHO，UNAIDS，UNICEF 等の多国間協力について学習する．また「誰一人取り残さない」世界の実現に向けた「持続可能な開発目標（SDGs）」について学習する．

I 国際保健の課題

1 国際的にみた健康格差

世界には日本を含む196カ国が存在しており，世界人口は2022（令和4）年には80億人に到達することが予測されている．国ごとに，気候，宗教，教育，政治，経済等の在り方は多様であり，そこに生活する人々は，固有の風習や文化を有している．国民の健康状況と関連する上水道・下水道等の衛生環境，道路・鉄道や通信等の社会基盤の整備，さらには医療機関数・医療従事者数等の医療資源や保健医療提供体制は，先進国と開発途上国との間では大きく異なっている．これらの多様性や相違を背景に，国家間における乳幼児死亡率，あるいはHIV/AIDS，結核，マラリア等の感染症による死亡率等の健康水準には大きな格差が存在している．世界保健機関（World Health Organization：WHO，以下WHO（世界保健機関））は，2020（令和2）年現在，世界中で240万人の新生児（生後28日以内）が死亡しており，サハラ以南のアフリカでは出生1,000人当たり27人であると報告している．日本の2021（令和3）年の新生児死亡率0.8人（出生千対）と比較するとその大きさが実感できる．

2 開発途上国における健康課題

WHO（世界保健機関）が公表している世界の死亡原因（2019（令和元）年）をみると，低所得国（世界銀行が定義する4つの世界経済グループ分類のうち最も低い所得グループ）では分娩関連の合併症や感染症等を原因とした新生児死亡が最も多く，ついで下気道感染症，虚血性心疾患であると報告されている．**図14-1**をみると，低所得国における死亡原因上位10位の6つまでが感染症であることがわかる．2000（平成12）年と比較すると，感染症による死亡数が減少している一方，虚血性心疾患，脳卒中，交通事故などの非感染症による死亡数の増加が目立っている．

HIV/AIDS，結核，マラリア等の感染症による死亡率は，世界的な取り組みにより，大きく改善している．しかしながら，米国ワシントン大学健康指標・評価研究所（The Institute for Health Metrics and Evaluation）によると，HIV/AIDSによる2019（令和元）年の死亡者数は世界中で86万人，結核118万人，およびマラリア64万人と報告されており，国家間の格差も示されている．2015（平成27）年に採択された持続可能な開発目標（Sustainable Development Goals：SDGs）のターゲット3.3では「2030年までに，エイズ，結核，マラリア及び顧みられない熱帯病といった伝染病を根絶するとともに肝炎，水系感染症及びその他の感染症に対処する」と記載されており，目標達成に向けた努力が進められているが，開発途上国では，感染症による死亡が全死亡者の約半数を占めている国も存在しており，達成に向けて厳しい状態が続いている．

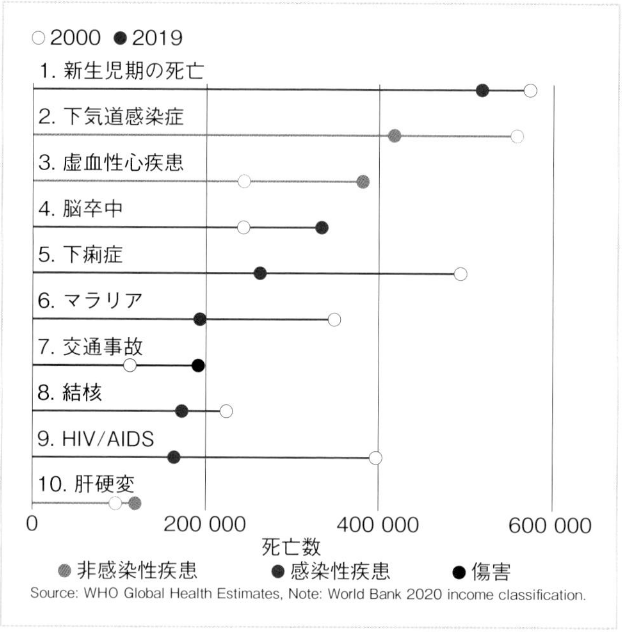

図 14-1　低所得国における死亡原因（2000 年と 2019 年との比較）

（WHO[5] より引用）

3 国際化に伴うわが国の課題

1—感染症の世界的拡大

交通手段の発達に伴う人的流通の増加により，感染症の流行は，急速かつ広域，ときには国境を越えた地球規模の拡大がみられる．たとえば新型コロナウイルス感染症は，2019（令和元）年 12 月中華人民共和国武漢市で確認された後，およそ 3 か月後の翌 2020（令和 2）年 3 月 11 日時点で 113 の国・地域において感染報告があり，同日 WHO（世界保健機関）はパンデミック（世界的な大流行）であると表明した．

日本国内に常在しない感染症の病原体が船舶や航空機を通じて国内への侵入を防止することを目的として「検疫法」が制定され，国外から感染症が持ち込まれないよう水際対策が実施されている．日本には 13 検疫所が設置されており，必要に応じて検疫法に基づいた「隔離」や「停留」等の対応がとられている．

世界的な感染拡大が懸念される感染症には，新たに出現した「新興感染症」，および以前から知られていたが再び流行がみられた「再興感染症」がある．「新興感染症」には，エボラ出血熱，SARS(重症急性呼吸器症候群)，鳥インフルエンザ，後天性免疫不全症候群（HIV），新型コロナウイルス感染症等が含まれる．また「再興感染症」には，マラリア，結核，デング熱等が含まれる（p.61「新興・再興感染症」参照）．

2―在留外国人における健康課題

グローバル化の流れにより，わが国には多くの在留外国人数が居住している．出入国在留管理庁によると，在留外国人の数は，2021（令和 3）年 6 月末現在，282 万 3,565 人と報告されている．在留外国人，特に日本語が不自由な者は，保健医療情報を十分に活用できず，保健医療アクセスが小さいことが予想される．在留外国人が安心して医療機関を受診できるよう，医療通訳者の養成と拠点的な医療機関への配置が進められている．また地方公共団体では「多言語（やさしい日本語を含む）」での生活情報の発信が求められており，総務省の調査（令和元年実施）によると地方公共団体でのウェブサイトの多言語化が 75.4%，窓口への通訳の配置が 41.4%であった．在留外国人との多文化共生に向けた取り組みが進められている．

4 世界的にみた口腔疾患の現状

口腔疾患は，痛みや不快感を引き起こし，咀嚼障害や外観への悪影響等を通じて日常生活に対する影響が大きい．また，多くの開発途上国においては，口腔疾患の予防処置や治療にかかる費用は，公的医療保険が適応されず，負担可能な費用の範囲内での歯科医療サービスの受療が困難である．

米国ワシントン大学健康指標・評価研究所によると口腔領域の疾患は，世界中で約 34.8 億人，世界人口の 46.5%の者が罹患していると推計している．口腔疾患のうち，う蝕に罹患した者が最も多く，永久歯のう蝕を有する者は 20.3 億人，乳歯のう蝕を有する者は 5.2 億人とされている．また重度の歯周病を有する者は 10.9 億人，世界人口の約 14.6%の者が歯周病であることが示されている（**図 14-2**）．

同じく健康指標・評価研究所のデータを用いて，口腔疾患を，社会人口統計指標（Socio-demographic Index：SDI）の区分別にみたのが**図 14-3** である．SDI とは，社会開発の程度を示す複合的指標であり，一人当たり所得，平均教育達成度，

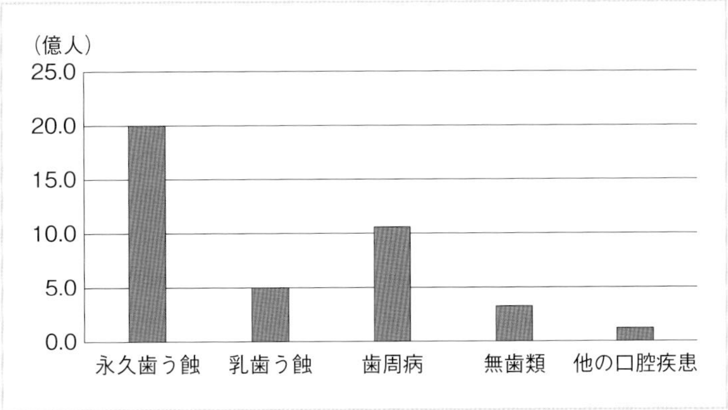

図 14-2　口腔疾患別にみた有病者数

（Global Health Data Exchange[6] より作成）

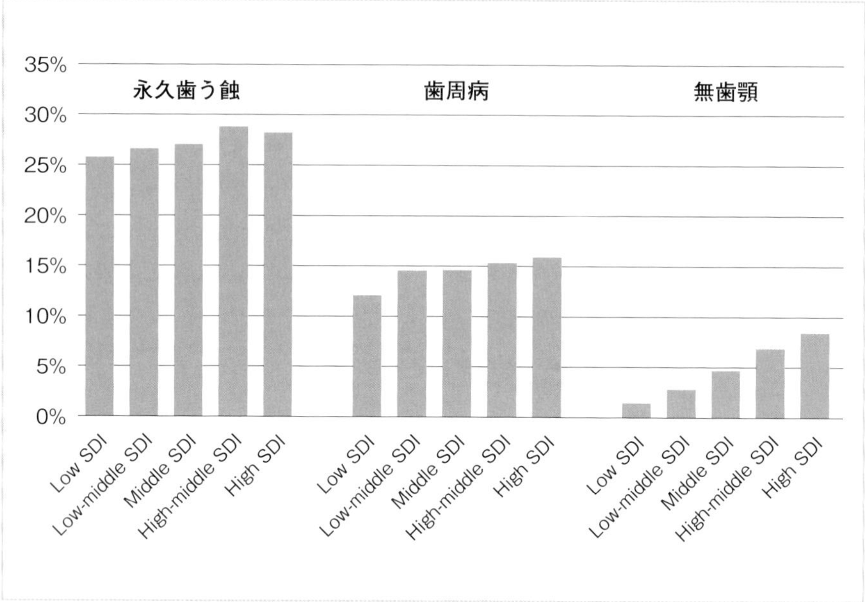

図 14-3　社会人口統計指標別にみた口腔疾患の有病割合

（Global Health Data Exchange.[6] より作成）

出生率などから算出される．永久歯のう蝕，歯周病，および無歯顎の者の割合は，いずれの指標においても社会開発の程度が進むにつれて，大きくなる傾向がみられた．特に無歯顎者の割合において，その傾向は顕著であった．

口腔疾患は，社会開発のいずれの段階においても，社会経済的要因，たとえば収入，職業，あるいは教育レベルと強い関連があることが知られており，その関連は，幼児期から高齢期までのライフコース全体にわたっている．そのため世界中のすべての国々において，口腔領域の健康格差是正に向けた取り組みが必要である．口腔疾患の予防には，心血管疾患，がん，慢性呼吸器疾患，あるいは糖尿病といった非感染性疾患（Noncommunicable diseases：NCDs）と共通した危険因子，たとえば喫煙，アルコール消費，あるいは糖分の過剰摂取に着目し，NCDs 対策へと統合した包括的な計画と実践が重要である．

Ⅱ 国際保健の実施体制

1 国際協力と国際交流

国際的な協力関係は，技術・情報の交換や人的交流等を行う「国際交流」，および開発途上国に対して人的資源や技術的資源等を提供する「国際協力」に大別される（図 14-4）．

国際交流と国際協力は，WHO（世界保健機関）等の国際機関を通じて行う多国間交流（協力）と特定国と行う 2 国間交流（協力）に大別される．

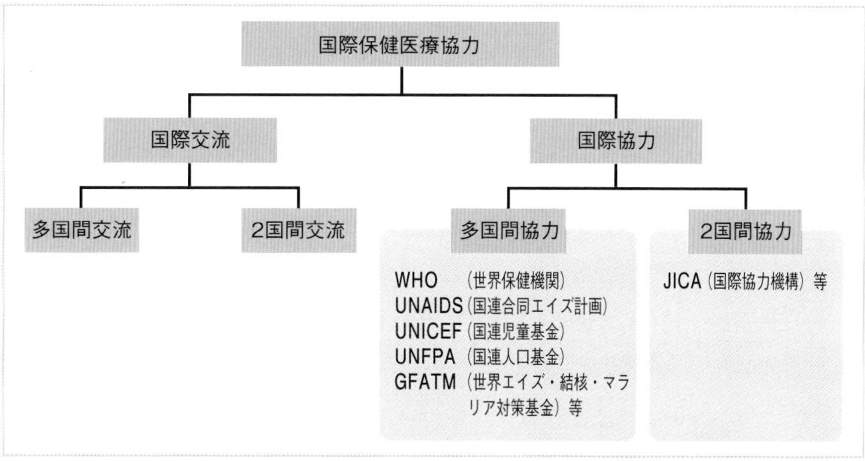

図 14-4　国際保健医療協力の状況　（厚生労働統計協会：国民衛生の動向より作成）

国際保健医療分野における多国間協力としては，以下のような代表的な国連機関があげられる．

(1) WHO（世界保健機関）：1948（昭和 23）年世界保健機関憲章に基づいて設置された．詳細は，後述する．

(2) UNAIDS（国連合同エイズ計画）：包括的なHIV/エイズ対策を目的として 1996（平成 8）年以来活動をすすめている国連機関である．

(3) UNICEF（国連児童基金）：1946（昭和 21）年に設立された国連機関である．予防接種の普及，栄養改善，水と衛生，教育，子どもの保護，HIV/エイズ，緊急支援，普及・啓発活動等を実施している．

(4) UNFPA（国連人口基金）：世界の人口問題を解決するため，性と生殖に関する健康や権利を保障する諸活動を実施している．

(5) GFATM（世界エイズ・結核・マラリア対策基金）：官民パートナーシップに基づいて設立された基金であり，エイズ・結核・マラリアの予防と治療プログラムへの資金を提供している．

日本国政府は，開発途上国の開発を目的として開発途上国や国際機関への資金や技術の協力を行っている．これら国際協力活動を進めるための公的資金のことを，政府開発援助（Official Development Assist：ODA）といい，独立行政法人国際協力機構（Japan International Cooperation Agency：JICA）が一元的に実施している．WHO（世界保健機関）等の国際機関への拠出については，2022（令和 4）年国連通常予算分担率（分担金）は，日本は「8.033%（230.8 百万ドル）」であり，米国「22.000%」，中国「15.254%」についで世界 3 位と報告されている．

2 国際保健の実施機関と主な活動

国際保健の中心的な実施機関は，国際連合の専門的機関の 1 つである WHO（世界保健機関）である．WHO（世界保健機関）は1948（昭和23）年に発足し，わが国は1951（昭和26）年に加盟している．本部はスイスのジュネーブにあり，世界を6つの地域（ヨーロッパ，アフリカ，東地中海，南東アジア，西太平洋，アメリカ）に分けており，現在194カ国が加盟している．わが国は西太平洋地域に所属しており，西太平洋地域の事務局はフィリピンのマニラにある．

WHO（世界保健機関）は，保健衛生分野における政策的支援，技術協力，および援助等を行っている．また，伝染病や風土病の撲滅，国際保健に関する条約・協定・規則の提案や勧告，保健分野における研究促進，食品・生物製剤・医薬品等に関する国際基準の策定などを主な活動としている．

III 健康をめぐる国際的な動き

1 持続可能な開発目標（SDGs）

開発途上国の課題解決として2000（平成12）年の国連ミレニアム・サミットで採択された国際社会の共通目標「ミレニアム開発目標（Millennium Development Goals：MDGs）」の取り組みは，一定の成果をあげた．たとえば，世界の5歳未満の幼児死亡率は，1990（平成2）年の出生1,000人当たり90人から2015（平成27）年には43人へと半減されたことが報告されている．しかしながら，地域間格差は依然として残されており，2020（令和2）年現在，サハラ以南アフリカ地域では出生1,000児当たり74人であり，ヨーロッパ地域や北米地域のほぼ14倍高いと報告されている．

MDGsで未達成の課題については引き続き対応が必要とされた．健康格差を是正し「誰一人取り残さない（No one will be left behind）」世界の実現を掲げ，2015年の国連サミットでは「持続可能な開発目標（Sustainable Development Goals：SDGs，以下SDGs）」が採択された．

1—SDGsにおける健康関連目標のターゲット項目

SDGsは，2030（令和12）年までに到達すべき17の目標（ゴール）と169のターゲットから構成されている（**表14-1**）．これらの目標とターゲットは，互いに密接な関連を有しているため，目標達成にはさまざまな組み合わせが必要である．

健康と福祉と関連する分野としては「3 すべての人に健康と福祉を」があり，3.1から3.9までのターゲットと3．aから3．dまでの達成のための方法が記載されている．目標値とともに母子保健の改善，感染症の根絶，薬物・アルコールの乱用防止，交通事故死の低減，性と生殖に関する健康（リプロダクティブ・ヘルス）の確保，ユニバーサルヘルスカバレッジの達成，環境汚染による疾病削減等があげられている（**表14-2**）．

表 14-1　SDGs として掲げられた 17 の目標

1	貧困をなくそう
2	飢餓をゼロに
3	すべての人に健康と福祉を
4	質の高い教育をみんなに
5	ジェンダー平等を実現しよう
6	安全な水とトイレを世界中に
7	エネルギーをみんなに．そしてクリーンに
8	働きがいも経済成長も
9	産業と技術革新の基盤を作ろう
10	人や国の不平等をなくそう
11	住み続けられるまちづくりを
12	つくる責任，つかう責任
13	気候変動に具体的な対策を
14	海の豊かさを守ろう
15	陸の豊かさも守ろう
16	平和と公正をすべての人に
17	パートナーシップで目標を達成しよう

（環境省：すべての企業が持続的に発展するために―持続可能な開発目標（SDGs エスディージーズ）活用ガイド―資料編［第 2 版］[7]より作成）

表 14-2 「目標 3」におけるターゲットと実現のための方法

ターゲット	
3.1	妊産婦の死亡率を削減する
3.2	新生児・5 歳未満児の予防可能な死亡を根絶する
3.3	重篤な伝染病を根絶し，その他の感染症に対処する
3.4	非感染性疾患による若年死亡率を減少させ，精神保健・福祉を促進する
3.5	薬物やアルコール等の乱用防止・治療を強化する
3.6	道路交通事故死傷者を半減させる
3.7	性と生殖に関する保健サービスを利用できるようにする
3.8	UHC を達成する（すべての人が保健医療サービスを受けられるようにする）
3.9	環境汚染による死亡と疾病の件数を減らす
実現のための方法	
3.a	たばこの規制を強化する
3.b	ワクチンと医薬品の研究開発を支援し，安価な必須医療品及びワクチンへのアクセスを提供する
3.c	開発途上国における保健に関する財政・人材・能力を拡大させる
3.d	健康危険因子の早期警告，緩和・管理能力を強化する

（環境省：すべての企業が持続的に発展するために―持続可能な開発目標（SDGs エスディージーズ）活用ガイド―資料編［第 2 版］[7]より作成）

2―ユニバーサルヘルスカバレッジ

SDGsの目標3のターゲット3.8には,「ユニバーサルヘルスカバレッジ(Universal Health Coverage：UHC，以下 UHC）の達成」が明示されている．UHC の達成とは，すべての人が負担可能な費用で良質な保健医療サービスを受けられ，かつ高額な医療費の支払いにより貧困に陥ることがない保健医療システムを構築することである．日本では，1961（昭和 36）年に国民皆保険制度が確立し，全国民が公的医療保険に加入した．また，他の国と比較しても一人当たりの受診率は大きく，医療機関へのアクセスの良さが示されている．わが国は，世界各国における UHC

実現に向けて国際的な主導力が期待されている．また，WHO（世界保健機関）総会における口腔保健に関する議決書では，加盟国に対して「UHC 実現のための基本的な保健サービスの一部として，口腔保健サービスの提供を強化すること」を要請しており，UHC 達成における口腔保健サービスの重要性が示された．

参考文献

1）外務省：世界と日本のデータを見る．
https://www.mofa.go.jp/mofaj/area/world.html（2022/10/31 アクセス）
2）Department of Economic and Social Affairs, United Nations. World Population Prospects 2022.
https://www.un.org/development/desa/pd/sites/www.un.org.development.desa.pd/files/wpp2022_summary_of_results.pdf（2022/10/31 アクセス）
3）World Health Organization. Newborn Mortality.
https://www.who.int/news-room/fact-sheets/detail/levels-and-trends-in-child-mortality-report-2021（2022/10/31 アクセス）
4）厚生労働省．令和３年（2021）人口動態統計（確定数）の概況．
https://www.mhlw.go.jp/toukei/saikin/hw/jinkou/kakutei21/dl/03_h1.pdf（2022/10/31 アクセス）
5）World Health Organization. The top 10 causes of death.
https://www.who.int/news-room/fact-sheets/detail/the-top-10-causes-of-death（2022/10/31 アクセス）
6）Global Health Data Exchange. Institute for Health Metrics and Evaluation.
https://vizhub.healthdata.org/gbd-results/（2022/10/31 アクセス）
7）環境省：すべての企業が持続的に発展するために―持続可能な開発目標（SDGs エスディージーズ）活用ガイド―資料編［第２版］．
https://www.env.go.jp/content/900498956.pdf（2022/10/31 アクセス）
8）厚生労働省：新型コロナウイルス感染症の現在の状況と厚生労働省の対応について（令和２年３月 12 日版）
https://www.mhlw.go.jp/stf/newpage_10157.html
9）国立感染症研究所　SARS-CoV-2 の変異株 B.1.1.529 系統（オミクロン株）について（第７報）
https://www.niid.go.jp/niid/images/cepr/covid-19/b11529_7.pdf（2022/10/31 アクセス）
10）出入国在留管理庁．令和３年６月末現在における在留外国人数について
https://www.moj.go.jp/isa/publications/press/13_00017.html（2022/10/31 アクセス）
11）多文化共生の推進に関する研究会：多文化共生の推進に関する研究会報告書
https://www.soumu.go.jp/main_content/000706219.pdf
12）外務省．日本の分担金・拠出金．
https://www.mofa.go.jp/mofaj/fp/unp_a/page22_001258.html（2022/10/31 アクセス）
13）World Health Organization. About WHO.
https://www.who.int/about（2022/10/31 アクセス）
14）国際連合広報センター　国連ミレニアム開発目標報告
https://www.unic.or.jp/files/Key_Facts_Global_edited.pdf（2022/10/31 アクセス）

15）WHO Fact sheets Child mortality（under 5 years）
https://www.who.int/news-room/fact-sheets/detail/levels-and-trends-in-child-under-5-mortality-in-2020（2022/10/31 アクセス）
16）図表でみる医療 2021：日本–OECD
https://www.oecd.org/health/health-systems/Health-at-a-Glance-2021-How-does-Japan-compare.pdf（2022/10/31 アクセス）
17）Oral health. The Seventy–fourth world health assembly
https://apps.who.int/gb/ebwha/pdf_files/WHA74/A74_R5-en.pdf（2022/10/31 アクセス）

15章

HYGIENE & PUBLIC HEALTH

健康危機管理・災害保健

《 INTRODUCTION 》

高度経済成長期には公害が起き，経済活動による健康被害が社会問題となった．1980年代には薬害エイズ問題が起き，医薬品による健康被害が注目された．平成に入ってからは大規模な自然災害やテロ事件，令和には新型コロナウイルス感染症のまん延など，われわれはさまざまな健康危機に直面している．本章では健康危機管理の施策の変遷と国と地方公共団体の体制について学ぶ．また，近年，毎年のように発生する災害に対する医療・救護体制を概観するとともに，歯科医療従事者に求められる役割について学ぶ．

I 健康危機管理

1 健康危機管理の対象

「厚生労働省健康危機管理基本指針（2001（平成 13）年改正）」で，健康危機管理とは，「医薬品，食中毒，感染症，飲料水その他何らかの原因により生じる国民の生命，健康の安全を脅かす事態に対して行われる健康被害の発生予防，拡大防止，治療等に関する業務であって，厚生労働省の所管に属するものをいう」と定義されている．この定義における「その他何らかの原因」として，自然災害（阪神・淡路大震災，東日本大震災），犯罪（和歌山市毒物混入カレー事件，毒入り餃子事件），放射線事故（東海村臨界事故，福島第一原発事故），テロ（サリン事件）などがある．

2 わが国の健康危機管理体制

不特定多数の国民に健康被害が発生または拡大する可能性がある場合には，公衆衛生の確保という観点から対応が求められるため，厚生労働省内に健康危機管理担当部局を設置し，毎月 2 回の定例および臨時の健康危機管理調整会議を開催している．国内外の健康危機情報の収集・伝達，対策本部の設置，研究班・審議会での検討，健康危機情報の提供など健康危機への対応を行う（**図 15-1**）．国際保健規則（International Health Regulations：IHR）において，国際的な健康危機に関する情報は，WHO と厚生労働省の IHR 国家連絡窓口間で行われ，WHO から提供された

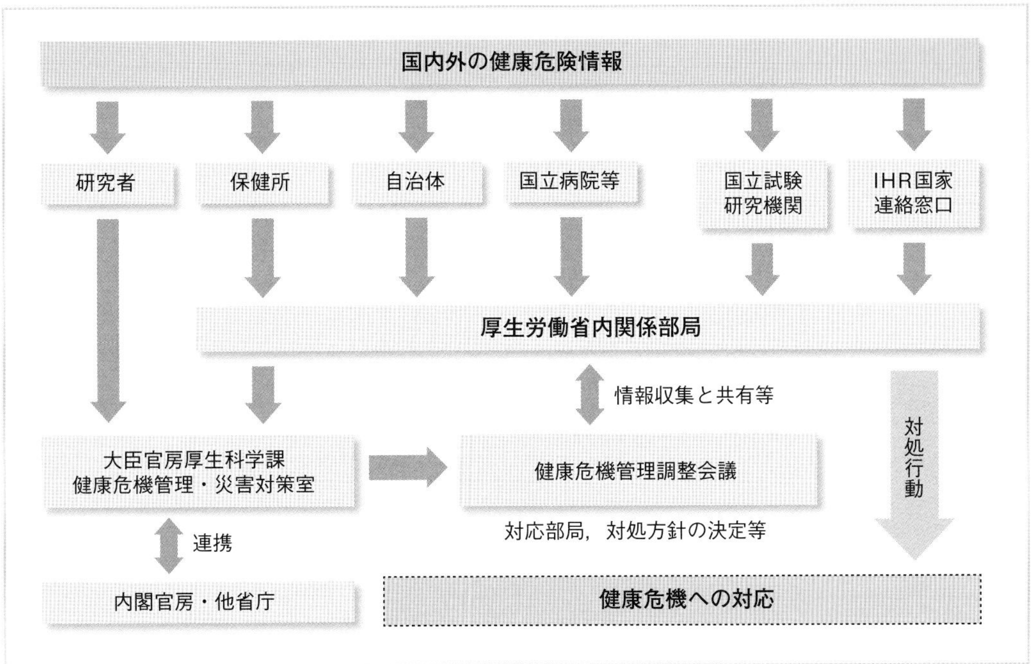

図 15-1　厚生労働省健康危機管理体制の概要図

情報は，健康危機管理調整会議等で国際的に懸念される公衆衛生上の緊急事態となりうる事象を評価した後，対応について WHO に通告もしくは協議する．

3 健康危機管理における地域保健の役割

地域保健対策の推進に関する基本的な指針では，「地域における健康危機管理の確保」と，保健所に関して「地域における健康危機管理の拠点としての機能強化」が掲げられている．保健所における健康危機への対応の対象となる分野は多岐にわたり，平時，発生時および発生後の対応がある．

1—地域における健康危機管理の確保

1）健康危機管理体制の確保

都道府県と市町村は，地域における健康危機管理体制を構築する．健康危機管理体制の管理責任者は保健所長が望ましい．健康危機管理の手引書を作成し，手引書の検証のための訓練，人材の育成，機器等の整備を行う．

2）大規模災害への備え

都道府県と市町村は，他の地方公共団体や国と連携して，情報収集，医療機関との連携等の体制を構築する．

3）広域的な感染症のまん延への備え

都道府県は，広域的な感染症のまん延により十分に保健活動を実施できない状況を想定し，他の地方公共団体や国と連携して，感染経路，濃厚接触者等に係る情報収集，医療機関および福祉サービス機関等との連携を含む保健活動の全体調整，保健活動への支援，感染症対応が可能な専門職を含む人材の確保，国および地方公共団体等からの人材の送り出し，受入れ等に関する体制を構築する．また疫学調査等による感染状況に係る情報の共有に努める．

4）地域住民への情報提供，知識の普及等

国，都道府県，市町村は，適切に情報を提供し，地域住民や関係者との相互の情報および意見の交換（**リスクコミュニケーション**）を実施するよう努める．また，健康被害者，医療従事者やこれらの者の家族等の人権が尊重されるよう，差別的取り扱い等がないかその実態を把握し，相談支援，啓発活動を行う．

2—保健所の健康危機管理の拠点としての機能

1）平時（健康危機発生前）

地域の保健医療の管理機関として，監視業務等を行い，健康危機の発生の防止，救急医療等の地域での医療提供体制の確保，関係団体（保健衛生部門，警察，ボランティア等）との連携を図る．感染症については，情報管理や検査の精度管理を推進する．健康危機管理に関する住民の意識を高めるため，リスクコミュニケーションに努める．

2）健康危機発生時

災害時は医療機関も混乱するため，医療機関の患者受け入れ可否，病院の被災状況や稼働可能な職員の確認などを目的とした広域災害救急医療情報システム（EMIS）が開発され，webで情報の収集・提供が行われる．保健所はEMISによる診療情報等の患者情報の収集及び提供，健康被害者に対する適切な医療の確保のための支援措置等を図る．また，管内の市町村に対して法令に基づき，健康危機管理を適切に行う．

3）健康危機発生後

関係団体等と調整のうえ，健康危機管理体制，保健医療福祉の対応とその結果を評価，公表するとともに，医療計画及び障害者計画等の改定に反映させる．

Ⅱ 災害保健

1 災害の定義と種類

1—災害の定義

「災害対策基本法」第二条で，災害は「暴風，豪雨，豪雪，洪水，高潮，地震，津波，噴火その他の異常な自然現象または大規模な火事もしくは爆発その他その及ぼす被害の程度においてこれらに類する政令で定める原因により生ずる被害をいう」と定義されている．この中の「これらに類する政令で定める原因」は同法施行令第一条で「放射性物質の大量の放出，多数の者の遭難を伴う船舶の沈没その他の大規模な事故」としている．また，災害医療の観点から，世界災害救急医学会（WADEM）元理事長のGunnは，災害を「被災地域以外からの国際的な援助を必要とするほど，被災したコミュニティが対処するのに非常な努力を要するような規模で生じた，深刻かつ急激な（または干ばつ等のゆっくりとした）出来事」と定義しており，医療の需要が供給を急激に大きく上回り，他地域からの支援を必要とする状況といえる．

2—災害の種類

1）原因別の分類

（1）自然災害

暴風，豪雨，豪雪，洪水，高潮，地震，津波，噴火その他の異常な自然現象により生ずる被害をいう（災害対策基本法第二条）．

（2）人為災害

公害，産業災害，交通事故，管理災害（ずさんな管理，設計，計画，施工が原因の災害）などがある．

（3）特殊災害（CBRNE災害）

Chemical（化学），Biological（生物），Radiological（放射性物質），Nuclear

表 15-1　災害救助法の適用と実施主体

災害救助法	市町村	都道府県
適応しない場合	救助の実施主体 （災害対策基本法第５条）	救助の後方支援，総合調整 （災害対策基本法第４条）
適応した場合	都道府県の補助 （災害救助法第 13 条２項）	救助の実施主体 （災害救助法第２条）

（核），Explosive（爆発物）を指す頭字語で，「NBC 災害」の核（N）から放射性物質（R）を分け，爆発物（E）を加えたもの．冷戦終結後のテロ対策に関する用語として一般的になった．

（4）その他

災害の発生リスクを高める現象として，オリンピックやサッカーワールドカップなどの大規模イベント等で国内外から大人数が集まると，医療の需要が供給を上回るリスクが高まるが，この状況を**マスギャザリング**（Mass gathering）とよび，日本集団災害医学会は「一定期間の中で限定された地域において，同一の目的で集合した多人数の集団」と定義している．

2 災害対策の法制

災害対策基本法は，災害の予防，発災後の応急期の対応，災害からの復旧・復興までの事柄を網羅的に規定している．また 2021（令和 3）年の法改正で防災担当大臣が必置化された．災害救助法は，発災後の応急期における応急救助について規定する．復旧・復興期については，被災者生活再建支援法，災害弔慰金法などがある．発災後の救助の実施主体は，災害救助法の適応により異なり，適応しない場合は市町村，適応した場合は都道府県となる（**表 15-1**）．他に消防法が災害時を想定した大規模・高層の建築物に関する消防のあり方について定めている．

3 災害時の医療・救護体制

都道府県は，医療計画に基づき，保健所の活用等に配慮しつつ，災害時医療体制の整備に努める．また，都道府県知事は災害救助法第７条を根拠に医療関係者に救助に関する業務の従事を命令できる．同法施行令第４条では医療関係者の範囲に歯科医師，歯科衛生士が明記されている．防災基本計画では，都道府県は日本歯科医師会から医療チーム派遣等の協力を得て被災地における歯科医療提供体制の確保・継続を図ることとしている．

1―災害拠点病院

都道府県は，多発外傷，挫滅症候群，広範囲熱傷等の災害時に多発する重篤救急患者のための高度の診療機能を有し，被災地からの当面の間の重症傷病者の受入れ機能を有するとともに，災害派遣医療チーム（Disaster Medical Assistance

Team：DMAT）等の受入れ，派遣機能，傷病者等の受入れ及び搬出を行う広域搬送への対応機能，地域の医療機関への応急用資器材の貸出し機能を有する「災害拠点病院」を選定・設置する．原則として災害拠点病院のうち「地域災害拠点病院」は二次医療圏ごとに 1 か所，「基幹災害拠点病院」は都道府県ごとに 1 か所整備する．

2—DMAT 等

大地震および航空機・列車事故といった災害時に被災地に迅速に駆けつけ，救急治療を行うための専門的な訓練を受けた医療チームである．災害急性期（発災後 48 時間以内）に活動できる機動性をもった，専門的な研修・訓練を受けた医療チームであり，広域医療搬送，病院支援，域内搬送，現場活動等を主な活動とする．厚生労働省が整備する DMAT（日本 DMAT）は，都道府県知事が指定する DMAT 指定医療機関（主に災害拠点病院）に所属する．これに加え，各都道府県が独自に設置する DMAT もあり，原則として地域内の災害に対応する．DMAT は医師 1 名，看護師 2 名，業務調整員 1 名の 4 名が基本構成となる．歯科医師が DMAT に帯同する場合もある．日本医師会が構成する JMAT（Japan Medical Association Team）は DMAT の活動を引き継ぎ，被災地の医療活動が再開されるまでの間活動する．東日本大震災では，被災地の医療活動が再開された後も，仮設住宅の孤独死防止，被災者の心のケア，災害関連死等の未然防止を目的とした JMAT II が JMAT の活動を引き継ぎ長期間活動した．被災地では，既存の精神保健医療機能が低下するとともに災害ストレスによる新たな精神保健医療ニーズが高まるため，各都道府県は防災基本計画に基づき，災害派遣精神医療チーム（Disaster Psychiatric Assistance Team：DPAT）を設置している．また，東日本大震災やその後の大規模災害では，保健医療行政の指揮調整等が十分機能しなかったことを受け，災害発生時に 1 週間から数か月程度，被災都道府県の保健医療調整本部と保健所が行う指揮調整機能等を支援する専門チームとして，災害時健康危機管理支援チーム（Disaster Health Emergency Assistance Team：DHEAT）がある．その他，日本赤十字社による医療救護活動がある．

COLUMN **CWAP**

子供（Children），妊婦（Women），老人（Aged people），患者（Patients）は災害弱者・優先要支援者として CWAP（シーワップ）とされ，このほか障害者，貧困者，日本語でのコミュニケーションが困難な外国人を含めることがある．人口 1 万人当たりの災害時要配慮者数は，後期高齢者 1,284 人，乳児 79 人，身体障害者 402 人，要介護（要支援）認定者 497 人，通院者 3,786 人，透析患者 26 人，在宅酸素療法 13 人と試算されている（災害時において高齢者・障害者等の特に配慮が必要となる者に対して適切な医療・福祉サービスを提供するための調査研究，2018 年）．

表 15-2　災害歯科保健活動を行う歯科衛生士の種別

種別	役割
都道府県歯科衛生士会災害歯科保健業務調整（ロジスティクス）歯科衛生士	・都道府県の歯科衛生士会と日本歯科衛生士会の連絡調整窓口
災害歯科保健コーディネーター歯科衛生士	・都道府県会における災害対応の組織づくり ・都道府県会で災害研修を企画，運営 ・災害発生時に関係団体等と連携して歯科保健活動を推進
災害歯科保健歯科衛生士	・災害発生時に災害歯科保健コーディネーター歯科衛生士を補佐し災害歯科保健活動に従事

（公益社団法人日本歯科衛生士会災害歯科保健委員会：災害歯科保健活動歯科衛生士実践マニュアル 2021．https://www.jdha.or.jp/pdf/outline/saigaimanual2021.pdf　より一部改変）

3―歯科関連職種の活動

日本歯科医師会が機関事務局として組織する「災害歯科保健医療連絡協議会」は，日本歯科医師会，日本歯科衛生士会，日本歯科技工士会，日本歯科医学会，病院歯科口腔外科等の関係団体等から構成され，被災地都道府県の派遣要請を踏まえた厚生労働省からの要請に基づき，日本災害歯科支援チーム（Japan Dental Alliance Team：JDAT）を派遣する．JDAT は発災後おおむね 72 時間以降に地域歯科保健医療専門職により行われる，緊急災害歯科医療や避難所等における口腔衛生を中心とした公衆衛生活動の支援を通じて，被災者の健康を守り，地域歯科医療の復旧を支援すること等を活動の目的としている．日本歯科衛生士会は，厚生労働省，日本歯科医師会との連携のもと，被災状況に応じて災害対策本部を設置する．災害活動を行う歯科衛生士の種別を設けて，平時に研修を行っている（**表 15-2**）．

4 災害時の保健医療活動（医療救護活動フェーズ/保健活動フェーズ）

災害医療では，被災現場での医療の需要を減らし，供給を増やすことが求められる．災害現場における体系的対応の原則として CSCATTT が知られ，指揮命令・連携（Command and Control），安全（Safety），情報伝達（Communication），評価（Assessment）は災害現場の管理について，トリアージ（Triage），治療（Treatment），搬送（Transport）は具体的行動を示し，災害医療の特徴でもある．

1―トリアージ（Triage）

災害現場の医療需要を整理するため，傷病者の緊急度と重症度によって，治療の優先順位を決めること．フランス語の「選別」を意味する「trier」が語源である．トリアージは，トリアージポスト（トリアージを行う場所）に傷病者を集め，選別し，タグをつけ（一次トリアージ），各タグのエリアに傷病者を移動させ，再選別（二次トリアージ）を行う．一次トリアージでは START 法（Simple triage and rapid treatment）の変法がよく用いられる（**図 15-2**）．トリアージタグは 4 色で区分し，赤（緊急），黄（準緊急），緑（非緊急），黒（死亡，救命困難）を表す．

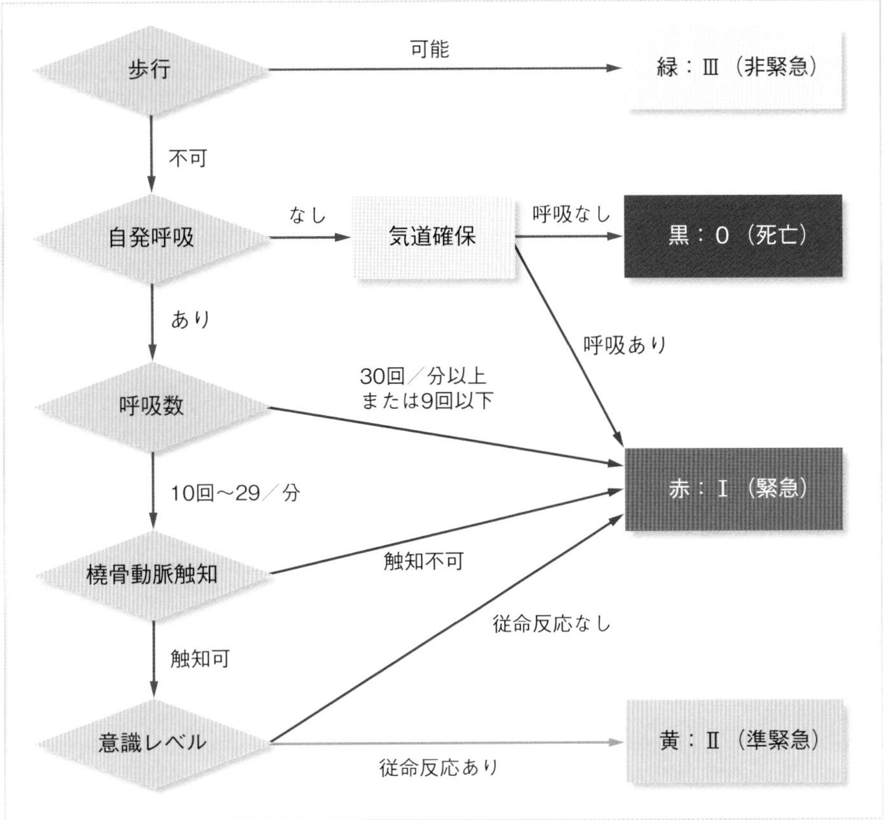

図 15-2　START 法変法によるトリアージ

2—治療（Treatment）

災害現場では症状の安定化を目的とした応急処置を行う．気道確保，止血，骨折部位の固定，胸腔ドレナージ，輸液など，最低限の処置にとどまる．

3—搬送（Transport）

本格的な治療のため，傷病者を被災地以外の医療機関に移送する．都道府県や病院がドクターヘリ，ドクターカーを用いて行う地域医療搬送，国が自衛隊の航空機などを用いて行う広域医療搬送がある．

COLUMN

挫滅症候群

筋肉が豊富である手足や臀部が長時間にわたり圧迫され続け，その後解放されることで起こる病態で，4～6 時間圧迫されると発症するといわれている．圧迫の解除後，急性腎不全やショックを起こし，死に至ることもある．圧迫により筋細胞が破壊されると筋細胞中のクレアチンキナーゼ，ミオグロビン，カリウムなどが細胞外に流出し（横紋筋融解），停留するが，圧迫解除によりこれらの物質が再開した血流により全身に送られ，心臓では高カリウム血症による心不全，腎臓ではミオグロビンが原因の尿細管閉塞による急性腎不全が起こる．

表 15-3　医療救護活動等を踏まえたフェーズ区分

フェーズ区分	想定期間	状況
発災直後	発災～6 時間	建物の倒壊や火災等の発生により，傷病者が多数発生し，救出救助活動が開始される状況
超急性期	6 時間～72 時間	救助された多数の傷病者が医療機関に搬送されるが，ライフラインや交通機関が途絶し，被災地外からの人的・物的支援の受入れが少ない状況
急性期	72 時間～1 週間	被害状況が少しずつ把握でき，ライフライン等が復活し始めて，人的・物的支援の受入体制が確立されている状況.
亜急性期	1 週間～1 か月	地域医療やライフライン機能，交通機関等が徐々に回復している状況
慢性期	1 か月～3 か月	避難生活が長期化しているが，ライフラインがほぼ復活して，地域の医療機関や薬局が徐々に再開している状況
中長期	3 か月以降	医療救護所がほぼ閉鎖されて，通常診療がほぼ回復している状況

4―広域搬送拠点臨時医療施設（Staging Care Unit：SCU）

傷病者を被災地外の災害拠点病院などへ搬送する広域医療搬送を行うために設置される医療施設で，被災地内の応急救護所としての機能ももつ.

5―医療救護活動フェーズ/保健活動フェーズ

災害対応の観点では，災害をサイクルと捉え，発災期，緊急対応期，復旧復興期・リハビリテーション期，静穏期，準備期，前兆期に分ける．東日本大震災における医療救護活動等を踏まえたフェーズは 6 つに区分されている（**表 15-3**）．日本歯科衛生士会は「災害歯科保健活動歯科衛生士実践マニュアル」を策定し，発災後からのフェーズを 4 期に分け，歯科衛生士の支援活動を整理している（**図 15-3**）.

III 大規模災害時の個人識別

災害等が原因の死体の身元確認については，2012（平成 24）年に「警察等が取り扱う死体の死因又は身元の調査等に関する法律」と「死因究明等の推進に関する法律」が制定された．死因究明等の推進に関する法律は時限立法であったため，2014（平成 26）年に失効したことを受け，死因究明等推進基本法が 2019（令和元）年に成立した．死因究明等推進基本法の基本理念として，第 3 条第 3 項で「死因究明の推進は，災害，事故，犯罪，虐待その他の市民生活に危害を及ぼす事象が発生した場合における死因究明がその被害の拡大及び予防可能な死亡である場合における再発の防止その他適切な措置の実施に寄与することとなるよう，行われるものとする」とし，同条第 1 項 4 号で「死因究明等が，医学，歯学等に関する専門的科学的知見に基づいて，診療において得られた情報も活用しつつ，客観的かつ中

区分	第1期（フェーズ0）	（フェーズ1）	第2期（フェーズ2）	第3期（フェーズ3）	第4期（フェーズ4）
期間	発災～72時間（発災～24時間）	（24～72時間）	4日目～1ヶ月	1ヶ月～6ヶ月	6ヶ月～
復興	被災混乱期		応急修復期	復旧期	復興期
被災地の状況	ライフライン破綻 交通手段破綻 情報網破綻 行政機能破綻 医療機能破綻 被災者避難所避難		ライフライン復活 主な道路網回復 情報網復活 備蓄品配布 避難所運営 仮設住宅建築	避難所集約化 福祉避難所移行 仮設住宅生活移行期	避難所退去終了 仮設住宅生活
歯科衛生士支援活動（例） 対応	状況の把握・支援準備・連絡調整				
	情報収集				
		口腔衛生用品の配布			
		口腔健康管理の実施・歯科相談の実			
		地域歯科診療所・医療施設・福祉施設等との情報交換及び他職種とのミーティング			
				歯科健康教育の実施	
主な支援場所					
口腔健康管理	避難所		避難所・避難者自宅	避難所・仮設住宅・避難者自宅 介護施設・福祉施設	仮設住宅・避難者自宅 介護施設・福祉施設
巡回歯科相談	避難所		避難所・避難者自宅	避難所・仮設住宅・避難者自宅	仮設住宅・避難者自宅
歯科健康教育	避難所		避難所・避難者自宅	保育所・幼稚園・学校・施設等	保育所・幼稚園・学校・施設等
応急歯科診療	一般歯科診療所が診療不能の場合 ・巡回歯科診療車による診療所準備 ・ポータブルによる診療の準備		仮設歯科診療所の開設 仮設歯科診療所		歯科診療所の再開

図 15-3　フェーズ分類と歯科保健活動の概要

（公益社団法人日本歯科衛生士会災害歯科保健委員会：災害歯科保健活動歯科衛生士実践マニュアル 2021．https://www.jdha.or.jp/pdf/outline/saigaimanual2021.pdf より引用）

立公正に行われなければならないものであること」としており，歯科医師の役割が明確になった．日本歯科医師会の身元確認マニュアルでは，身元確認を「生体や死体について，その身元を確認して氏名を明らかにすること，また死体の一部の他に，人体由来のものおよび人体が他の物体に残したものについて，その由来を決定すること」と定義している．

1 身元確認の検査方法

一般的な身元確認の方法としては，面確（顔を見て確認する），身分証明書，所持品，着衣，身元的特徴，血液型，指紋，DNA 型，歯科所見が用いられる．

2 歯科情報に基づく個人識別

歯科医師が歯科所見から個人識別（身元確認）を行う手順は，①死後記録の採取と整理，②生前資料の収集と生前記録の作成，③照合，④事後措置等があげられる．

1―死後記録の採取と整理

遺体収容所に出動した歯科医師は，デンタルチャートの作成，口腔内写真撮影，エックス線写真撮影等の死後記録を採取し，分類・整理する．デンタルチャートは日本歯科医師会の統一様式が提示されている（**図 15-4 左**）．

2―生前資料の収集と生前記録の作成

生前資料としてカルテ，エックス線写真，口腔内写真，顔写真，歯列模型などが

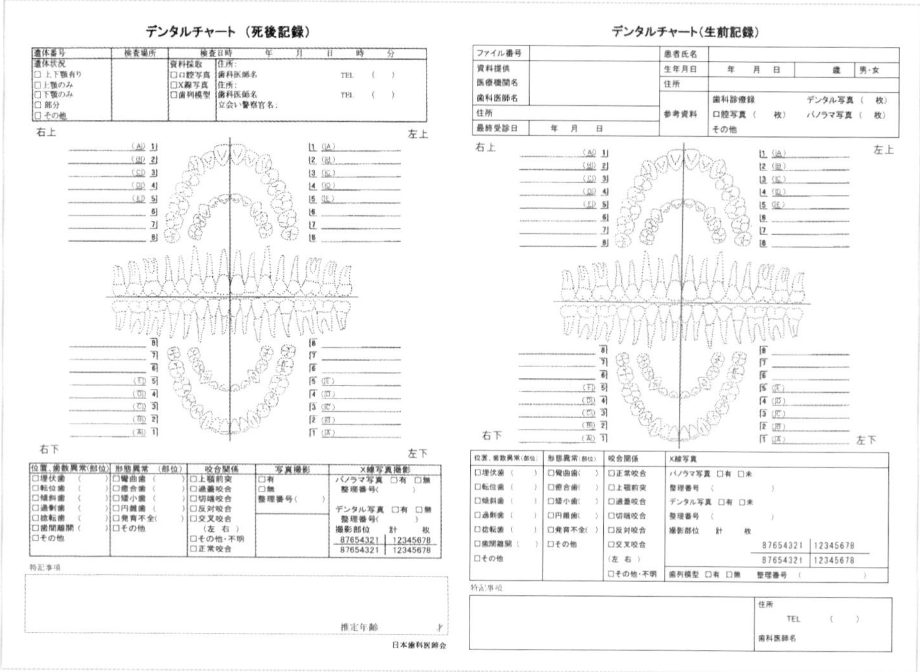

図 15-4　デンタルチャート（死後記録；〈左〉と生前記録；〈右〉）

遺体番号	

照合結果報告書

遺体番号＿＿＿＿の死後記録と該当者＿＿＿＿の歯科所見による生前記録を照合した結果は以下の通りである。

資料提供者名＿＿＿＿＿＿＿＿

資料の種類：カルテ・X 線写真（デンタル・パノラマ）・口腔内写真・その他（　　　　）

右側				左側			
歯式	死後記録	生前記録	判定	歯式	死後記録	生前記録	判定
1⌋(A)				⌊1(A)			
2⌋(B)				⌊2(B)			
3⌋(C)				⌊3(C)			
4⌋(D)				⌊4(D)			
5⌋(E)				⌊5(E)			
6⌋				⌊6			
7⌋				⌊7			
8⌋				⌊8			
8⌉				⌈8			
7⌉				⌈7			
6⌉				⌈6			
5⌉(E)				⌈5(E)			
4⌉(D)				⌈4(D)			
3⌉(C)				⌈3(C)			
2⌉(B)				⌈2(B)			
1⌉(A)				⌈1(A)			

確認した歯式欄の歯に○を、判定欄の枠内に、判定印（○・△・×・－）を記入してください。

照合結果（判定の集計）

○印	一致する		箇所
△印	矛盾しない不一致		箇所
× 印	矛盾する不一致		箇所
－印	判定不能		箇所

特記事項

結　論＿＿＿＿＿＿＿＿＿＿＿＿＿＿＿＿＿＿＿＿

年　月　日

歯科医師　住所＿＿＿＿＿＿＿＿＿＿＿＿

氏名＿＿＿＿＿＿＿＿＿＿＿＿印

図 15-5　照合結果報告書

ある．収集した生前資料をもとに，継時的変化を考慮し生前のデンタルチャート（**図 15-4 右**）を作成する．

3―照合

生前記録と死後記録を比較，照合することにより身元確認を行う．遺体が多数発生した時は，歯科情報照合システムを用いてスクリーニングすることで照合作業の精度の向上，迅速化を図る．生前記録と死後記録の内容で，重要かつ特徴的な所見を「照合結果報告書」用紙（**図 15-5**）に記載し，身元確認の根拠となりうる所見を明確にする．それらの所見から「一致」「不一致」「同一人として矛盾しない不一致」「同一人として矛盾する不一致」「判定不能」のいずれかにより判定する．

4―事後措置

身元確認の根拠等に関する説明を遺族から求められた場合，警察関係者と連携し警察の立会いの下に行う．裁判所や検察等からの依頼に応じて鑑定書を作成する．

5―DNA 鑑定

歯を試料として DNA を採取する場合がある．

COLUMN

ASD と PTSD

ASD（Acute Stress Disorder：急性ストレス障害）は，災害直後から 4 週間までの間で発生し，3 日から 1 か月持続する．PTSD（Post-Traumatic Stress Disorder：心的外傷後ストレス障害）は 1 か月以上続く場合をいう．ASD と PTSD の主な症状は類似しており，フラッシュバック，回避症状，生理的・身体的過敏興奮状態などがある．

INDEX
索引

さ

し

欧文

【編著者略歴】

日《ひ》髙《だか》 勝《かつ》美《み》

1981年　九州大学歯学部卒業
1984年　厚生省（現厚生労働省）入省
2004年　厚生労働省医政局歯科保健課長
2010年　九州歯科大学歯学部口腔保健学科教授
2013年　九州歯科大学歯学部口腔保健学科長
2015年　九州歯科大学副学長
2021年　九州歯科大学名誉教授

【著者略歴】

秋《あき》房《ふさ》 住《すみ》郎《お》

1993年　九州歯科大学歯学部卒業
1997年　九州歯科大学大学院歯学研究科修了
同　年　九州歯科大学歯学部助手
2001年　福岡県保健福祉部医療指導課技師
2003年　九州歯科大学歯学部助手
2005年　福岡県保健福祉部医療指導課技術主査
2007年　九州大学歯学研究院助教
2009年　九州大学歯学研究院准教授
2011年～九州歯科大学歯学部口腔保健学科教授

佐《さ》藤《とう》 勉《つとむ》

1979年　北里大学大学院衛生学研究科修了
同　年　東海大学医学部病理学教室研究員（～1997年）
同　年　日本歯科大学歯学部衛生学教室助手
1987年　日本歯科大学歯学部衛生学教室講師
1994年　日本歯科大学歯学部（現生命歯学部）衛生学教室助教授
2010年　日本歯科大学東京短期大学教授（生命歯学部併任）
2018年　東海大学医学部教授（現在，客員教授）
同　年～公益財団法人ルイ・パストゥール医学研究センター研究員（環境感染制御研究室）

新《しん》庄《しょう》 文《ふみ》明《あき》

1977年　大阪大学歯学部卒業
1982年　大阪大学医学部公衆衛生学助手
1988年　大阪大学医学部講師
1993年　ロンドン大学キングズカレッジ客員助教授
2001年　長崎大学歯学部教授
2005年　佐用町南光歯科保健センター管理者
2022年～特定非営利活動法人保健福祉文化南光基金代表理事

日《ひ》野《の》出《で》 大《だい》輔《すけ》

1986年　徳島大学歯学部卒業
同　年　徳島大学歯学部附属病院助手
1992年　徳島大学歯学部附属病院講師
1998年　徳島大学歯学部予防歯科学講座助教授
2007年　徳島大学歯学部口腔保健学科教授
2008年　徳島大学大学院ヘルスバイオサイエンス研究部教授
2015年～徳島大学大学院医歯薬学研究部口腔保健衛生学分野教授

廣《ひろ》瀬《せ》 晃《あき》子《こ》

1984年　神戸女子薬科大学卒業
同　年　岐阜歯科大学（現朝日大学）助手
2007年　朝日大学歯学部口腔衛生学講座助教
2016年　朝日大学歯学部口腔感染医療学社会口腔保健学分野講師
2019年～朝日大学保健医療学部総合医科学講座教授

福《ふく》田《だ》 英《ひで》輝《き》

1991年　鹿児島大学歯学部卒業
1997年　大阪大学医学部公衆衛生学教室助手
1998年　大阪大学大学院医学研究科社会系専攻博士課程修了
2004年　長崎大学大学院医歯薬学総合研究科口腔保健学助手
2009年　長崎大学医学部・歯学部附属病院周術期口腔管理センター講師
2015年　長崎大学大学院医歯薬学総合研究科口腔保健学准教授
2019年～国立保健医療科学院統括研究官，長崎大学客員教授

葭《よし》原《はら》 明《あき》弘《ひろ》

1987年　新潟大学歯学部卒業
同　年　新潟大学歯学部附属病院予防歯科助手
2001年　新潟大学大学院医歯学総合研究科予防歯科学分野助教授
2007年　新潟大学大学院医歯学総合研究科予防歯科学分野准教授
2011年～新潟大学大学院医歯学総合研究科口腔保健学分野教授
2012年～新潟大学歯学部口腔生命福祉学科長

デンタルスタッフの
衛生学・公衆衛生学　第2版　　ISBN978-4-263-42303-5

2016年 2 月10日　第1版第1刷発行
2022年 1 月20日　第1版第8刷発行
2023年 2 月20日　第2版第1刷発行

編　集　日　高　勝　美
発行者　白　石　泰　夫
発行所　医歯薬出版株式会社

〒113-8612　東京都文京区本駒込1-7-10
TEL.　(03)5395-7638(編集)・7630(販売)
FAX.　(03)5395-7639(編集)・7633(販売)
https://www.ishiyaku.co.jp/
郵便振替番号 00190-5-13816

乱丁，落丁の際はお取り替えいたします　　印刷・三報社印刷／製本・皆川製本所